Krankenkassen und Prävention

WISSENSCHAFTSZENTRUM BERLIN

Internationales Institut für Vergleichende Gesellschaftsforschung /
Arbeitspolitik

Verantwortlicher Herausgeber:

Prof. Dr. Frieder Naschold

Mitherausgeber:

Prof. Dr. Karl W. Deutsch
Prof. Dr. Meinolf Dierkes
Prof. Dr. Egon Matzner
Prof. Dr. Udo Ernst Simonis

Rolf Rosenbrock
Friedrich Hauß (Hg.)

Krankenkassen und Prävention

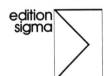

CIP-Kurztitelaufnahme der Deutschen Bibliothek

Krankenkassen und Prävention / Rolf Rosenbrock ;
Friedrich Hauss (Hg.). - Berlin : Ed. Sigma Bohn,
1985
  (Wissenschaftszentrum Berlin, Internationales
  Institut für Vergleichende Gesellschaftsforschung,
  Arbeitspolitik)
  ISBN 3-924859-14-0

NE: Rosenbrock, Rolf [Hrsg.]

ISBN 3-924859-14-0

Umschlaggestaltung: Christian Ahlers, Berlin
Druck und Bindung: WZB   Printed in Germany

Rolf Rosenbrock/Friedrich Hauß (Hg.)

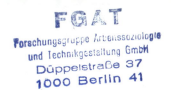
GESETZLICHE KRANKENVERSICHERUNG UND PRÄVENTION

Vorwort

Einleitung

I. HANDLUNGSBEDINGUNGEN DER GESETZLICHEN KRANKENVERSICHERUNG

II. KONZEPTE DER PRÄVENTION

III. PRÄVENTION IN DER GESETZLICHEN KRANKEN-VERSICHERUNG

E R R A T A

Bei der Zusammenstellung und Redaktion der Beiträge haben sich leider einige Fehler eingeschlichen:

1. Die im Inhaltsverzeichnis angekündigte Zusammenfassung der Diskussion zum Kapitel II: "Konzepte der Prävention" nach S. 124 fehlt. Sie
   umfaßt vier Seiten und wird auf Anfrage vom
   WZB, Schwerpunkt Arbeitspolitik, Steinplatz 2,
   1000 Berlin 12, kostenlos zugesandt.

2. Im Beitrag von B.P. Robra und F.W. Schwartz
   (S. 89 ff.) finden sich auf der S. 93 insgesamt
   acht und auf S. 95 nochmals zwei Leerstellen im
   Text. Es wurde dort versäumt, jeweils ein α
   (steht für die Progressionsraten α_1 bis α_4 aus
   Abbildung 1, S. 92) einzusetzen.
   Die in Klammern gesetzten Zahlen in demselben
   Beitrag beziehen sich auf die durchlaufende Numerierung der Literaturliste. Diese Numerierung
   ist beim Literaturverzeichnis auf S. 97 ff.
   nicht gedruckt worden. Die Fundstellen lassen
   sich deshalb nur durch Zählen ermitteln.
   Auf S. 94 ist im dritten Absatz der Text ver-
   stümmelt. Er muß richtig lauten:
   > "Recht hypothetisch erscheint zunächst das
   > Konzept der 'Letalitätsschwelle'. Sie läßt
   > sich aber empirisch stützen. So läßt sich
   > z.B. die zu beobachtende Übersterblichkeit
   > in Jahren mit einer Grippe-Epedemie, die ja
   > eine Vielzahl von Todesursachen betrifft,
   > durch vorübergehende Senkung der postulier-
   > ten Letalitätsschwelle in das Modell inte-
   > grieren. Einer Hebung der Letalitätsschwelle
   > oder einer Reduzierung des Winkels β , also
   > der 'unspezifischen Prävention', möchten wir
   > alle Beobachtungen zuordnen, die ..."

Diese Fehler werden in der zweiten Auflage des
Bandes eliminiert werden.

Wir bedauern die Mängel in der ersten Auflage und
bitten um Entschuldigung.

Rolf Rosenbrock   Friedrich Hauß   edition sigma

Vorwort

Am Schwerpunkt Arbeitspolitik im Wissenschaftszentrum Berlin für Sozialforschung werden Entwicklungsprobleme der Erwerbsarbeit und deren gesellschaftliche Regulierung erforscht. Die Beiträge des vorliegenden Bandes beschäftigen sich aus sozialwissenschaftlicher und medizinisch-epidemiologischer Sicht mit den Möglichkeiten und den Grenzen, über die Institutionen der Gesetzlichen Krankenversicherung (GKV) Krankheitsver-hütung (Prävention) zu betreiben. Was hat das eine mit dem anderen zu tun?

Die Antwort erschöpft sich nicht in dem eher banalen Aspekt, daß Erwerbsarbeit Arbeitsfähigkeit und damit in gewissem Maße auch Gesundheit voraussetzt. Vielmehr verweist die Frage auf zwei zentrale Anliegen unseres Forschungsprogramms. In beiden Fällen geht es um die Rekonstruktion von Zusammenhängen, die in der Theorieentwicklung wie in der Politik weithin unterbelichtet sind.

Zum einen nämlich werden Probleme sozialer Sicherung immer noch überwiegend losgelöst von der Sphäre der Produktion betrachtet. Damit werden häufig wesentliche Bestimmungsfaktoren ausgeblendet. Dies betrifft z.B. den Anteil der Arbeitssituation an der Verursachung vor allem der volksgesundheitlich dominanten chronisch-degenerativen Erkrankungen. Der Begriff der 'arbeitsbedingten Erkrankungen' fand zwar mit dem Arbeitssicherheitsgesetz von 1973 Eingang in die Sprache der Legislatur, das damit verbundene Konzept aber wartet bis heute auf seine wissenschaftliche und gesundheitspolitische Ausfüllung und Einlösung. Die in Wissenschaft und Politik vielfach übliche Trennung von Produktion und sozialer Sicherung ist noch auf einer anderen Ebene dysfunktional. Sie blendet nämlich allzu leicht aus, daß die konstitutiven Prinzipien und Elemente der sozialen Sicherung durchgängig um die gesellschaftlich zentrale Institution der Lohnarbeit herum konstruiert worden und bis heute auf diese bezogen geblieben sind. Veränderungen in diesem Bereich finden deshalb zumindest einen Teil ihrer Verursachung im jeweils anderen Bereich und wirken auch auf diesen zurück.
Das am Schwerpunkt Arbeitspolitik durchgeführte Forschungsprojekt "Betriebskrankenkassen und Prävention" als Veranstalter der hier dokumentierten Konferenz hat diese Beziehungen an einem Teilbereich untersucht, in dem der innere Zusammenhang sowie die praktischen Defizite hinsichtlich der daraus zu ziehenden Konsequenzen geradezu ins Auge springen. Die Ergebnisse des Projekts sowie zahlreicher weiterer Arbeiten aus dem Schwerpunkt erlauben aber darüber hinausgehende Verallgemeine-

rungen, auf denen weitere Forschungen zu einer arbeitspolitisch fundierten Sozialpolitik aufbauen können.

Dies gilt auch für den zweiten Komplex, dessen wissenschaftliche Aufhellung Gegenstand unseres Forschungsprogramms ist: Die genannten gesundheitspolitischen Defizite werden nur erklärlich vor dem Hintergrund der Tatsache, daß in den Arenen der Produktion und der sozialen Sicherung, also z.B. im Betrieb und in der Betriebskrankenkasse, wesentlich mehr Politik 'geschieht', als dies üblicherweise wahrgenommen wird. Die Einbettung der betrieblichen Krankenkassen in den Zusammenhang der betrieblichen Austausch- und Konfliktbeziehungen sowie die inneren und äußeren Restriktionen des Handlungsraums von Krankenkassen sind ja nicht nur historisch-genetisch das Ergebnis von (staats-)politischen Entwicklungen und Entscheidungen. Vielmehr werden Handeln und auch Nicht-Handeln der Institutionen und Akteure vielfach nur dann verständlich, wenn zusätzlich zur üblichen Institutionenanalyse die Gesamtheit der sozialen Beziehungen im Wechselspiel zwischen formellen und informellen Strukturen sowie interessengeleitetem Verhalten der Akteure, also ais Politik betrachtet wird. Ein enger politikwissenschaftlicher Ansatz, der z.B. Krankenkassen als isolierbaren Gegenstand begreift und den Blick auf Wahlen und Koalitionen in der Selbstverwaltung und mit der Kassengeschäftsführung einengt, wird dem spezifisch Politischen dieser Institutionen nicht gerecht. Vielmehr bilden die Sphäre der Produktion einschl. der Produktion von Gesundheitsrisiken und die Mechanismen der Prävention bzw. Kompensation dieser Risiken eine unauflösliche Einheit.

Die Ergebnisse des Projekts "Betriebskrankenkassen und Prävention" haben gezeigt, daß die präventionspolitischen Handlungsmöglichkeiten von Krankenkassen derzeit nicht ausgeschöpft werden. Vor allem im Bereich der informationellen Fundierung entsprechender Maßnahmen und Kampagnen liegen wichtige und unter Berücksichtigung der Interessenlage der Akteure auch begehbare Handlungsfelder. Auf der anderen Seite ist auch deutlich geworden, daß die Institutionen konstruktionswidrig überlastet würden, wenn man ihnen und nur ihnen die gesamtgesellschaftliche Aufgabe der Prävention zuschriebe. Das sich daraus ergebende Problem einer präziseren Auslotung der Handlungsräume und damit auch der Aufgabenteilung mit anderen gesellschaftlichen Systemen war Gegenstand der hier dokumentierten Konferenz, auf der sich Forschungsergebnisse auf dem Prüfstand der Diskussion mit Wissenschaftlern und Praktikern zu behaupten hatten.

Unbeschadet aller konzeptionellen und disziplinären Differenzen und Differenzierungen laufen die Ergebnisse dieser Konferenz in zwei Thesen zusammen:
Erstens, dem gegebenen Krankheitspanorama und seiner Dynamik ist wirksam nur durch Prävention zu begegnen. Eine Betrachtungsweise, die Gesundheitspolitik auf die - sicherlich wichtige - Frage der Finanzierung reduziert und sich institutionell auf die Fortschreibung der 'Arbeitsteilung' zwischen Sphären der Krankheitsentstehung, Krankenkasse, Medizinsystem und staatliche Aufsichtspolitik beschränkt, wird dieser Aufgabe absehbar auch in Zukunft nicht gerecht werden können. Zweitens, Formen, Inhalte und Institutionen der Prävention lassen sich weder aus der Binnenlogik einzelner Disziplinen (z.B. der Medizin oder der Verwaltungswissenschaft) bestimmen, noch ergeben sie sich sinnvoll im Selbstlauf aus einer immanenten Modernisierungsmechanik. Zur gezielten Ingangsetzung gesundheitspolitisch produktiver Entwicklungen sind vielmehr auch weiterhin interdisziplinäre Analysen erforderlich, die den Zusammenhängen zwischen Krankheitsentstehung und -bewältigung sowie der diesen inhärenten Dimension der Politik den gebührenden Stellenwert einräumen.

Frieder Naschold
Direktor
Schwerpunkt Arbeitspolitik
Wissenschaftszentrum Berlin
für Sozialforschung

Einleitung

Prävention durch die Institutionen der gesetzlichen Krankenversicherungen (GKV) - dieses Thema umschließt zwei zentrale, in der öffentlichen gesundheitspolitischen Diskussion jedoch weithin unterbelichtete Probleme: (1) ein spezifisch gesundheitliches und (2) ein übergreifendes Problem der Orientierung und Organisierung der sozialen Sicherung.

1. Das erste Problem wird durch einen Blick auf den Zustand und die Entwicklungsdynamik der Volksgesundheit deutlich: die nicht-übertragbaren, im wesentlichen chronisch degenerativ verlaufenden Krankheiten dominieren bei ungebrochen nach oben gerichtetem Trend das Erkrankungs- und Sterbegeschehen in industrialisierten Gesellschaften.

Das historisch gewachsene Medizinsystem hat auf diesen Wandel des Krankheitspanoramas mit einer gewaltigen Zunahme und Ausdifferenzierung der Leistungen v.a. auf den Gebieten der Diagnose und Linderung reagiert - Heilung kann es in aller Regel nicht anbieten; auch der Versuch mit Hilfe von Früherkennungsuntersuchungen den Zeitpunkt der medizinischen Intervention vorzuverlegen und auf diese Weise die Manifestation der Erkrankung zu verhindern, hat dieses Bild nicht wesentlich verändert. Offensichtlich greift auch dieser Ansatz nicht früh genug in die Verursachungsprozesse v.a. der chronisch-degenerativ verlaufenden Krankheiten ein.
Gefordert ist deshalb ein neues Verständnis von Gesundheitspolitik, das deren Aufgabe auch als Verhütung von Krankheiten in den Sphären ihrer Entstehung begreift. Dabei kann nicht von vornherein davon ausgegangen werden, daß die dabei zu lösenden Aufgaben in die Kompetenz des vorwiegend auf Krankheitsbehandlung ausgerichteten Medizinsystems fallen. Es kann auch nicht davon ausgegangen werden, daß die gesundheitspolitischen Bemühungen sich sinnvoll auf das je einzelne (gesundheitlich gefährdete) Individuum zu richten haben. Vielmehr gibt es höchst plausibel und wissenschaftlich vielfach gestützte Gründe dafür, daß die langen Wirkungsketten der Krankheitsentstehung noch einen Schritt weiter zurückverfolgt werden müssen, um volksgesundheitlich wirksame Interventionen zu ermöglichen: unterschiedliche Lebenslagen und Arbeitssituationen führen zu unterschiedlichen Risiken/Wahrscheinlichkeiten zu erkranken; die Risiken zu erkranken und die Chancen, eine Krankheit zu bewältigen, sind je nach Zugehörigkeit zu sozialen Schichten ungleich verteilt. Wo diese Feststellung auch den Ausgangspunkt für Gesundheitspolitik bildet, ergeben sich breite Überschneidungen zwischen Präventions-

aufgaben und dem allgemeinen Ziel der Sozialpolitik, die Lebenslage der sozial schwachen Gesellschaftsgruppen positiv zu beeinflussen. Darüber hinaus hat die - im Forschungsbetrieb immer noch vernachlässigte - Sozialepidemiologie auch spezifischere Befunde in großer Zahl zu bieten: bestimmte Belastungen und Belastungskonstellationen sowohl in der Arbeitswelt wie auch in der Reproduktionssphäre als auch in Kombinationen beider Bereiche lassen die Wahrscheinlichkeit, an einer der chronisch degenerativen Leiden zu erkranken, oftmals steil wachsen. Besonders eindrucksvolle Beispiele hat die Forschung vor allem der letzten ca. fünfzehn Jahre in dieser Hinsicht für die Arbeitswelt belegt. Der damit umschriebene Bereich der "arbeitsbedingten Erkrankungen" rückte allerdings in der Bundesrepublik nie so stark in den Vordergrund des gesundheitspolitischen Interesses, wie dies aufgrund der Brisanz und Perspektiven der wissenschaftlichen Befunde aus gesundheitsbezogenen Gründen zu erwarten gewesen wäre.

Für diese relative Unterthematisierung werden fünf, zum Teil einander ergänzende, zum Teil kontrovers beurteilte Ursachen verantwortlich gemacht:

- Die vorwiegend epidemiologisch gewonnenen Befunde weisen Begründungslücken auf, wenn die Meßlatte einer strengen naturwissenschaftlichen Ätiologie angelegt wird. Das Paradigma eines positiven Gesundheitsbegriffs, das seine Aufgreifkriterien für gesundheitspolitische Interventionen aus plausibel begründeten Gefährdungs-Wahrscheinlichkeiten unter Einbeziehung sozialer und psychischer Variable bezieht, steht im Streit mit dem auf individuelle Krankheitsbekämpfung ausgerichteten Paradigma einer Medizin, die sich weithin auf die Veränderung physiologisch meßbarer Parameter sowohl als Aufgreifkriterium wie als Interventionsfeld beschränkt.

- Die Umsetzung einer sozial-epidemiologisch angeleiteten Gesundheitspflege verändert den Stellenwert und die Zuständigkeit des medizinischen Versorgungssystems für Fragen der Gesundheit. Das vorhandene Medizinsystem hat aber eine historisch, ökonomisch und politisch begründet starke Stellung im System der gesellschaftlichen Reproduktion. Dies führt zu erheblichen Asymmetrien und beiderseitigen Verzerrungen in der Auseinandersetzung zwischen den beiden Paradigmata.

- Die Interventionsfelder einer auf die gesundheitsgerechte Gestaltung von Lebens- und Arbeitsbedingungen gerichteten Gesundheitspolitik liegen durchweg im Interessenbereich ökonomisch und politisch potenter Einflußgruppen, die in der Ausweitung der Gesundheitspolitik auf tiefer liegende Wurzeln der Verursachungszusammenhänge eine Einschränkung ihrer Autonomie sehen.

- Im Spannungsfeld zwischen der unabweisbaren Notwendigkeit präventiver Gesundheitspolitik einerseits und den medizinpolitisch sowie ökonomisch bedingten Widerständen gegen ihre Realisierung andererseits haben sich als "symbolischer Kompromiß" v.a. personenbezogene Ansätze der Prävention in den letzten Jahren in den Vordergrund geschoben.

Diese dehnen zwar einerseits das enge Paradigma der Kurativ-Medizin, indem sie soziale Verursachungszusammenhänge - zumindest in ihrer jeweils individuellen Ausdrucksform - in die Betrachtung und in ihre Maßnahmen einschließen, sie zielen andererseits jedoch nicht primär auf die Veränderung gesundheitsriskanter (den Individuen meist vorgegebener) Verhältnisse. Dies hat zwei gesundheitspolitisch möglicherweise verhängnisvolle Folgen: die vor allem quantitativ geringen Erfolge der auf individuelle Verhaltensbeeinflussung zielenden Ansätze werden der Prävention insgesamt zugeschrieben bzw. vorgehalten, eine faire Evaluation in Hinblick auf Effektivität und Effizienz wird so erschwert. Zum anderen bewegen sich solche Ansätze stets in der Nähe individueller Verhaltenskontrolle und geraten auf diese Weise in Spannung mit gesellschaftlichen Freiheitspostulaten. Die dadurch zum Teil beschworenen Ängste werden häufig ebenfalls "der" Prävention angelastet.

- Schließlich ist weder historisch noch aktuell zu übersehen, daß das am positiven Gesundheitsbegriff anknüpfende Paradigma mit seiner normativen Egalitätsorientierung aus der sozialen und Arbeiter-Bewegung stammt und mit der vor allem wirtschaftspolitisch motivierten Propagierung eines Menschenbilds, in dem der einzelne der Schmied seines Glücks und auch der Schmied seines Unglücks ist, nicht leicht vereinbart werden kann. Damit sind übergreifende gesellschaftliche Auseinandersetzungen angesprochen, in die die Gesundheitspolitik kaum unmittelbar eingreifen kann, die aber umgekehrt die gesundheitspolitische Auseinandersetzung auf einer schiefen Ebene und mit asymmetrisch verteilten Durchsetzungspotentialen stattfinden läßt.

Diese fünf Komplexe bilden den gesundheitspolitischen und den gesundheitsökonomischen Hintergrund für die Diskussionen über Möglichkeiten, Risiken und Grenzen der Prävention.

2. Probleme der sozialen, einschließlich der gesundheitlichen Sicherung werden derzeit überwiegend auf Probleme der Finanzierung reduziert. Das Steuerungsziel "Kostendämpfung" z.B. scheint sich in seinen verschiedenen Spielarten derart verselbständigt zu haben, daß genuin sozialstaatliche Steuerungsziele, wie z.B. "Gesundheit", wissenschaftlich und politisch kaum noch die gebotene Aufmerksamkeit auf sich ziehen können. Dadurch werden gerade perspektivisch zentrale Probleme der sozialen Sicherung und ihrer Organisierung weitgehend ausgeblendet. Dazu gehört z.B. die soziale Teilhabe der Bürger auch an der Gestaltung sozialpolitischer Leistungen, also die Materialisierung des demokratischen Sozialstaatsgebots. Institutionelle Formen, die diesem Gebot entsprechen sollen, z.B. in Gestalt der paritätischen Selbstverwaltung der GKV, gelten als politisch verkümmert, ihre Zuständigkeit reduziere sich überwiegend auf die Abwicklung von Verteilungsaufgaben im engen Rahmen staatlich gesetzter Vorgaben.

Auf der anderen Seite werden sowohl von den gesellschaftlichen Großgruppen (Gewerkschaften, Arbeitgeberverbände) als auch aus dem Inneren der Institution immer wieder spezifisch gesundheitspolitische Anforderungen an die GKV und ihre Selbstverwaltung gestellt. Angesichts der ökonomisch hochbesetzten und juristisch hochverregelten Felder der Krankenversorgung durch das Medizinsystem liegt es nahe, nach Möglichkeiten einer Re-Vitalisierung, die wohl nur als Re-Politisierung gedacht werden kann, außerhalb dieser politisch weitgehend unzugänglichen Felder zu suchen. Hier bietet sich die Prävention als Aufgabenfeld nicht nur wegen ihrer großen und zunehmenden volksgesundheitlichen Relevanz an, sondern auch deshalb, weil die GKV für zwei konstitutive Probleme wirksamer Prävention institutionell komparative Vorteile aufweist:

- Die Identifikation gesundheitsriskanter Arbeits- und Lebensbedingungen wie auch gesundheitlicher Problemgruppen zu einem Zeitpunkt, an dem sich noch keine manifesten Erkrankungen herausgebildet haben, ist auf Informationen angewiesen, die oftmals in den geschützten und schützenswerten Intimbereich der Betroffenen hineinragen. Oft können solche Informationen auch nur von ihnen selbst gegeben werden (Befindlichkeit, Sozialanamnese). Die notwendige Mitwirkung der Betroffenen bis hin zu ihrer Mobilisierung bedarf der Freiwilligkeit. Für diese Aufgabe kommen demnach nur solche Institutionen in Frage, die das sichere und durch Partizipation gesicherte Vertrauen der Betroffenen haben.

- Die Intervention in die zum Teil sehr langen Wirkungsketten der Erkrankungen berührt verschiedene gesellschaftliche Bereiche, und zwar sowohl in Hinblick auf Machtzonen als auch organisatorisch. Die politische Dimension ist dadurch gekennzeichnet, daß Eingriffe in die Sphären der Arbeitssituation, der Güter- und Dienstleistungsproduktion und der sozialen sowie gesundheitlichen Versorgung notwendig sind. Die organisatorischen Probleme ergeben sich aus der Tatsache, daß oftmals Maßnahmen im Betrieb, in der Wohngegend und in der sozialen sowie der medizinischen Versorgung miteinander koordiniert sein müssen, um wirksam zu sein.

Sowohl von ihrer Legitimation (Wahl und Selbstverwaltung) als auch von ihrem ökonomischen Gewicht (die GKV verteilt z.Z. ca. 100 Milliarden DM pro Jahr) scheinen die Institutionen der GKV zunächst gute Voraussetzungen für Lösungsansätze in beiden Problembereichen zu bieten. Dies schlägt sich auch immer wieder in Selbstverständnis und Programmatik z.B. der großen Kassenverbände nieder. Auf der anderen Seite sind auch die mit den Begriffen Selbstfesselung, paritätische Selbstlähmung, Bürokratisierung und Monetarisierung umrissenen Probleme der GKV unübersehbar. Sie verbinden sich mit weiteren Faktoren zu Fragen der gesundheitspolitischen Durchsetzungsfähigkeit der GKV.

3. Den Hintergrund der vom 20. bis 22. Februar 1985 in Berlin durchgeführten Konferenz "GKV und Prävention", deren Referate und Diskussionen in diesem Band vorgelegt werden, bildete die Frage, ob und wie beide Aspekte - der gesundheitliche und der allgemein sozialpolitische - sinnvoll aufeinander bezogen werden können.
    Das am Schwerpunkt Arbeitspolitik des WZB durchgeführte Forschungsprojekt "Betriebskrankenkassen und Prävention" (gefördert vom Bundesarbeitsminister im Rahmen des Forschungsprogramms "Schichtenspezifische Versorgungsprobleme im Gesundheitswesen"; Projekt-Bearbeiter: Gerd Göckenjan, Friedrich Hauß, Rolf Rosenbrock) hatte gewissermaßen als Testfall jene Aktivitäten untersucht, die die ca. 800 Betriebskrankenkassen in der Bundesrepublik auf dem Gebiet der Gesundheitspflege und Krankheitsverhütung, speziell in der Arbeitswelt, derzeit entfalten und unter gegebenen Bedingungen und absehbaren Entwicklungen entfalten können.[1]

----

[1] Vergleiche als Überblick über die Ergebnisse: Projekt Betriebskrankenkassen und Prävention, Zusammenfassung des Ergebnisberichts (Redaktion: Rolf Rosenbrock), IIVG/dp 85-203, 55 Seiten. Kostenlos zu beziehen bei: WZB, Schwerpunkt Arbeitspolitik, Steinplatz 2, 1000 Berlin 12

Aufgabe der Konferenz war es, die dort gewonnenen Ergebnisse mit den übergreifenden Fragestellungen der Prävention rückzukoppeln und in der Diskussion mit Wissenschaftlern und Praktikern auf ihre Tragfähigkeit und Verallgemeinerbarkeit hin zu überprüfen. Von vornherein war klar, daß sich dabei kein breiter Königsweg auftun würde, sondern nach auch bescheidenen Ansatzpunkten mit möglichen Verbreiterungswirkungen zu suchen sei.

Die hier wiedergegebenen Referate und Diskussionszusammenfassungen bilden drei Kapitel mit allerdings nicht durchgängiger Trennschärfe:

1. Im ersten Kapitel geht es um **die extern gesetzten und intern generierten Möglichkeiten und Grenzen des Handelns der GKV** auf dem Gebiet der Prävention.
Lothar Machtan zeigt die konkreten sozialpolitischen Weichenstellungen zu Beginn der Entstehungen des deutschen Systems der sozialen Sicherung, mit denen der sozialpolitische Ansatz der materiellen Kompensation für erlittene Gesundheitsschädigungen gegen Konzepte einer auch mit materiellen Hebeln an den Schädigungsursachen ansetzenden Präventionspolitik durchgesetzt wurde. **Christian v. Ferber** analysiert die aus der Organisationsform der GKV resultierende Mechanik der "Selbstfesselung". Er zeigt auf, in welcher Weise dadurch der autonom zu gestaltende Handlungsraum in bezug auf Prävention schrumpft und dadurch eher suboptimale Lösungen hervorgebracht werden. **Gerd Göckenjan** spitzt dies zu, indem er die These vertritt, daß die handlungshemmende Struktur kein "Organisationsfehler" sei, sondern die Folge anderer Zielsetzungen (z.B. Produktivität, Arbeitsmarkt), die ihre Priorität im historischen Prozeß nie eingebüßt hätten. Demgegenüber arbeitet **Erich Standfest** die Bedeutung unterschiedlicher politischer Konjunkturlagen heraus, indem er auf die Unterschiede in Motivation und Durchsetzungschancen für sozialpolitische Projekte zwischen den siebziger und frühen achtziger Jahren verweist. Das wichtigste Hindernis einer wirksamen Präventionspolitik sei demnach gegenwärtig die Indienstnahme der Sozialpolitik für eine angebotsorientierte Programmatik der Wachstumsförderung.

2. Im zweiten Kapitel kommen die derzeit **konkurrierenden Ansätze der Krankheitsfrüherkennung und der Prävention** zur Sprache. **Alfons Labisch** diskutiert das weite Spektrum präventiver Strategien zwischen "spezifischen, krankheits- und individuenbezogenen" und "unspezifischen, arbeits- und lebensweltbezogenen Konzepten". Die Probleme der Umsetzung sieht er aus der Sicht der Gesundheitswis-

senschaften vor allem in den unklaren bzw. asymmetrischen Kommunikationsbeziehungen zwischen Wissensträgern und Handlungsträgern. Unter dem Gesichtspunkt ihrer Wirksamkeit systematisiert **Wilfried Karmaus** Präventionsansätze nach Zeitpunkt, Ebene und Reichweite der Intervention. **Bernd-Peter Robra** entfaltet aus medizinisch-epidemiologischer Sicht Systematik und Perspektiven medizinischer Früherkennung und Prävention. **Heinz-Harald Abholz** hält dagegen eine vor allem methodologische Kritik an Anlage und Evaluierung der gebräuchlichen medizinisch-epidemiologischen Interventions- und Forschungsprogramme, die ein verzerrtes Bild der Effektivität und Effizienz dieser Ansätze zeichnen. **Hans Schnocks** fragt, was trotz aller berechtigter Einwände durch Gesundheitserziehung für Prävention getan werden könne und plädiert - bei gegebenem Wissens- und Erfahrungsstand - für mehr Pragmatik.

3. Nach dem in Kapitel 1. die Handlungsbedingungen der GKV und in Kapitel 2. das Spektrum der Handlungsmöglichkeiten in der Prävention erörtert worden ist, werden im dritten Kapitel konkrete Ansätze, Programme und Vorschläge für das Handeln der GKV auf diesem Gebiet vorgestellt.
Rainer Müller zeigt am Beispiel der Arbeitswelt den Handlungsbedarf auf, der durch institutionelle Zersplitterung sowie Problemverkürzung und einseitige Maßnahmegewichtung bei den vorhandenen Interventionssysteme gekennzeichnet sei. Daraus entwickelt er Kriterien und Instrumente präventiven Kassenhandelns, vor allem auf dem Gebiet der arbeits- und sozialepidemiologischen Erhebung und Auswertung von Massendaten. Die Voraussetzung der Realisierung solcher erfolgversprechenden Ansätze sieht er in der Revision des überholten Krankheitsbegriffs, einem tatsächlichen Pluralismus der wissenschaftlichen Disziplinen und einem wirksamen Datenschutz. **Kurt Friede** betont aus der Sicht eines großen Kassenverbandes, daß die GKV in das Gebiet der Primärprävention einsteigen wolle, könne und müsse. Gegenwärtig sei das alte Paradigma zwar brüchig, aber noch dominant. Zur Verbreiterung der Handlungs- und Innovationsoptionen sei vor allem ein Abbau von Mißtrauen zwischen Wissens- und Handlungsträgern sowie ein verbesserte Informations- und Erfahrungsaustausch auch innerhalb der Kassen und Verbände erforderlich. **Rolf Rosenbrock** stellt einen Teil der Ergebnisse des Forschungsprojekts "Betriebskrankenkassen und Prävention" vor. Aus einer Analyse der durch vielfältige Strukturen und Interessen eingeschränkten Handlungsmöglichkeiten der Kassen leitet er den Vorschlag ab, die gesundheitspolitische Kompetenz der BKK und der in ihr arbeitenden

Gruppen für den Aufbau dezentraler Berichtssysteme "Arbeit und Gesundheit" unter direkter Einbeziehung der Versicherten zu nutzen. **Rolf Neuhaus** berichtet über Erfahrungen aus der politischen Diskussion eines von ihm mitentwickelten Präventionskonzepts für die GKV aus den siebziger Jahren, vor allem mit Vertretern ärztlicher Interessenpolitik. Als ebenfalls diskutierenswertes Konzept zur Ingangsetzung von Prävention durch GKV stellt er eine Fortentwicklung des Gedankens der Staffelung der Arbeitgeber-Beiträge zur Krankenversicherung nach Gefahrenklassen des Betriebes vor, das schon in den zwanziger Jahren - allerdings vergeblich - als Revision bzw. Modifikation der von L. Machtan geschilderten Weichenstellung in der Sozialpolitik (vgl. o. Kapitel 1.) vorgeschlagen worden sei. **Bernard Braun** analysiert in Auswertung eines empirischen Forschungsprojekts über die Selbstverwaltung der GKV Interessenlagen. Handlungsmöglichkeiten und denkbare Koalitionsbildungen von bzw. zwischen Gewerkschaften, Selbstverwaltung, Versicherten, Arbeitgebern und Kassenmanagement. **Robert Paquet** diskutiert - ebenfalls als Ergebnis eines Forschungsprojekts - die Möglichkeit betrieblich orientierter Berichtssysteme, bei denen der Anstoß zwar von der Krankenversicherung kommt, die konkrete Durchführung aber auf den betrieblichen Arbeitsschutzausschuß übergeht. **Rolf Stuppardt** berichtet aus den Erfahrungen des BdB-Projekts zur Umsetzung arbeitsepidemiologischer Daten über konkrete Ansatzpunkte der Kooperation im Geflecht von Kassen- und Betriebsinteressen. **Peter Lemke** zeigt, auf welche quantitativen und qualitativen Probleme Kassen stoßen, die in der Region Angebote zur Verhaltensprävention etablieren wollen. **Friedrich Hauß** systematisiert die bislang zu Tage getretenen Engpässe kassengetragener Prävention unter den Begriffen: Individualisierung (Unterbelichtung sozial determinierter Handlungsparameter) Ökonomisierung (z.B. Kassenwettbewerb) und Anpassung (Hereinnahme sachfremder Motive in Konzeption und Durchführung von Prävention).

4. Die Beiträge in diesem Band haben überwiegend den Charakter von Referaten, das hat den Vorteil der Kürze und - manchmal - den der Eingängigkeit. Die Herausgeber sind der Auffassung, daß es dem Stand der Diskussion nicht entsprochen hätte, die bestehende Vielfalt der Ansätze und die dabei auftretenden Unklarheiten und Widersprüche zu glätten oder gar zu eliminieren. Auch wenn derzeit nicht viel dafür spricht, daß das bessere Argument tatsächlich die bessere Gesundheitspolitik auszulösen vermag, so darf dies die Wissenschaft nicht daran hindern, die Vielfalt ihrer eigenen Ansätze als offene Debatte auszutragen. Zusammen mit den von den Herausgebern

verantworteten Zusammenfassungen der Diskussionen versuchen alle Referate dieses Bandes, dazu einen Beitrag zu leisten.

Die Herausgeber

I Handlungsbedingungen der gesetzlichen Krankenversicherung

Lothar Machtan

Risikoversicherung ohne arbeitsweltbezogene Sozialpolitik (Prävention)

Eine historische Weichenstellung

1. Obwohl das erhebliche Ausmaß der Gesundheitsgefährdungen, wie sie den arbeitenden Menschen in der industriellen Produktionssphäre auch heute noch permanent bedrohen, mehr oder minder unstreitig ist, kann man in der Bundesrepublik Deutschland derzeit wenig politischen Willen erkennen, dieses Risikopotential ursächlich zu bekämpfen. So wie unsere Sozialstaatsverfassung konstruiert ist, fehlt es dazu auch weitgehend an wirksamen Interventionsinstanzen und an politikfähigen Konzepten einer primärpräventiven Programmatik.
Für dieses strukturelle Defizit gibt es neben anderen historische Gründe, die plausibel werden, sobald man sich die konkreten Entstehungszusammenhänge unseres Sozialstaatssystems vergegenwärtigt. Auf dem Weg einer rekonstruierenden Analyse läßt sich nämlich zeigen, daß bereits in der Formationsphase der staatlichen Sozialpolitik auf diesem Gebiet Grundsatzentscheidungen von säkularer Reichweite getroffen wurden. Insofern, als durch diese fortan rechtsverbindlich definiert war, was Aufgabe sozialstaatlicher Politik zu sein habe und was nicht: Nicht die Verhütung akuter Gefährdung von Leben und Gesundheit der Fabrikarbeiterschaft auf dem Wege einer direkten Intervention in die pathogenen Strukturen der industriellen Arbeitswelt sollte es sein, sondern die Regulierung von Ersatzleistungen im (Einzel-)Falle einer nachgewiesenermaßen eingetretenen Gesundheitsschädigung und Beeinträchtigung der Erwerbsfähigkeit.

Wie kam es nun zu dieser Weichenstellung, die unverkennbar darauf abzielte, die Primärprävention als sozialpolitisches Konzept auf ein Abstellgleis zu schieben?[1]

Fragt man danach, welche Rolle eigentlich der Präventions-Gedanke gespielt hat, als die Gesundheitsrisiken der industriellen Arbeitswelt in Deutschland erstmals Gegenstand staatlicher Sozialpolitik wurden, so ist der Blick hauptsächlich auf das letzte Viertel des 19. Jahrhunderts zu richten. In jener Phase erhielt das Deutsche Reich sein eigentümliches Profil als ein Sozialstaat, der ganz wesentlich durch das System der Sozialversicherung, die damals noch Arbeiterversicherung hieß, geprägt war.

Ihren ersten gesetzlichen Niederschlag fand diese Politik staatlicher Fürsorge für Kranke, Invalide und alte Arbeiter im 1883 verabschiedeten Krankenversicherungsgesetz. Nun ist es allerdings weniger die Krankenkassengesetzgebung, über die sich das genuine Konstruktionsprinzip des ganzen Arbeiterversicherungssystems erschließen läßt, wie es in den 1880er Jahren installiert wurde. Bismarck - der politische Promotor dieser Sozialreform - hat das Krankenversicherungsgesetz von 1883 sogar mit einigem Recht als ein "ihm untergeschobenes Kind" bezeichnet. Die Krankenversicherung hatte für ihn stets nur einen funktionalen Stellenwert als eine notwendige Ergänzung der Unfallversicherung, die das eigentliche Herzstück seines Programms ausmachte. Alle Bestimmungen, die über das eng begrenzte Ziel hinauswiesen, den unfallverletzten Arbeiter auch für eine gewisse Karenzzeit zu versorgen, hielt er für nicht vordringlich. Mit der Unfallversicherung hingegen verband sich für ihn ein bahnbrechendes und sozialpolitisch sensationelles Konzept, von dessen Realisierung er sich die dauerhafte Lösung eines virulenten sozialen Problems versprach: Wie nämlich der Staat sich gegenüber der Herausforderung zu verhalten habe, daß die industriekapitalistische Produktionsweise die physische und materielle Existenz proletarischer Schichten bedrohlichen Risiken aussetzte.

2. Dieses Problem war freilich nicht mehr neu, als die Bismarckregierung im Sommer 1880 daran ging, es auf dem Wege der obligatorischen Risikoversicherung einer gesetzlichen Regelung zuzuführen. Bereits einige Jahre zuvor hatte es im Deutschen Reich öffentliche wie regierungsinterne Denkanstrengungen gegeben, sich mit den spektakulären und von der sozialdemokratischen Arbeiterbewegung immer wieder thematisierten Problemen der industriellen Pathologie auseinanderzusetzen. Speziell die Jahre 1873 bis 1880 waren reich an bemerkenswerten Initiativen, über einen Ausbau der sogenannten Fabrikgesetzgebung einer prophylaktisch orientierten Sozialpolitik neue Handlungsfelder zu eröffnen. Gewerbehygienische Vorschriften, Normalarbeitstag einschließlich Nacht- und Sonntagsruhe, gesetzliche Meldepflicht für alle Fälle von arbeitsbedingten Gesundheitsschädigungen und umfassender Ausbau der staatlichen Gewerbeaufsicht mit weitgehenden Befugnissen, das waren die Stichworte eines sozialintegrativ gedachten Reformprogramms, für das es nicht nur zahlreiche Fürsprecher politisch verschiedener Couleurs gab, sondern auch bereits konkrete, auch bürokratieinterne Gesetzesvorlagen mit Aussicht auf parlamentarischen Erfolg.

Die sozialpolitischen Handlungschancen dieser Initiativen werden besonders deutlich, wenn man in Betracht zieht, welch eine Ausstrahlungs- und Integrationskraft sie damals besaßen. Sowohl die bürgerlichen Sozialreformer, die vor allem im "Verein für Socialpolitik" und im "Deutschen Verein für öffentliche Gesundheitspflege" für fabrikgesetzliche Maßnahmen zum Schutze der Arbeiter agitierten, als auch die gewerkschaftliche und politische Arbeiterbewegung, die bereits selber mit ähnlich ausgerichteten Gesetzesanträgen innerhalb und außerhalb des Parlaments hervorgetreten waren, trafen sich hier mit den ministeriellen Konzepten auf einem Boden positiver Sozialreform-Optionen, die tiefgreifende Strukturveränderungen in der "Soziallandschaft" des Kaiserreichs hätten bewirken können. Und wie ein Blick auf die lebhafte Arbeitskampfbewegung dieser Jahre zeigt, entsprach eine solche Politik der Primärintervention nicht zuletzt auch einem elementaren Bedürfnis der nichtorganisierten Arbeiterschaft.

Auf dringendes Zuraten industrieller Kreise brachte Bismarck jedoch all diese Vorstöße noch im vorparlamentarischen Stadium mit machtpolitischen Mitteln zu Fall, wobei seiner negierenden Haltung prinzipielle politische Erwägungen zugrundelagen:

Erstens wollte er nicht Gefahr laufen, durch Einführung von Arbeiterschutzmaßregeln die Gewinnchancen und damit die Konkurrenzbedingungen der deutschen Industriewirtschaft zu verschlechtern. Zweitens sah er in einer Intervention des Staates zugunsten des Arbeiterschutzes eine unnötige, ja gefährliche Konzession an die kompromißlos bekämpften sozialdemokratischen Bestrebungen. Schließlich befürchtete er auch, daß das Konzept einer sozialpolitischen Prophylaxe sehr schnell zu einer Schraube ohne Ende werden würde, die die Regierung ihrer wichtigsten Klientel, dem Industriebürgertum, politisch entfremden mußte.

Die kategorische Ablehnung aller Bemühungen, auf gesetzlichem Wege den Arbeiter vor gesundheitswidrigen Einflüssen im Fabrikbetrieb zu schützen, markiert insofern einen gravierenden Einschnitt in der sozialstaatlichen Entwicklung Deutschlands, als damit den Lohnabhängigen ein gesetzlicher Anspruch auf weitgehende körperliche Unversehrtheit durch Normierung von elementaren Schutzbestimmungen und durch Kontrolle über deren Einhaltung rundweg verweigert wurde. Indirekt sanktioniert war statt dessen, daß dem Industriearbeiter mit seinem Beruf verbundene Gesundheitsrisiken nicht erspart werden könnten - oder überspitzt formuliert - daß Arbeit krank machen und verschleißen dürfe.

Eine solche Auffassung von der Verantwortung des Unternehmers für die physische Integrität seiner Arbeiter stand insbesondere konträr zur einzigen Schutzbestimmung, die die Gewerbeordnung bis 1891 für erwachsene Arbeiter enthielt: den § 107, später § 120, der die Gewerbetreibenden anhielt, Vorkehrungen zur tunlichsten Sicherung der Arbeiter gegen Gefahren für Leben und Gesundheit zu treffen. Und sie stand auch im Gegensatz zu der sozialpolitischen Grundidee des Haftpflichtgesetzes von 1871, das die Abgeltung von Gesundheitsschäden infolge von Arbeitsunfällen regelte.

Auf diesen Aspekt möchte ich etwas näher eingehen.

3. Von ihren ursprünglichen Intentionen her zielte die Haftpflichtgesetzgebung darauf ab, den gewerblichen Unternehmer für unterlassene Vorkehrungen zugunsten seiner Arbeiter zu bestrafen. Durch die Haftpflicht sollte juristisch ernst gemacht werden mit der Verantwortung des Industriellen für die vielschichtigen Gefährdungen seiner Arbeiter, indem man letzteren einen erhöhten Rechtsschutz für ihre Gesundheit verlieh. Am konsequentesten ließ sich diese Absicht, den Unternehmer zu weitestgehenden Schutzmaßregeln zu nötigen, zweifellos durch das Konzept der Gefährdungshaftung verwirklichen, das im Schadensfall ein Verschulden des Betriebsinhabers annahm, es sei denn, dieser konnte ein eigenes Verschulden des Beschäftigten bzw. höhere Gewalt als Schadensursache nachweisen.

In dem konkreten Gesetzgebungsprozeß der Jahre 1869 - 71 fand jene radikale Konzeption der Gefährdungshaftung jedoch nur für Eisenbahnunternehmer Anerkennung. Mit Rücksicht auf die massiven Proteste der Industriellen, die die Einführung einer Gefährdungshaftung als ruinöse Schikane zurückwiesen, machte das Gesetz die Bergwerks- und Fabrikunternehmer nur verschuldenshaftpflichtig und auch dies nur in verklausulierter Form. Die Beweislast für ein schuldhaftes Verhalten des Unternehmers überantwortete es dem Geschädigten, während es dem Arbeitgeber freistellte, sein Haftungsrisiko auf dem Weg der Privatversicherung zu minimieren.

Aus der Sicht der zeitgenössischen Arbeiterbewegung betrachtet, war es gerade die Beweislastregel, die im Mittelpunkt der Kritik stand, weil sie die Schadensersatzansprüche der Arbeiter fast illusorisch machte. Denn dem Arbeiter fehlten fast sämtliche Voraussetzungen für ein erfolgreiches Prozessieren, während die Unternehmer zumeist erst dann zu Schadensersatzzahlungen bereit waren, wenn eine tatsächliche Entschädigungspflicht durch ein Gerichtsurteil auch rechtskräftig festgestellt ar. Die privaten Unfallversicherungsgenossenschaften sahen eine ihrer Hauptaufgaben gerade darin, auf dem Rechtswege eine Befreiung des beklagten Unternehmers zu erwirken, um die Versicherungsprämie entsprechend niedrig halten zu können.

Bei aller Kritik an den mannigfachen Praktiken, verunglückte Arbeiter um deren volle Entschädigungsansprüche zu bringen, hielt die organisierte Arbeiterbewegung gleichwohl an dem Prinzip des Haftungskonzeptes nachdrücklich fest. Ihre Forderungen gingen dahin, das bestehende Haftpflichtgesetz durch die Umkehr der Beweislast zu reformieren und auch durch den Erlaß von Normativbestimmungen über den betrieblichen Gesundheitsschutz zur Orientierung und Erleichterung der Rechtsprechung.

Diese Forderung griff am Ende der 1870er Jahre rasch über die Reihen der Arbeiterbewegung hinaus und begann schon bald - etwa in Gestalt von Reichstagsdebatten - sozialpolitisches Interesse auf sich zu ziehen. Auch die hohe Ministerialbürokratie fühlte sich auf den Plan gerufen und erarbeitete konkrete Vorschläge für eine Gesetzesreform, die zwar den Revisionswünschen der Arbeiterpartei nicht vollständig Rechnung trugen, aber gleichwohl den Unternehmer in die Beweispflicht nahmen, daß ein Unfall ohne sein Verschulden sich ereignet habe. In die gleiche Richtung zielte ein Gesetzesentwurf, der die Unternehmer anhalten sollte, Arbeitsunfälle den Polizeibehörden zu melden. Begründet wurde er mit der Absicht des Staates, den Arbeitern die Wohltaten des Haftpflichtgesetzes, mehr als es bisher der Fall war, zu sichern. Dies sollte namentlich durch eine sofortige amtliche Untersuchung aller ernsthafteren Unfälle erreicht werden, d.h. durch vorsorgliche Sicherung von objektivem Beweismaterial für eventuelle Schadensersatzverfahren. Und schließlich verdient in diesem Zusammenhang auch noch eine dritte legislative Initiative Erwähnung, die den vorhin erwähnten Gesundheitsschutzparagraphen der Gewerbeordnung betraf. Durch konkrete Ausführungsbestimmungen sollte endlich genauer definiert werden, was der Gesetzgeber als unbedingt notwendig für den Schutz von Leben und Gesundheit der Fabrikarbeit ansah.

Als die skizzierten Gesetzesvorhaben nicht zuletzt aufgrund von gezielten Indiskretionen des Kanzlers in Industriellenkreisen publik wurden, begann ein regelrechter Sturmlauf in der Absicht, das gesamte Reformpaket als extrem wirtschaftsfeindlich zu Fall zu bringen und einen generellen Kurswechsel in der staatlichen Sozialpolitik zu erwirken. Einen Großteil der dabei vorgebrachten Argu-

mente machte sich Bismarck dankbar zu eigen, um den sozialreform-
freudigen Ambitionen seiner Staatsbürokratie eine Grenze zu setzen.
Insbesondere teilte er die Arbeitgeberposition, daß es wichtiger sei,
den Arbeitern dauernde und genügende Arbeitsgelegenheiten zu
sichern, bevor den angeblich nur von unbeteiligter und wenig
sachkundiger Seite betriebenen, oft auch noch agitatorisch wirkenden
Arbeiterschutzbestrebungen gleich welcher Art nachgegeben würde.
Und er schlußfolgerte, daß die Regierung nunmehr vor der Notwendigkeit stehe, **jenseits** von Prophylaxe und Haftpflichtverschärfung
einen sozialpolitischen Weg zu finden, bei dem die Konkurrenz- und
Wachstumsfähigkeit der Industriewirtschaft garantiert bliebe. Auf
welchem Terrain dieser Weg überhaupt zu finden sein dürfte und in
welche Richtung er führen sollte, darüber hatte der Kanzler im
August 1880 durch schriftliche und mündliche Voten des Großindu-
striellen Louis Baare Aufklärung erhalten.

Konstituierend war dabei der Gedanke einer Emanzipation der
Industriellen von Schutz- und Haftpflicht durch materielle und
rechtspolitische Staatshilfe. Aus ihm wurden die zentralen positiven
Losungen abgeleitet: Installierung einer zentralen zwangsversiche-
rungsförmig organisierten Schadensregulierungsinstanz mit selbständiger Judikatur auf Rechnung des Staates; keine Schadensersatzlei-
stungen, sondern Gewährung eines rentenähnlichen **notdürftigen**
Lohnersatzes je nach (zu begutachtender) Schwere einer unfallbeding-
ten Erwerbsunfähigkeit bis zu 2/3 des vorherigen Durchschnittsver-
dienstes; Sozialisierung der gesamten Versicherungskosten durch
direkte und indirekte Heranziehung der Kommunen, des Staates, der
Arbeiter und der Unternehmer bei der Finanzierung.

Anvisiert wurden mit diesem Konzept einer sehr weitgehenden
Privilegierung industrieller Unternehmer vier große Ziele.

1. die Steigerung der industriellen Leistungsfähigkeit durch eine
   weitgehende finanzielle Entlastung der Fabrikanten von den
   Folgekosten, die ihr Betrieb verursachte, sowie eine eindeutige
   Kalkulierbarkeit des Belastungsrestes;

2. ein Autoritäts- und Loyalitätszuwachs im praktischen Erwerbs-
   leben durch die Schuldbefreiung des Unternehmers und die
   Inaussichtstellung einer Fürsorgegarantie ohne armenpolitische
   Diskriminierung für den Arbeiter;

3. die Erweiterung der betriebswirtschaftlichen Dispositionsfreiheit durch weitgehende Entbindung von der Verpflichtung zu Arbeitsschutzvorkehrungen;

4. die rechtliche Anerkennung des Grundsatzes, daß gewerbliche Arbeit ein **unvermeidbares** Gesundheitsrisiko enthalte, das vom Arbeiter grundsätzlich in Kauf zu nehmen ist, mithin die Tabuisierung der Arbeitsbedingungen als maßgeblichem Faktor der Pathogenese.

Heute läßt sich im einzelnen nicht mehr nachweisen, ob und inwieweit sich Bismarck mit diesen (hier idealtypisch rekonstruierten) Zielsetzungen der Industriellen tatsächlich identifizierte. Fest steht aber, daß er der Baare'schen Positionsbestimmung so nahe stand, daß er sich motiviert fühlte, ihre Grundprinzipien in gestaltende Politik umzusetzen und sich hierfür auch persönlich einzusetzen. Durch Mobilisierung des gesamten Machteinflusses, den der Kanzler - damals auf dem Höhepunkt seiner politischen Karriere - besaß, wurde aus der Idee einer obligatorischen Unfallversicherung von Staats wegen konkrete Gesetzgebungsmaterie: Noch im Winter 1880/81 entstand der erste unter Bismarcks Ägide erarbeitete Unfallversicherungsentwurf.

4. Es bedurfte allerdings voller vier Jahre, bis das Unfallversicherungskonzept schließlich im Juni 1884 Gesetz wurde, und zwar dann in einer Ausgestaltung, deren Organisations- und Finanzierungsstrukturen nicht unerheblich von den zunächst ausgearbeiteten Plänen abwichen. Diese Modifikationen schadeten aber den sozialpolitischen Intentionen, die der Gesetzesinitiative zugrundelagen, keineswegs. Im Gegenteil, durch sie wurde die praktische Handhabbarkeit der zwangsversicherungsförmigen Schadensregulierung auf gesetzlicher Grundlage sogar erheblich effektiviert, ohne das Ziel einer völligen Beseitigung des Haftungskonzepts zu verfehlen. Seiner gesellschaftspolitischen Substanz und seiner Funktionslogik nach entsprach das Unfallversicherungsgesetz im wesentlichen den Intentionen seiner Wegbereiter. Interpretieren läßt es sich als eine marktkonforme Einbindung und politische Entschärfung des vielschichtigen und konfliktgeladenen Unfallproblems. Diese spezifische Systemintegration beließ dem gesamten Komplex der industriellen Pathologie seine Undurchschaubarkeit und schützte ihn weitgehend vor präventionsorientierten Staatseingriffen. Bewußt verzichtet wurde auf die Nominierung einer einklagbaren Verantwortlichkeit der Unternehmer gegenüber Leben und Gesundheit ihrer Arbeiter. Statt dessen überantwortete das

Gesetz Art und Ausmaß der Ursachenbekämpfung - also Unfallverhü-
tung und Gewerbehygiene - den Berufsgenossenschaften, die in ihrem
diesbezüglichen Wirken seinerzeit ganz und gar dem betriebspolitischen Kalkül der Unternehmerinteressen verpflichtet waren.

In diesem Sinne markiert die Politik der Arbeiterversicherung den
Beginn einer systematischen Abkoppelung von Gesundheitsrisiken der
Arbeitskraft von der Sphäre, in der solche Risiken vorzugsweise
entstehen: der privatwirtschaftlichen Produktion.

Im Hinblick auf die besonderen Gefährdungen der gewerblichen
Arbeiter beinhaltet das vor hundert Jahren begründete Modell sozial-
staatlicher Problembewältigung aber auch noch insofern eine gravierende Zäsur, als es gründlich auseinanderdividierte, was in vorherigen
Sozialstaats-Politiken noch als sich ergänzende Einheit gedacht war:
Nämlich Schadensausgleich und Schadensverhütung. Das Programm der
Arbeiterversicherung war nicht nur als kompensatorische Regelung
ohne präventiven Unterbau konzipiert, sondern fast mehr noch als
sozialstaatlicher Zugriff zur Verhinderung oder doch zumindest
Hintansetzung gesundheitsschutzorientierter Staatsintervention. Mit
beispielloser Ignoranz gegenüber allen Warnungen und Einsprüchen
wurde hier ein Regulierungsmechanismus so installiert, daß er erst
einmal konkurrenzlos in Funktion treten konnte und durch die
normative Kraft faktischen Wirkens sozialpolitische Effizienz ent-
faltete, obwohl damit ja zunächst die gesundheitlichen Risiken der
Industriearbeit auch materiell nur äußerst notdürftig aufgefangen
wurden. Aber die Tatsache, daß auf diesem Gebiet überhaupt etwas
geschah, das als arbeiterfreundliche Sozialreform deklariert wurde,
reichte aus, um dem Konzept einen kaum mehr einholbaren Vorsprung
vor allen Formen **präventiver** Arbeiterpolitik zu sichern. So ist es
auch kein Zufall, daß der gesetzliche Arbeiterschutz bis zu Bismarcks
Entlassung ein sozialpolitisches Tabu blieb. Und umgekehrt reichte die
Schadensverhütung, die das Unfallversicherungsgesetz den Berufsgenossenschaften mehr unverbindlich suggeriert als tatsächlich auferlegt
hatte, keineswegs aus, dem Präventionsgedanken etwa auf diesem
Wege auch nur eine halbwegs reelle Verwirklichungschance zu lassen.
Ihren Rechtsanspruch auf normierte Ersatzleistungen für Zeiten
krankheitsbedingter Erwerbsunfähigkeit hatten die Arbeiter in
Deutschland zunächst mit dem Verzicht auf einen gesetzlichen Schutz
ihrer Gesundheit zu bezahlen.

Die tiefgreifenden Folgen dieser eindimensionalen Ausrichtung sozialstaatlichen Wirkens zeigten sich nach 1890, als Bismarcks Nachfolger

daran gingen, neue Felder staatlicher Sozialpolitik zu erschließen, um augenscheinliche Versäumnisse zu korrigieren. Die diesbezüglichen Reformanstrengungen - bestehend vor allem aus einer Reorganisation der Gewerbeaufsicht und einer Erweiterung der Befugnis des Staates, Gesundheitsschutzverordnungen zugunsten gewerblicher Arbeiter zu erlassen - waren zwar nicht wirkungslos. Sie reichten aber nicht aus, um die einseitige Gestaltungskraft des Versicherungssystems entscheidend verändern zu können. Dazu fehlten den Sozialpolitikern des sogenannten Neuen Kurses Willen und Entschlossenheit, aber auch Durchsetzungsvermögen gegenüber den Widerständen der Industrieverbände und deren Klientel, den Berufsgenossenschaften. Der kompensatorische Zugriff auf den Problemzusammenhang Erwerbsarbeit und Gesundheitsgefährdung blieb somit das beherrschende Prinzip sozialstaatlichen Wirkens. Damit war vorläufig die letzte große Chance vertan, den primärpräventiven Arbeiterschutz als gleichrangiges und komplementäres Gestaltungsprinzip staatlicher Sozialpolitik neben und in Verbindung mit der Arbeiterversicherung zu etablieren. Der Arbeiterschutz gelangte über den Status eines notdürftigen und nur punktuell wirksamen Korrektivs zumindest bis zum Zusammenbruch des Kaiserreichs nicht mehr hinaus.

Verstärkt wurde dieser Prozeß nicht zuletzt dadurch, daß seit dem Ende der 1890er Jahre auch das Interesse der sozialdemokratischen Arbeiterbewegung an einem radikalen Kurswechsel sozialer Staatspolitik in Richtung auf Primärprävention spürbar nachließ. Zum einen gab man die Hoffnung auf eine zügige Realisierung dieser wichtigsten Sozialreformforderung in der sozialistischen Programmatik seit den 1870er Jahren angesichts der negativen politischen Erfahrungen zweier Jahrzehnte mehr und mehr auf. Dann aber glaubte man auch, sich stärker innerhalb der Institutionen des Versicherungssystems engagieren zu müssen, um sozialpolitisch erfolgreich agieren zu können. Dabei setzte die Sozialdemokratie vor allem auf die Selbstverwaltung in der Gesetzlichen Krankenversicherung und die gesundheitspolitischen Reformchancen, die die Verallgemeinerung des Sachleistungsprinzips eröffnet hatten. Diese Erwartungshaltung war nicht unbegründet. Denn gegenüber den restriktiven Bestimmungen der Unfallversicherung bot die weitaus liberalere Fassung des Krankenversicherungsgesetzes besonders seit dessen Novellierung im Jahre 1892 in der Tat verheißungsvollere Anknüpfungspunkte für eine Politik der Gesundheitsprophylaxe. Zwar zielte auch dieses Stück der Arbeiterversicherungsgesetzgebung im Kern nur darauf ab, vorübergehend erwerbsunfähig erkrankte Arbeiter vor materiellem Elend zu bewahren und für die Wiedererlangung ihrer Arbeitsfähigkeit durch

Pflicht zur ärztlichen Konsultation Sorge zu tragen. Aber in der Praxis der Selbstverwaltung eröffnete das Krankenversicherungssystem doch eine Reihe von Wirkungsmöglichkeiten, die über den engen Rahmen des Gesetzestextes hinauswiesen. Hauptsächlich galt dies für den Bereich der Gesundheitsaufklärung und -erziehung, der sozialen Hygiene und der berufsbezogenen Medizinalstatistik zur Aufhellung von gewerbetypischen Krankheiten. Auf diesen Gebieten war die sozialdemokratische Wende hin zur praktischen Sozialpolitik innerhalb des Versicherungssystems zweifellos von beachtlichen Erfolgen gekrönt.

Fraglich bleibt gleichwohl, ob diese unbestreitbaren Leistungen es vermocht haben, dem im System der Sozialversicherungspolitik eigentlich nicht vorgesehenen Gesundheitsschutz für Arbeiter sozusagen auf dem Weg einer sekundären Integration noch nachträglich zu einer größeren sozialpolitischen Bedeutung zu verhelfen.

Zumindest für den Bereich der arbeitsbedingten Gesundheitsgefährdung dürfte das sehr zu bezweifeln sein, trotz der Berufskrankheitenverordnung, mit der ab 1925 der Zuständigkeitsbereich der Berufsgenossenschaften erweitert wurde. Hier erwies sich der für die deutsche Sozialgesetzgebung typische Problemzugriff, Risiken durch Externalisierung statt durch Ursachenbekämpfung zu begegnen, als eine historische Weichenstellung von säkularer Reichweite. Und wohl auch als eine Hypothek, die selbst die beachtlichen bisherigen Erfolge auf dem Gebiet der Gesundheitstechnik oder der Rehabilitation nicht haben abtragen können.

Kaum ein sozialpolitisches Konzept hat es jedenfalls in Deutschland so schwer gehabt, Gesetzeskraft zu erlangen und Wirksamkeit zu entfalten, wie das einer systematischen präventionsorientierten Intervention in die pathogenen Strukturen der industriellen Arbeitswelt. Dies nicht zuletzt deshalb, weil der Deutsche Sozialstaat nicht zu dem Zweck gegründet worden war, Schaden "vor Ort" zu verhüten.

Anmerkungen

[1] Diese Problemskizze gründet sich in ihrer empirischen Substanz auf umfänglichen Studien von Primärquellen (v.a. staatl. Akten), die im Rahmen dieses Referats freilich nicht ausgebreitet werden können. Insoweit sich die hier angesprochenen Themen in der historischen Sozialpolitikforschung irgendwie berücksichtigt finden, sind die entsprechenden Titel zu einem übergreifenden Literaturverzeichnis

Literatur

Barta, Heinz: Kausalität und Sozialrecht. Entstehung und Funktion der sog. Theorie der wesentlichen Bedingung. Analyse der grundlegenden Judikatur des Reichsversicherungsamtes in Unfallversicherungssachen 1884-1914. 2 Bde. Berlin 1983

Benöhr, Hans-Peter: Soziale Frage, Sozialversicherung und Sozialdemokratische Reichstagsfraktion (1881-1889). In: Zeitschrift d. Savigny-Stiftung f. Rechtsgeschichte, XCVIII, 1981, S.95-156

Born, Karl Erich: Staat und Sozialpolitik seit Bismarcks Sturz. Ein Beitrag zur Geschichte der innenpolitischen Entwicklung des Deutschen Reiches 1890-1914. Wiesbaden 1957

Breger, Monika: Die Haltung der industriellen Unternehmer zur staatlichen Sozialpolitik 1878-1891. Frankfurt/M. 1982

Cohn, Julius: Die Entwicklung der Krankenversicherung in Deutschland. Berlin 1927

Frevert, Ute: Krankheit als politisches Problem. Die Pathologie sozialer Unterschichten in Preußen zwischen Medizinischer Polizei und staatlicher Sozialversicherung. Göttingen 1984

Hohmann, Joachim: Berufskrankheiten in der Unfallversicherung. Vorgeschichte und Entstehung der Ersten Berufskrankheitenverordnung vom 12. Mai 1925. Köln 1983

Labisch, Alfons: Die gesundheitspolitischen Vorstellungen der deutschen Sozialdemokratie von ihrer Gründung bis zur Parteispaltung (1863-1917) in: AFS, XVI, 1976, S. 325-370

Machtan, Lothar: Streiks und Aussperrungen im Deutschen Kaiserreich. Eine sozialgeschichtliche Dokumentation für die Jahre 1871 bis 1875. Berlin 1984

Machtan, Lothar: Arbeiterversicherung versus Arbeiterschutz. Ein kaum bekanntes Kapitel aus der Gründungsgeschichte des deutschen Sozialstaats. In: Leviathan. Zeitschrift für Sozialwissenschaft, XIII, 1985

Martiny, Martin: Die politische Bedeutung der gewerkschaftlichen Arbeiter-Sekretariate vor dem Ersten Weltkrieg. In: H.O. Vetter (Hg.), Vom Sozialistengesetz zur Mitbestimmung. Köln 1975, S. 153-174

Mommsen, Wolfgang J. (Hg.): Die Entstehung des Wohlfahrtstaates in Großbritannien und Deutschland 1850-1950. Stuttgart 1982

Plessen, Marie-Louise: Die Wirksamkeit des Vereins für Socialpolitik von 1872-1890. Studien zum Katheder- und Staatssozialismus. Berlin 1975

Ritter, Gerhard A.: Sozialversicherung in Deutschland und England. Entstehung und Grundzüge im Vergleich. München 1982.

Rothfels, Hans: Theodor Lohmann und die Kampfjahre der staatlichen Sozialpolitik 1871-1905. Berlin 1927

Simons, Rolf: Staatliche Gewerbeaufsicht und gewerbliche Berufsgenossenschaften. Entstehung und Entwicklung des dualen Aufsichtssystems im

Arbeitsschutz in Deutschland von den Anfängen bis zum Ende der Weimarer Republik. Frankfurt a.M. 1984

Stollberg, Gunnar: Die gewerkschaftsnahen zentralisierten Hilfskassen im Deutschen Kaiserreich. In: Zeitschrift für Sozialreform, XXIX, 1983, S. 339-369

Tennstedt, Florian: Geschichte der Selbstverwaltung in der Krankenversicherung von der Mitte des 19. Jahrhunderts bis zur Gründung der Bundesrepublik Deutschland. Bonn 1977

Tennstedt, Florian: Vom Proleten zum Industriearbeiter. Arbeiterbewegung und Sozialpolitik in Deutschland 1800 bis 1914. Köln 1983

Ullmann, Hans-Peter: Industrielle Interessen und die Entstehung der deutschen Sozialversicherung. In: Historische Zeitschrift, Bd. 1979, S. 574-610

Vogel, Walter: Bismarcks Arbeiterversicherung. Ihre Entstehung im Kräftespiel der Zeit. Braunschweig 1951

Witham, Nathan Bates: German Workers Insurance 1869-1914. Diss. Wisconsin Philadelphia 1973

Witte, Klaus: Bismarcks Sozialversicherung und die Entwicklung eines marxistischen Reformverständnisses in der deutschen Sozialdemokratie. Köln 1980

Wolff, Hertha: Die Stellung der Sozialdemokratie zur deutschen Arbeiterversicherungsgesetzgebung von ihrer Entstehung bis zur Reichsversicherungsordnung. Diss. Freiburg 1933

Zöllner, Detlev: Ein Jahrhundert Sozialversicherung in Deutschland. Berlin 1981

Christian von Ferber

Kassen und Prävention:
Handlungsbereitschaft, Handlungsmöglichkeiten und Chancen

1. Prävention - eine gesellschaftspolitische Hoffnung

Die Vorbeugung gegen Gesundheitsgefahren gehört zu den großen
Hoffnungen im letzten Drittel dieses Jahrhunderts. Die Erwartung, vor
allem den chronischen und chronisch-degenerativen Krankheiten ähnlich
erfolgreich vorbeugen zu können, wie dies in der ersten Hälfte dieses
Jahrhunderts bei den übertragbaren Krankheiten geschehen ist, trägt
einen verbreiteten medizinischen und sozialen Optimismus. Prävention ist
ein Deutungsmuster gesellschaftspolitischer Programmtik. Jede Konkreti-
sierung dieses Deutungsmusters in bezug auf die Handlungsmöglichkeiten
von Personen, Personengruppen und Institutionen birgt daher die Gefahr
der Überforderung in sich. Programmatisch möchte jeder gern Träger des
gesellschaftlichen Fortschritts sein, doch wenn es um die praktische
Umsetzung geht, wird die Überschätzung der eigenen Handlungsmöglichkeiten zu einer bedrückenden Erfahrung. Und der Trost, den sich in
solchen Situationen noch die Alten spendeten: Wenn auch die Kräfte
versagen, so ist doch der gute Wille zu loben! Gilt in unserer nüchtern
denkenden Zeit nicht, die den Macher fordert und den reinen Woller als
falschen Propheten verdammt.

Es ist daher sicher zweckmäßig, ehe die gesellschaftspolitische Fahne der
Prävention für die Gesetzliche Krankenversicherung gehißt wird, sich
über die Handlungschancen der Krankenkassen Rechenschaft abzulegen.
Dies gilt nicht allein im Hinblick auf die externen Rahmenbedingungen,
die dem System Sozialer Sicherheit durch die Wirtschaftsverfassung,
durch die wirtschaftliche Entwicklung und durch das politische Herr-
schaftssystem einer parteien- und verbändestaatlichen Demokratie
vorgegeben sind. Vielmehr ist es international seit dem Beveridge-Report
und in der Bundesrepublik seit den Analysen von Hans Achinger (1958,
1959, 1966) und Walter Auerbach (1957) unbestritten, daß in der "entfalteten Sozialpolitik" (Achinger) die Organisationsformen des Systems
Sozialer Sicherheit die sozialpolitischen Handlungschancen determinieren.
In der gebotenen Kürze möchte ich zwei Fragen zu beantworten suchen:

15

- Was heißt vorbeugende Gesundheitsvorsorge in einem Sozialleistungssystem, dem das Sozialversicherungsprinzip eine Gliederung nach Personenkreisen, Risiken und diese beiden verwaltende selbständige Sozialleistungsträger aufprägt?

- Was heißt vorbeugende Gesundheitsvorsorge auf dem gegenwärtigen Stand unseres Wissens über Gesundheitsschäden verursachende und über beeinflußbare Lebens- und Arbeitsbedingungen?

2. Gegliedertes Sozialleistungssystem und vorbeugende Gesundheitsvorsorge

Ein Sozialversicherungssystem ist von seiner Anlage her präventiv ausgerichtet. Gegen soziale Risiken ist nur dann eine Versicherung möglich, wenn die Risiken kalkulierbar und mit sozialpolitischen Mitteln beherrschbar sind. Ein Sozialversicherungssystem muß daher um seiner Selbsterhaltung willen die Risiken, deren Abdeckung es übernimmt, so definieren oder zumindest so zu definieren versuchen, daß die Inanspruchnahme seiner Leistungen kalkulierbar und mit den ihm zur Verfügung stehenden Mitteln beherrschbar bleibt. Achinger hat dafür den unüberbietbaren Satz geprägt, daß in der entfalteten Sozialpolitik die Bedürfnisse nach sozialer Hilfe sich den Verwaltungsdefinitionen der Sozialleistungsträger anzupassen haben.

Vorbeugende Gesundheitsvorsorge, soweit sie sozialer Hilfen, der Gesundheitshilfen, bedarf, muß daher dem Sozialversicherungsprinzip zugeordnet werden können. Dies macht es verständlich, daß Gesundheitsvorsorge sich dort entwickelt hat, wo

1. Versicherungsleistungen erspart werden können und
2. Maßnahmen zur Verfügung stehen, um diesen Effekt zu erzielen.

Für die gesetzliche Unfallversicherung war von vornherein der Grundsatz führend, durch Verbesserung des Arbeitsschutzes Entschädigungsleistungen zu ersparen. Die Effektivität dieser Maßnahmen ist hinreichend erwiesen (vgl. Tennstedt 1967, S. 424-448).

Für die Gesetzliche Rentenversicherung wurde 1957 der Grundsatz, Rehabilitation geht vor Rente, verwirklicht. Sie gewährt Maßnahmen zur Erhaltung, Besserung und Wiederherstellung der Erwerbsfähigkeit, von denen angenommen wird, daß sie voraussichtlich diese Wirkung auch erzielen. Trotz des Mangels an hinreichend beweisfähigen Untersuchungen gibt es zunehmend begründete Zweifel, ob die medizinische Rehabilitation in dem Sinne effektiv ist, daß sie Versicherungsleistungen erspart. Rehabilitationsmediziner begründen die Heilmaßnahmen daher neuerdings mit dem schwer objektivierbaren Kriterium "Gewinn an Lebensqualität"! Sozialpolitiker betonen überraschend stark die Bedeutung der medizinischen Rehabilitation für die Infrastruktur der Rehabilitationsgemeinden und die beschäftigungspolitische Rolle der Rehabilitation für strukturschwache Regionen. Sozialpolitische Untersuchungen wie die von Bernhard Badura u. Mitarbeiter (1983/1984) zur Herzinfarkt-Rehabilitation arbeiten überzeugend die Schwäche der Organisation der Rehabilitationsmaßnahmen heraus. Rehabilitation läßt sich eben nicht allein als ein verwaltungsmäßig organisiertes medizinisches Dienstleistungsangebot verwirklichen.

Für die Gesetzliche Krankenversicherung ist mit den Krankheitsfrüherkennungsuntersuchungen ein Einstieg in die Prävention 1971 erfolgt. Die Diskussion über die Effektivität dieser Maßnahmen schleppt sich quälend dahin und ist noch keineswegs abgeschlossen. Allerdings scheint sich die skeptische Prognose von Manfred Pflanz (1971) zu bestätigen, daß der Beitrag der Krankheitsfrüherkennungsuntersuchungen zur primären Prävention eher begrenzt ist. In jedem Falle werden durch Maßnahmen der Krankheitsfrüherkennung keine Versicherungsleistungen erspart, sondern Behandlungskosten eher vermehrt.

Für die Handlungsmöglichkeiten der Prävention im gegliederten Sozialleistungssystem ergibt sich aus dieser Übersicht dreierlei.

1. Die Prävention ist trägerspezifisch auf den unmittelbaren Handlungsspielraum von Sozialversicherungszweigen hin angelegt. Trägerübergreifende Präventionsmaßnahmen werden nicht diskutiert, geschweige denn geplant. Daß der Stand des Arbeitsschutzes z.B. auch die Behandlungskosten der Krankenversicherung beeinflußt, bleibt außer Betracht. Daß die Behandlungskosten chronischer Krankheiten ein Mehrfaches der Heilmaßnahmen der Rentenversicherungsträger für eben diese Krankheiten ausmachen, wird nicht zum Gegenstand der Prävention. Daß die Qualität der medizinischen Versorgung chronisch Kranker wiederum die Rate der Frühinvalidität beeinflußt, wird nicht gesehen.

2. Der Erfolg der Prävention wird an den Wirkungen festgemacht, den die Maßnahmen der Träger auf die eigene Versicherungsleistungen haben. Weder die Frage der Folge- und Nebenwirkungen wird diskutiert, noch wird die Angemessenheit der eigenen Maßnahmen reflektiert. Daß eine erfolgreiche Prävention die Behandlungskosten nicht verringert, sondern bestenfalls von der zweiten Hälfte des Erwerbslebens ins Rentenalter verschiebt, möglicherweise gar erhöht und wie die Pflege der Altersgebrechlichen auf andere Sozialleistungsträger verlagert, geht in die Erfolgsbilanz nicht ein. Daß neben den Maßnahmen, über die der Träger verfügt, andere Hilfen wie die soziale Unterstützung in primären sozialen Netzwerken eine mindestens ebenso wichtige Rolle spielen, geht in die Planung und Organisation der Maßnahmen nicht ein (vgl. B. Badura u.a. 1981, 1984).

3. Es ist überraschend festzustellen, daß ein grundlegendes Prinzip der Sozialversicherung, die Bildung von Solidargemeinschaften, außerhalb der Berufsgenossenschaften für die Prävention nicht eingesetzt wird. Bekanntlich unterliegen die gewerblichen Arbeitnehmer einem wesentlich höheren Gesundheitsverschleiß als die nicht gewerblich Beschäftigten (Kentner 1983, Loose u.a. 1982, 1985). Dem Prinzip der Gefahrengemeinschaft folgend müßte diese sozialmedizinische Tatsache eine Verstärkung der Prävention in den besonders gesundheitsgefährdenden Bereichen motivieren, sei es bei den Berufsgenossenschaften, sei es bei den Rehabilitationsmaßnahmen der Rentenversicherung, sei es bei den Krankenkassen, bei denen vorzugsweise gewerbliche Arbeitnehmer versichert sind.

M.a.W.: Obwohl ein Sozialleistungssystem, das nach dem Prinzip der Sozialversicherung organisiert ist, von Haus aus präventiv ausgerichtet ist, räumen seine Organisationsformen den Sozialleistungsträgern nur in einem sehr begrenzten Umfange präventive Handlungschancen ein. Es ist m.E. ein Fehler der sozialpolitischen Diskussion, die dem Sozialversicherungssystem innewohnende Selbstfesselung seiner präventiven Potenzen zu unterschätzen. Die Zugehörigkeit der Krankenkassen zum Sozialversicherungssystem beschneidet ihren präventiven Handlungsspielraum erheblich. Er wird aber auch durch externe Restriktionen eingeengt.

3. Zusammenhang von Verursachung und Intervention

Prévoir pour prévenir - Einsicht in verursachende Bedingungen und Gesundheitsvorsorge müssen Hand in Hand gehen! Der epidemiologischen Forschung seit dem Ende des Zweiten Weltkrieges, die allerdings weitgehend außerhalb der Bundesrepublik geleistet wurde, verdanken wir neben einer Vielzahl von wichtigen Einzelbefunden eine grundlegende Perspektive, die es überhaupt erst ermöglicht hat, für die nicht-übertragbaren Krankheiten Verursachungszusammenhänge aufzudecken und der Gesundheitsvorsorge Einstiegschancen zu eröffnen. Nicht-übertragbare chronische Krankheiten haben eine multifaktorielle Genese, d.h. sie entstehen aus einer Vielzahl sich ergänzender, u.U. sich gegenseitig verstärkender Bedingungskomplexe, deren relativer Beitrag allerdings einer isolierenden Erfassung zugänglich ist. Die epidemiologische Forschung hat uns gelehrt, das relative Gesundheitsrisiko von sogen. Risikofaktoren (z.B. Bluthochdruck, Blutfettwerte, Zigaretten), aber auch von Risikosituationen (z.B. Streßbelastung, Beanspruchungsprofile am Arbeitsplatz) zu erfassen und darzustellen. Die zunächst modellmäßige Darstellung des relativen Gesundheitsrisikos ermöglicht eine Defintiion von Populationen und Gruppen, die einem erhöhten spezifischen Gesundheitsrisiko ausgesetzt sind. Sie führt aber zugleich auch zu einer Generierung von Hypothesen für Risikobedingungen bei den Populationen und Gruppen, deren Gesundheitsindikatoren (wie z.B. Frühinvalidität, Rehabilitationsbedürftigkeit, Arbeitsunfähigkeit infolge der Häufung von Episoden chronischer Erkrankung) einen relativ zur Bezugsgruppe erhöhten Gesundheitsverschleiß anzeigen.

Die epidemiologische Forschung, die, der klinischen und naturwissenschaftlichen Bestätigung ihrer Befunde vorauseilend, mögliche Gesundheitsrisiken aufdeckt, orientiert sich natürlich nicht an den präventiven Handlungschancen von gesetzlichen Krankenkassen, zumal - wie bereits gesagt - die medizinische Forschung in der Bundesrepublik sich der Epidemiologie gegenüber eher abstinent verhalten hat. Daher, so scheint es, ist auch eine Umsetzungsforschung ausgeblieben - wie sie Enke 1971 auf der Jahrestagung der Deutschen Gesellschaft für Sozialmedizin gefordert hat (dabei ist anzumerken, daß bekanntlich die Jahrestagungen der Deutschen Gesellschaft für Sozialmedizin in enger personeller Verbindung mit der Sozialversicherung veranstaltet werden). Auch ohne auf Ergebnisse der Umsetzungsforschung zurückgreifen zu können, lehren die vorliegenden Erfahrungen der Krankenkassen, daß sich die epidemiologischen Forschungsergebnisse auch dann nicht kontextfrei umsetzen lassen, wenn sie anscheinend kontextfrei formuliert werden. Wir müssen diesen allgemeinen Gesichtspunkt hier zunächst kurz erläutern.

Wenn das erhöhte Erkrankungsrisiko für nicht-übertragbare chronische Krankheiten, z.B. Herz-Kreislauferkrankungen, für die Arbeitnehmer nachgewiesen wird, die unter homogenen Arbeitsbelastungen arbeiten, dann ist bereits von der Erfassung und Darstellung ein Kontext mitgegeben: Die Arbeitssituation homogener Arbeitsbelastungen in einem Betrieb. Die mögliche Umsetzung bleibt selbstverständlich an diesen sozialen Kontext gebunden, ja, sie muß die Beschäftigten in die Intervention einbeziehen (Slesina 1985).

Wenn dagegen das erhöhte Erkrankungs- oder Sterberisiko an Herz-Kreislaufkrankheiten auf kontextfrei gemessene Meßwerte wie Bluthochdruck, Serumcholesterin oder täglicher Konsum an Zigaretten abgebildet wird, dann ist für die Umsetzung dieser epidemiologischen Forschungsergebnisse allererst ein sozialer Kontext herzustellen. Denn das relativ erhöhte Erkrankungsrisiko spielt im Horizont der Betroffenen eine vergleichsweise unwichtige Rolle gegenüber der Erfahrung, daß jeder von uns letztlich doch einer Krankheit oder einem Unfall erliegt. Anders als bei den übertragbaren Krankheiten kann die Gesundheitsvorsorge gegen nicht-übertragbare Krankheiten nicht mit dem Argument aufwarten, daß die Krankheit überhaupt vermieden werden kann. Damit entfällt zugleich auch jede Individualisierung des Risikos. Es bleibt bei der Wahrscheinlichkeit, nicht zu denen zu gehören, bei denen die Krankheit bereits sehr früh sich manifestiert oder einen besonders schweren Verlauf nimmt. Jede auf Wirksamkeit bedachte Gesundheitsvorsorge gegen nicht übertragbare Krankheiten muß daher einen sozialen Kontext aufbauen, in dem die Bearbeitung der relativ erhöhten Wahrscheinlichkeit zu erkranken für die Angehörigen der Zielgruppe als eine sinnvolle, als eine lohnende Aktivität erfahren und begriffen werden kann. Oder - um es in den Ausdrücken einer veralteten psychologischen Theorie zu verdeutlichen, die einmal unsere Bildungspolitik geleitet hat -, da die intrinsische Motivation zur Gesundheitsvorsorge gegen nicht-übertragbare Krankheiten so gering ist, müssen extrinsische Motive herbeigeschafft werden. Dieser in der Sache selbst liegende Zwang, über einen, von der Motivation her gesehen sekundären, sozialen Kontext gesundheitsbezogene Aktivitäten zu erzeugen, wirft die Krankenkassen auf ihren eigenen Handlungsspielraum zurück. Welche sozialen Kontexte können denn Krankenkassen selber entwickeln oder fördern?

Die Erfahrungen der vergangenen anderthalb Jahrzehnte lassen die folgenden Strategien zur Erzeugung extrinsischer Motivation zur Gesundheitsvorsorge erkennen:

Abb. 1

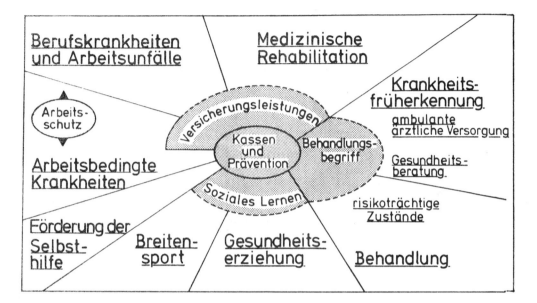

- die Medikalisierung. Die Gesundheitsvorsorge wird der ambulanten ärztlichen Versorgung eingegliedert, zunächst als Krankheitsfrüherkennung, dann als Gesundheitsberatung durch niedergelassene Ärzte oder sie wird in einem Vorfeld ärztlicher Behandlung entwickelt. Es werden "risikoträchtige Zustände" (Erwin Jahn) definiert, die in Gesundheitszentren bearbeitet werden. Kennzeichnend und systemkonform ist die Erweiterung des medizinischen Behandlungsbegriffs in die Vor- und Frühstadien von Krankheiten und in die risikoträchtigen Zustände hinein. Wesentlich für unsere Überlegungen ist die Definition des relativ erhöhten Gesundheitsrisikos im Hinblick auf den Leistungskatalog der Krankenkassen. Erweiterung der Behandlungsbedürftigkeit von Krankheitsfrühstadien (RVO § 181a) und risikoträchtigen Zuständen. An letzteren sind wir in der RVO seinerzeit lediglich infolge der sich abzeichnenden Finanzkrise der Krankenkassenhaushalte vorbeigekommen.

- die Pädagogisierung. Gesundheitsvorsorge wird als ein soziales Lernen interpretiert und den Einrichtungen der Erwachsenenbildung zugewiesen. Für die Krankenkassen bedeutet dies, daß sie entweder eine Zusammenarbeit mit den Volkshochschulen und Weiterbildungseinrichtungen anstreben oder selber in ihren Gesundheitszentren Angebote in Kursform machen. Die Krankenkassen können sich hier einer Erweiterung des Bildungsbegriffs ins Lebens- und Alltagspraktische anschließen, die mit dem eher diffusen, aber gerade deswegen besonders symbolträchtigen Begriff des sozialen Lernens von seiten der Pädagogik geleistet wird. Auf diesem Feld konkurrieren allerdings die Krankenkassen mit den Volkshochschulen und den Weiterbildungseinrichtungen, die ihr eigenes Terrain über die Pädagogisierung der Gesundheitsvorsorge erweitern wollen und dank staatlicher Subsidien auch erweitern können.

- die Versportlichung. Die Gesundheitsvorsorge wird jedenfalls im Hinblick auf Kreislauftraining und Kräftigung des Halte- und Stützapparates als Breitensport begriffen. Vor allem das Jogging hat sich als ein zugkräftiges Instrument zur Aktivierung sportferner Bevölkerungsgruppen erwiesen. Die Krankenkassen können sich hier als Sponsoren und Werbeträger für die Sportvereine einbringen. Allerdings müssen sie damit einen nicht unerheblichen Mitnahmeeffekt in Kauf nehmen[1] (Abb. 2). Der soziale Kontext wird auch hier durch das Betätigungsfeld von Professionen bestimmt. Sportlehrer und Übungslei-

Abb. 2

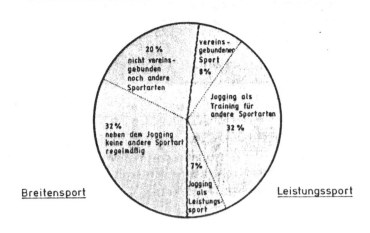

Das Mobilisierungspotential der Förderung des Jogging

ter entwickeln den Freizeit- und Breitensport zu einem Dienstleistungsangebot ihrer Profession.

- Gesundheitsvorsorge als Domäne der Selbsthilfegruppen. Im Unterschied zur Medikalisierung, Pädagogisierung und Versportlichung verbindet sich hier die Gesundheitsvorsorge nicht primär mit der Professionalisierung, d.h. mit einer Verknüpfung von Dienstleistungsangebot und Erzeugung extrinsischer Motivation für die Klienten, sondern Gesundheitsvorsorge wird auf der Grundlage der Vergemeinschaftung in einer Gruppe begriffen. Gesundheitsvorsorge wird als ein sich selber Einbringen in einen ideellen Kontext aufgefaßt, als eine Unterstellung unter eine Idee, wie sie etwa im Lebensstil-Konzept der WHO zum Ausdruck gebracht wird. Verwirklichung ideeller Ziele fordert - soziologisch gesehen - Vergemeinschaftung. Zwar kann sich jeder selbst verwirklichen und ist die Ausarbeitung der eigenen Persönlichkeit in religiöser und kultureller Hinsicht ein in unserer Kultur verbreitetes Ideal, doch werden in der Regel ideelle Lebensziele, die auf Selbstveränderung und im Zusammenhang damit auf Umweltveränderung gerichtet sind, im Wege der Vergemeinschaftung erfüllt in der Gruppe, in der Gemeinde, im Orden, in Grenzen auch im Verband. Je stärker die Selbstveränderung im Vordergrund der Idealisierung steht, desto stärker wird sich die Verwirklichung auf Gruppen-, Gemeinde- und Ordensbeziehungen abstützen. Daß die Vergemeinschaftung in Gruppen offenbar eine so starke Bevorzugung erfährt, hängt m.E. mit der leichteren Instrumentalisierung der Gruppe auch für professionelle Dienstleistungsangebote zusammen. Diesen liefert sie einen sozialen Kontext, der extrinsische Motive zusätzlich herbeischafft.

Den Krankenkassen bietet sich die Chance, Gruppen zu fördern, da diese in der Regel bei aller Autonomie und Autarkie in einigen wesentlichen Beziehungen von außen abhängig bleiben.

Gruppen bilden sich außerhalb von Familien, Nachbarschaften und Freundschaftskreisen. Sie stellen Beziehungen unter Menschen her, die einander bis dahin fremd waren und sich unter einer spezifischen ideellen Zielsetzung miteinander auf Dauer verbinden. Der Bildung von Gruppen muß daher eine Bekanntmachung und Werbung für die spezifische ideelle Zielsetzung vorangehen, um Gleichgesinnte zusammenzuführen. Es bedarf also einer Informationsbörse, einer Kontaktstelle, über die prospektive Gruppenmitglieder zueinander finden können.

Vergemeinschaftungen unter einem Lebensstilkonzept oder einer anderen gesundheitsbezogenen ideellen Zielsetzung finden in einer pluralistischen Informationsgesellschaft statt. Es besteht also eine jederzeit aktuell aufbrechende Verunsicherung, ob man sich auf dem richtigen Wege befindet. Da man sich nicht immer gegenseitig durch sich selbst bestätigen möchte, sondern sich auch ideelle Unterstützung von außen erhofft, um in der pluralistischen Konkurrenz und gegenüber dem Angebot von Expertenmeinungen bestehen zu können, wird Information, Beratung und Unterstützung gesucht. Die Beschaffung von Experten und ideellem Support ist für gesundheitsbezogene Gruppen wesentlich.

Hinzu tritt die Abhängigkeit von materiellen Ressourcen, Räumen, Materialien, Ersatz von Unkosten für die Öffentlichkeitsarbeit, für die Mitgliederwerbung usf. (Forschungsverbund 1984, S. 122-161).

Die Förderung gesundheitsbezogener Gruppen durch die Krankenkassen stößt allerdings auf Grenzen ihrer Verwaltungsorganisation. Krankenkassen sind Konzernverwaltungen - der Etat mancher Ortskrankenkassen ist größer als der ihrer Gemeinde, in der sie ihren Sitz haben - ihre Geschäftspartner sind clevere Funktionäre und Manager, die Verhandlungen sind hart und professionell. Der Kontakt zu den Versicherten ist überwiegend rein verwaltungsmäßig abgewickelter Verkehr. Krankenkassenverwaltungen sind daher - ebensowenig wie viele freigemeinnützige Wohlfahrtskonzerne - gar nicht darauf eingerichtet, mit Laien umzugehen, die überdies so sonderbare Vorhaben wie Gesundheits- und Lebensreform verfolgen und einen Dialekt sprechen, der in der "Sprache der verwalteten Welt" (Karl Korn) nicht vorkommt. Und wo und wie sollen wir das verbuchen, was den Selbsthilfegruppen hilft? Und wer bewahrt uns vor dem Hausbettel der Selbsthilfegruppen? Und schließlich, gibt es da nicht auch das gemeinsame gesundheitspolitische Programm der Selbsthilfebewegung und der Grünen? Bei aller parteipolitischen Neutralität der Krankenkassen, weiß man doch, welcher der großen politischen Parteien man sich zugehörig fühlt! Sollte man daher die Förderung der Selbsthilfegruppen nicht besser den Kommunen überlassen? Dies ist allerdings dann eine sehr grundsätzliche gesundheitspolitische Entscheidung. Entweder die Krankenkassen beanspruchen ein Mandat in der Gesundheitsvorsorge, dann sollten sie sich darin engagieren, Kontakt- und Informationsbörsen für Selbsthilfegruppen aufzubauen und über diese die Selbsthilfegruppen fördern, oder sie beanspruchen ein solches Mandat nicht.

Mit der hier vertretenen Auffassung, daß Gesundheitsvorsorge gegen nicht übertragbare Krankheiten einer Stützung durch soziale Kontexte bedarf, die neben der zweck- oder wertrationalen Zielsetzung, etwas für seine Gesundheit zu tun, zusätzliche Motive bereitstellen, sich von Ärzten beraten und behandeln zu lassen, Belehrung und Unterstützung beim

Lernen gesundheitsgerechter Verhaltensweisen zu erfahren, sich in neue Körpererfahrungen und Übungen einführen zu lassen, mit anderen zusammen Lebens- und Gesundheitsreform zu verwirklichen, verbindet sich eine in der Regel kaum beachtete Konsequenz. Die Bereitstellung einer zusätzlichen Motivation durch einen spezifischen sozialen Kontext bedeutet stets eine durch die Eigenart des Angebotes induzierte Selektivität. Aus der Zielgruppe für die primäre Prävention werden Teilpopulationen abgelöst, nämlich diejenigen, die ihre Gesundheitsvorsorge als Behandlungsbedürftigkeit, als Bildungsbedürftigkeit, als Sport, als Gruppenaktivität erfahren und erleben können oder wollen. Dies macht es verständlich, warum die Gesundheitsvorsorge von der primären in die sekundäre Prävention abgleitet, die Angestellten und Beamten weit stärker anspricht als die Arbeiter und offensichtlich zu hohe Zugangsschwellen bei den Selbsthilfegruppen hinnehmen muß (H.G. Abt, Chr. von Ferber, O. Gieseke 1984).

4. Aktivierung solidarischer Beziehungen

Überraschenderweise wird von den Krankenkassen die Solidargemeinschaft als sozialer Kontext der Gesundheitsvorsorge nicht genutzt. Bei aller politischen Fremdbestimmung, die die Organisationsformen unseres gegliederten Krankenkassenwesens geprägt hat, gibt es doch einen Kernbestand, der sich als Gefahrengemeinschaft verstehen läßt und der über die rein verwaltungstechnische Verknüpfung der von den Versicherten verursachten Krankheitskosten mit der Finanzhoheit der Sozialleistungsträger hinausreicht. Unter einem präventiven Handlungsaspekt gliedert sich dieser Kernbestand in RVO- und Ersatzkassen und innerhalb der RVO-Kassen in Ortskrankenkassen, Innungskrankenkassen und Betriebskrankenkassen. Für die RVO-Kassen kumulieren zwei für eine Prävention wichtige Erfahrungen. Der Gesundheitsindikator Frühinvalidität zeigt einen vergleichsweise höheren Gesundheitsverschleiß gewerblicher Arbeitnehmer. Die hier besprochenen sozialen Kontexte der Gesundheitsprävention sprechen in weit größerem Umfange Angestellte, Beamte und Selbständige an. Für gesundheitspräventive Aktionen der RVO-Kassen fallen daher angezielte und tatsächlich erreichte Zielgruppe zunehmend auseinander. Diese Einsicht hat zwei sozialpolitische Mobilisierungsstrategien in Gang gesetzt, um die schichtspezifischen Ungleichheiten in der Inanspruchnahme sozialer Leistungen abzubauen:

- die Einrichtung sozialer Dienste bei den Krankenkassen und
- Prävention durch Betriebskrankenkassen.

Die Begleitforschung zur Evaluierung beider Mobilisierungsstrategien stellt derzeit ihre Ergebnisse vor. Herr Eichner hat im Januar 1985 über die Ergebnisse der Begleitforschung der Gesellschaft für Sozialen Fortschritt zur Einrichtung sozialer Dienste bei den Krankenkassen berichtet. Wir werden hier mit den Ergebnissen der Untersuchung zur Prävention durch Betriebskrankenkassen bekanntgemacht, die das WZB durchgeführt hat. Soweit die bisher bekanntgewordenen Ergebnisse schon eine Formulierung von Schlußfolgerungen erlauben, stößt eine Wiederbelebung solidarischer Beziehungen auf große Hindernisse. Die Krankenkassen scheuen eine Leistungsausweitung, die sie nicht vom Kostendruck entlastet oder zumindest ihnen keinen unmittelbaren Nutzen verspricht. Die Konkurrenz zu den Ersatzkassen veranlaßt die RVO-Kassen sich gerade den Versicherten zuzuwenden, die potentielle Ersatzkassenmitglieder sind. Daher löst die relative Benachteiligung ihrer Stammversicherten: der relativ erhöhte Gesundheitsverschleiß der gewerblichen Arbeitnehmer und ihre mangelnde Erreichbarkeit durch die eingeführten Präventivprogramme keine Reaktionen aus. Für die Gesundheitsprävention erweisen sich daher die Krankenkassen auch in ihrem originären Bezugsrahmen, in der Aktivierung solidarischer Beziehungen, als Gefangene des Sozialversicherungsprinzips.

Die Bilanz "Kassen und Prävention" ist also nicht ermutigend. Was bleibt zu tun?

Meine Ausführungen gingen von zwei keineswegs unumstrittenen Prämissen aus:

1. Prävention gegen nicht-übertragbare Krankheiten ist eine realistische und gesellschaftspolitisch erwünschte gesundheitspolitische Strategie.

2. Die Beteiligung der Krankenkassen ist eine der Sache nach naheliegende und mit den der Krankenkasse zur Verfügung stehenden Organisationsmitteln zu realisierende Maßnahme.

Wir haben gezeigt, daß die zweite Prämisse wesentliche Handlungsbeschränkungen der Krankenkasse unterschätzt bzw. gar nicht berücksichtigt. Daraus ergibt sich für eine präventive Gesundheits- und Sozialpolitik die Alternative, entweder die Prävention außerhalb der Krankenkassen über die Kommunen oder den öffentlichen Gesundheitsdienst zu realisieren. Diese Alternative verschenkt das in der Sozialversicherung liegende Potential und steht vor dem Problem, gesundheitspolitisch sterile bzw. tote Institutionen wieder zum Leben zu erwecken. Oder die Prävention wird zwar innerhalb der Sozialversicherung, aber als eine sozialleistungssparten- und -trägerübergreifende Aufgabe organisiert, vor allem aber losgelöst von dem Bezug zu Versicherungsbeiträgen und zu Sozialleistungssparten- bzw. -trägerspezifischen Kostenersparnissen. Die im vergangenen Jahrzehnt gewonnenen Erfahrungen enthalten, gerade weil sie die Selbstfesselung der Krankenkassen unter dem Sozialversicherungsprinzip so pointiert herausarbeiten, auch Handlungsanweisungen dafür, was bei einer ohnehin fälligen Sozialversicherungsreform für eine Grundlegung der Prävention in der Sozialversicherung getan werden könnte und sollte!

Anmerkungen

[1] Ado Zorn, Laufen aus der Sicht der Teilnehmer an Lauftreffs. Diss. med. Düsseldorf 1985: Befragung von 450 Teilnehmern an 17 verschiedenen Lauftreffs (Frühjahr 1982).
Alle Lauftreffs wurden von Sportvereinen organisiert und von der AOK durch finanzielle Zuwendungen und durch Werbeaktionen unterstützt.

Literatur

Abt, H.G., Chr. von Ferber und O. Gieseke: Netzwerkförderung in der Gemeinde am Beispiel der Gesundheitsvorsorge. In: Forschungsverbund a.a.O., S. 162ff.

Achinger, Hans: Sozialpolitik als Gesellschaftspolitik. Hamburg 1958

Achinger, Hans: Soziologie und Sozialreform. In: Soziologie und moderne Gesellschaft. Verhandlungen des 14. Deutschen Soziologentages. Stuttgart (Enke) 1959, S. 39-52

Achinger, Hans: Sicherung bei langfristigen Leiden und Gebrechen durch medizinische und soziale Maßnahmen und Einkommenshilfen. In: W. Bogs u.a. Soziale Sicherung in der Bundesrepublik Deutschland. Stuttgart (Kohlhammer) 1966, S. 261-302

Aucherbach, Walter, Erwin Jahn, Ludwig Preller u.a.: Sozialplan für Deutschland. Hannover (Dietz) 1957

Badura, Bernhard (Hg.): Soziale Unterstützung und chronische Krankheit. Frankfurt (Suhrkamp) 1981

Badura, Bernhard u.a.: Herzinfarktrehabilitation und soziale Unterstützung. Erste Ergebnisse der Oldenburger Longitudinalstudie. In: Christian von Ferber u. Bernhard Badura, Laienpotential, a.a.O., S. 191-220

Badura, Bernhard u.a.: Patientenorientierung in der Rehabilitation von Herzinfarktpatienten. In: Forschungsverbund Laienpotential, a.a.O. S. 202-219

Eichner, Harald: Erfahrungen mit den sozialen Diensten der Krankenkassen. In: Sozialer Fortschritt 34. Jg. 1985, Heft 3

Enke, Helmut: Die sozialmedizinische Forschung in der BRD und ihre gesundheitspolitischen Möglichkeiten. In: Blohmke, Maria (Hg.) Gesundheitspolitik und sozialmedizinische Forschung. Schriftenreihe Arbeitsmedizin, Sozialmedizin, Arbeitshygiene Bd. 45, Stuttgart (Gentner) 1972, S. 23-33

von Ferber, Christian u. Bernhard Badura (Hg.): Laienpotential, Patientenaktivierung und Gesundheitsselbsthilfe. München (Oldenbourg) 1983

Forschungsverbund Laienpotential, Patientenaktivierung und Gesundheitsselbsthilfe (Hg.) Gesundheitsselbsthilfe und professionelle Dienste. Soziologische Grundlagen einer bürgerorientierten Gesundheitspolitik. Integrierter Abschlußbericht. Düsseldorf (als Manuskript vervielfältigt) 1984

Kentner, M.: Frühinvalidität: Entwicklung und Ursachen. In: Deutsches Ärzteblatt, 60. Jg. 1983, 12, S. 37-42

Loose, D.A. u.a.: Rehabilitationserfolg nach gefäßchirurgischen Eingriffen. Reinbek (Einhorn) 1982

Loose, D.A. u.a.: Gefäßoperation und dennoch berentet? Eine katamnestische Untersuchung des Rehabilitationserfolges bei Arbeitern und Angestellten. Reinbek (Einhorn) 1985

Pflanz, Manfred: Epidemiologie und Präventivmedizin 1971. In: ders. Die soziale Dimension in der Medizin. Stuttgart (Hippokrates) 1975, S. 197-210

Slesina, Wolfgang: Arbeitsanalyse unter dem Gesichtspunkt der Gesundheitsvorsorge. Habilitationsschrift Medizinische Fakultät Düsseldorf 1985

Tennstedt, Florian: Sozialgeschichte der Sozialversicherung. In: Handbuch der Sozialmedizin. Bd. III, Stuttgart (Enke) 1976, S. 385-492

Zorn, Ado: Laufen aus der Sicht der Teilnehmer an Lauftreffs, Diss. med. Düsseldorf 1985

Gerd Göckenjan

Staatliche Krankenversicherung im Betrieb: Möglichkeiten und Grenzen einer koordinierten Gesundheitspolitik im Betrieb[1]

Ich möchte ihnen einige Überlegungen darstellen, die aus dem Projekt "Betriebskrankenkassen und Prävention" stammen, das Friedrich Hauss, Rolf Rosenbrock und ich am Schwerpunkt Arbeitspolitik des WZB durchgeführt haben. Uns hat vor allem interessiert, was BKK'en in bezug auf Arbeitsbelastungen machen und gegebenenfalls, was sie machen könnten. Die Ergebnisse waren nicht sehr ermutigend. Ich werde Ihnen jetzt keine Detailergebnisse vorlegen, sondern einige Rahmenbedingungen ansprechen, an denen wir uns gestoßen haben.
Allgemein gesehen, scheint im Präventionsbereich alles vom Standpunkt abzuhängen, von dem aus sich erklärt, ob man hier einen seriösen Politikbereich oder eine Illusionsfabrik sieht; oder anders gesagt, ob die kleinen Schritte, die man hier und da gezeigt bekommt, irgendwo hinführen oder ob solche Bewegungen vor allem beruhigen müssen, beruhigen gegenüber der Tatsache, daß sich das Belastungskarussell immer schneller dreht als die Anpassungs- und Kompensationsleistungen der Gesundheitspolitik. Wandlungsimpulse kommen im Arbeitsbereich ja bekanntlich aus Wirtschaftszwängen und Optimierungskalkülen - Gesundheitsziele bleiben hier immer etwas Residuales, Altmodisch-Qualitatives. Gesundheit bleibt hier in der Funktion eines Grundwertes, der, zynisch gesagt, vor allem anderen den Vorteil hat, daß Verstöße erst einmal lange nicht auffallen, dann noch länger von Experten nicht gesichert bestimmt werden können, bis die Betroffenen zu Grabe gehen, in jedem Falle aber die Verstöße lange modernisiert sind, häufig überhaupt nicht durch Gesundheitsforderungen initiiert.

---

[1] Die Vortragsform ist beibehalten worden. Für genauere Ausführungen und Literatur vergleiche:
Gerd Göckenjan: Gesundheit und Arbeit - Untersuchungen zur Frage, wie Konflikte verschwinden, in: F. Naschold (Hg.): Arbeit und Politik - Gesellschaftliche Regulierung der Arbeit und der sozialen Sicherung, Frankfurt/New York 1985, S. 305-338
Gerd Göckenjan: Betriebskrankenkassen und betriebliche Sozialpolitik. Einige historische und systematische Überlegungen, unveröffentlichtes Manuskript, Berlin 1985

Wir haben natürlich auch im BKK-Bereich reichlich Verständnis gefunden für die Notwendigkeit, am Arbeitsplatz Erkrankungsvorbeugung zu betreiben. Und meist wurde auch nicht erhofft, daß das Auslegen von Faltblättern gegen Tabak- und Alkoholgenuß oder Informationsveranstaltungen für richtige Ernährung, von der verbilligt angebotenen Munddusche zu schweigen - hier weiterhelfen würde. Allerdings haben wir häufig nur insofern Verständnis für unsere Interessen gefunden, als daß angemerkt wurde, daß andere ihre Arbeit nicht vernünftig machen - in der Regel die Betriebsärzte. Dieses Ressort-Denken schien uns zunächst Ausdruck eines überholten Bürokratieverständnisses zu sein. Ich komme gleich wieder darauf zurück.

Andere Gesprächspartner stimmten uns spontan zu - ja, Maßnahmen zur Verbesserung der Arbeitsbedingungen haben wir gemacht! Enttäuschend waren dann die weiteren Umstände: Irgendjemand im Betrieb hatte ein Problem angestoßen, daß dann irgendwann konsensual gelöst wurde. Vielleicht wurde eine Absaugeinrichtung eingebaut, oder ein umständlich zu handhabendes und daher nie benutztes Hebewerkzeug ausgetauscht, oder auch die Personalführungsqualitäten eines unerfahrenen Meisters verbessert. Es handelte sich - so der Eindruck - um ein singuläres Ereignis mit Bedeutungselementen eines Gemeinschaftserfolgs und hohem Erinnerungswert. Es ist von dem jeweiligen Gesprächspartner fast nie ein zweites Beispiel dieser Art genannt worden.

Hiermit ist natürlich nicht gesagt, daß kein Arbeitsschutz gemacht wird, nur, daß die BKK'en nicht daran teilnehmen. Zweifellos ein bedeutender Mangel, weil die BKK'en nicht nur Kostenträger der Folgen der Arbeitsbedingungen sind, sondern weil nur hier auch die Daten der physisch-psychischen Auswirkungen zusammenlaufen. So liegt die Erwartung, daß die Verknüpfung von Arbeitsplatzprofilen und Schädigungsprofilen bedeutende Möglichkeiten zur Schadensvorbeuge eröffnen würde, auf der Hand.

Ich glaube nun aus den Erfahrungen des BKK-Projektes schließen zu können, daß dieser Verknüpfungserwartung ein Mißverständnis der Institutionsstruktur, hier insbesondere der BKK, zugrundeliegt. Plump gesagt, ist betriebliche Gesundheitspolitik ja keine Frage optimaler Datenverknüpfung, sondern eine Machtfrage. Und es spricht wenig für die Hoffnung, daß die Macht der Information, die betriebliche Situation zu einem, durch Experten entscheidbaren Streitfall machen könnte. Vor allem aber ist die BKK nicht diese expertielle Machtquelle, mit der sich der Streit um die zu tolerierende Arbeitsbelastung entscheiden könnte.

Ich glaube, das Mißverständnis beruht darauf, die immer wieder als so unfunktional empfundenen Zersplitterungen des Krankenversorgungs-Arbeitsschutz-Systems als Organisationsfehler aufzufassen. Die enge Kompetenz- und Aufmerksamkeitsbegrenzung der einzelnen Verfahren erschwert eine kontextnahe, betroffenenbezogene und von diesen getragene Gesundheitspolitik sehr, oder macht sie, in ihrem Rahmen zumindest, sogar unmöglich. Das ist aber viel weniger ein Organisationsfehler als die Folge der Dominanz anderer Ziele. Die Institutionsform hat, ganz grob, vor allem den Funktionssinn der Konfliktverarbeitung, nicht der Herstellung eines positiven Gutes: Gesundheit. Die strikte Funktionsteilung der Verfahren, die Trennung von expertieller Normfindung, wie der 'anerkannte Stand' der Technik, der arbeitsmedizinischen Erkenntnisse sowie der medizinischen Wissenschaft sie darstellen, und die praktische Umsetzung - mit ihren wiederum vielfältig differenzierten Beteiligungsrechten und Beobachtungspflichten - sind höchst funktionale Instrumente zu diesem Zweck der Konfliktverarbeitung. Des Konflikts über das zu tolerierende Ausmaß der sozialen, hier gesundheitlichen Kosten der privatwirtschaftlichen Nutzung von Lebens- und Arbeitskraft. Des Konflikts, wie er m 19. Jahrhundert als Arbeiterfrage, oder auch, in geringerem Umfang, als Frauenfrage, hochpolitisiert war.

Nun muß sicherlich nicht jeder Kurzschluß in dem bestehenden Konfliktverteilungssystem zur Kumulation von Unzufriedenheit, damit zu "Unsicherheit" in dem betreffenden System führen. Ich habe Beispiele primärpräventiver Maßnahmen genannt, die sich gerade durch eine hohe betriebliche Integrationskraft auszeichneten. Aber diese scheinen den Charakter von betrieblichen Sonderleistungen zu haben - die erst möglich werden vor dem Hintergrund sicherer, d.h. voneinander abgegrenzter und z.T. aus dem Betrieb herausweisender Verfahrensroutinen. Diese Institutionsstruktur ist natürlich nicht einseitig - ein Herrschaftsinstrument - sondern basiert auf einem gewissen sozialen Konsens. Ich will die Schutzpotentiale für die Arbeitnehmer durch einige historische Bilder in der Entwicklung der BKK'en darstellen.

Hilfen im Erkrankungsfall waren vor 1884, soweit sie durch Fabrikkassen gewährt wurden, betriebliche Sonderleistungen. Das heißt, sie waren von den Betriebszielen überdeterminiert, unabhängig davon, daß statuarische Bindungen bestanden. Zum Beispiel waren Krankenscheine, die erst zum Leistungserhalt berechtigten, von Betriebsmeistern auszustellen, oder später von der Kassenverwaltung, die immer von Betriebsbeamten geführt wurden. Dies sind nackte betriebliche Krankenüberprüfungen, ohne irgendwelche vermittelnden professionellen Kriterien. Falls Beiträge der

Arbeiter gefordert wurden, gab es Mitverwaltungsgremien, in denen der Arbeitgeber den Vorsitz und die entscheidende Stimme hatte. Bei in der Regel geringen Beiträgen war die Leistungsfähigkeit dieser Kassen stark abhängig von freiwilligen Zuschüssen des Arbeitgebers, in der Form von Schenkungen, Strafen aus Verstößen gegen die Arbeitsdisziplin und ähnlichem. Dieser Moment direkter, ökonomischer Abhängigkeit der BKK-Tätigkeit von Betriebszielen bestand nach 1884 weiter, u.a. durch Krankheitszuschußkassen, mit denen die geringen gesetzlichen Leistungen, betrieblich frei disponibel, aufgestockt werden konnten.

In Etappen ist die BKK-Tätigkeit verrechtlicht worden, aus dem ungebundenen Dispositionsraum des Arbeitsgebers herausgetreten. Es ist aber typisch für die Entwicklung der BKK, daß die konstitutionellen, rechtlichen Verhältnisse sich nie mit den tatsächlichen deckten, weil natürlich in die betriebliche Gesundheitspolitik auch immer Arbeitsmarkt- und Arbeitsrechtsprobleme einfließen. Das läßt sich noch gut an einer von der Sozialdemokratie initiierten Umfrage demonstrieren, die die Klagen über die BKK'en sammelte und die 1911 vom damaligen Zentralverband der BKK'en kommentiert wurden. Es handelt sich vor allem um drei Typen von Vorwürfen, deren Widerlegung meist interessanter ist als die Vorwürfe selbst. Der spektakulärste und häufigste Vorwurf ist die Behauptung, daß Versichertenvertreter in den Organen diszipliniert werden, daß heißt, sie werden gekündigt, sobald sie offensiv Arbeiterinteressen vertreten. Dieser Vorwurf wird strikt zurückgewiesen. Bestätigt wird, daß die namentlich genannten Versichertenvertreter tatsächlich gekündigt wurden, aber nicht, weil sie in der BKK Versicherteninteressen vertreten haben, sondern weil sie "sozialdemokratische Agitatoren", politische "Friedensstörer" usw. gewesen seien. Die Argumentation läßt erkennen, daß nicht Interessenvertretung an sich suspekt ist, wohl aber jede nicht-kooperative. Die akzeptierte Interessenvertretung soll an die patriarchale Verantwortlichkeit appellieren, nicht Rechte fordern oder Zugeständnisse versuchen zu erzwingen.

Der zweite Typus von Vorwürfen beinhaltet die Behauptung, daß erkrankte Arbeiter nicht gesundgepflegt, sondern sofort entlassen werden. Selbst große reichseigene Betriebe entsprächen nicht ihren sozialen Pflichten. Dieser Vorwurf wird nur teilweise bestritten. Zum Teil wird bedauernd darauf verwiesen, daß der Betrieb nur Gesunde beschäftigen könne. Zum Teil wird hervorgehoben, daß sehr wohl einzelne, nicht mehr arbeitsfähige, "unheilbar Kranke" beschäftigt werden. Diese bezögen also eine freiwillig geleistete Invalidenrente. Tatsächlich gibt es aber auch Skandale. So wird etwa aufgedeckt, daß durch arbeitsvertragliche

Regelungen Versicherungsrechte ausgeschlossen werden, nämlich das Recht, auch nach Ausscheiden aus dem Betrieb noch eine gewisse Zeit Leistungen zu beziehen. Dieses Vorgehen scheint bis dahin konsensual, auch durch die Versichertenvertreter gedeckt worden zu sein: Man wahrte die Interessen der Kasse gegenüber Arbeitern, die sich nach der Kündigung krankmelden und so diese ausnutzen. Die betreffende Kasse eines großen Textilbetriebs im Elsaß, der sich vielfältige Fürsorge für seine Invaliden und Bedürftigen zugute hält, sei ihren kranken Mitgliedern oft weit entgegen gekommen, sei "häufig vom Buchstaben des Gesetzes abgewichen". Die Mitglieder seien die eigentlich Leidtragenden, falls die Gesetze streng eingehalten würden. An der Tendenz solcher Aussagen ist kaum zu zweifeln. Es sind die großen, leistungsfähigen Betriebe, die aus betriebspolitischen Gründen Zuwendungen geben, die die kommunale Infrastruktur nicht bieten kann. Aber diese betriebliche Sozialpolitik ist selektiv, parteilich, hat noch Almosencharakter. Die Vorwürfe gehen im übrigen natürlich an den BKK-Pflichten vorbei, denn nicht diese kündigen kranke Arbeiter.

Ähnlich ist es mit den Vorwürfen, daß keine nicht ganz gesunden Arbeiter angestellt würden, Einstellungsuntersuchungen akzeptiert werden müssen usw. Diese Vorwürfe werden zurückgewiesen mit dem Hinweis, daß solche Untersuchungen nicht die Kasse veranlassen könne und auch nicht bezahle, sondern der Betrieb. Der entscheidende Vorwurf ist der einer ununterscheidbaren Vermischung von BKK und Betrieb, von Kassen- und Fabrikärzten. Denn nicht nur BKK und Betriebsverwaltung waren unmittelbar ineinander verzahnt. Man erinnere sich, daß auch die ärztliche Versorgung eine ähnliche Vermischung zeigte. Die damals in fast allen Kassentypen in irgendeiner Form fest angestellten Kassenärzte konnten in den Betrieben zugleich Fabrikärzte sein. Oder umgekehrt: Die in großen Betrieben fest angestellten Fabrikärzte übernahmen auch die kassenärztliche Versorgung.

Die Fluchtlinien dieser Vorwürfe stimmen überein: Die BKK ist kein neutraler Raum staatlicher Sozialpolitik, sondern ist privater Herrschaftsbereich des Arbeitgebers. In ihren Leistungen hängt, selbst wenn sie auf rechtlichen Ansprüchen beruhen, der Geruch von Arbeitgeberwohltätigkeit und damit die Furcht vor Willkür. Die Vermischung von Betrieb und Kasse produziert Mißtrauen, selbst da, wo formal alles völlig korrekt abläuft. Die Vermischung von betriebs- und kassenärztlicher Versorgung ist offensichtlich unkontrollierbar und so besteht der Eindruck, daß unabhängig von Anspruch und sozialen Verpflichtungen der Arbeitgeber tut, was er für richtig hält, und das auch ungehindert tun darf!

Die enge Verzahnung von BKK und Betrieb, einerseits als Grauzone von Entmündigung und Protektionismus gefürchtet, ist auch in der Weimarer Republik von der Arbeitgeber- und Verbandsseite keineswegs als Nachteil gesehen, sondern als "Werksgemeinschaft" propagiert worden. Es wurde Wert darauf gelegt, daß das Lohnbüro Teil der BKK ist, daß der Arbeitgeber durch die BKK direkten Einblick in die Not- und Zwangslagen der Versicherten erhält und so seine soziale Verantwortlichkeit angeregt werde. Es wird darauf verwiesen, daß die Krankenkontrolle durch den sozialen Druck der Kollegen effektiver sei. Weniger positiv ausgedrückt: Der Krankenschutz ist leicht nach den Betriebsbedürfnissen zu flexibilisieren.

Heute dürfte ein Vorwurf, die Verstaatlichung dieses Teils patriarchaler Sozialpolitik sei noch nicht zu Ende geführt, ungerechtfertigt sein. Betriebliche Sozialpolitik und Krankenversicherung sind getrennt - auch wenn die Trennwände vielleicht dünner sind als im AOK-Bereich. Die BKK gewährleistet den üblichen Krankheitsschutz entsprechend allgemein gültigen Kriterien - das heißt, sie übernimmt nicht nur ihren Part im Funktionssinn der Konfliktverarbeitung. Während betriebliche Sozialpolitik heute natürlich weiter Stimuli und Sicherungen eng an Betriebsziele angebunden formuliert, Sonderkonditionen für Belegschaftsteile oder Einzelpersonen bietet, das heißt - zumindest - eine Diskriminierung von Nicht-Belegschaftsmitgliedern stattfindet.

Die Frage, die sich bei einem Programm: Krankheits- und Verschleißprävention am Arbeitsplatz unter Teilnahme, unter Umständen leitender Funktion der BKK stellt, ist also nicht nur, ob ein solcher Kurzschluß der jetzigen Kompetenzverteilung ein zu hohes Konfliktniveau nach sich zieht. Das könnte ja im Sinne der Sache hochfunktional sein und erklärt ansonsten nur, warum alle Präventionsforderungen der letzten Jahre, trotz hoher inhaltlicher Plausibilität, bisher wenig bewirkt haben. Die Frage ist auch, ob nicht ein bedeutender Unsicherheitsfaktor auftritt, wenn sich die BKK in betriebliche Sozial- und Arbeitsschutzpolitik eingibt. Einige unserer Gesprächspartner aus den BKK'en gaben uns zu bedenken, wie anfällig ihre Position werden kann, wenn sie systematisch Belastungsschwerpunkte identifizieren und die Daten in das Betriebsgeschehen rückkoppeln würden: Sie haben keinerlei Einfluß Veto-Rechte über die betrieblichen Folgen der Informationsvermittlung. Sie könnten nicht verhindern, wenn eher die Personen als die Anlagen oder die Arbeitsorganisation als Störgröße aufgegriffen und ersetzt bzw. verändert würden. Sie würden Änderungsprozesse anstoßen und unter Umständen dazu beitragen, daß die Schutzrechte ihrer Versicherten flexibilisiert werden.

Wir wissen alle, daß die aktuellen Industriemodernisierungen im Verein mit Arbeitszeitflexibilisierung und Personalinformationssystemen sowieso auf eine permanente Flexibilität der Belegschaften zielen. Ich halte daher die Position von BKK-Vertretern, sich aus diesem Mahlstrom herauszuhalten, für sehr bedenkenswert - auch wenn sie im traditionellen Ressort-Denken argumentieren.

Erich Standfest

Trends in der Sozialpolitik und die Zukunft präventiver Gesundheitspolitik

"Eine nur auf Krankenbehandlung gerichtete Medizin erweist sich der Invalidität und den sie verursachenden Krankheiten gegenüber machtlos. Eine ihr folgende Sozialversicherung muß sich an den steigenden Kosten verzehren ... Sie kommt zu spät, weil sie nur an bereits vorhandenen Schäden tätig wird, die dann nicht mehr beseitigt werden können."

Diese Aussagen, die nach wie vor von brennender Aktualität sind, wurden vor fast 30 Jahren im "Sozialplan für Deutschland", einer sozialpolitischen Denkschrift im Auftrag des SPD-Parteivorstands niedergelegt (Auerbach et al 1957). Auch wenn wir feststellen können, daß sich die Krankenkassen in diesen letzten 30 Jahren verändert haben, an einer Tatsache können wir nicht vorbeisehen: Sie sind die Zahlmeister im Rahmen einer Sozialpolitik geblieben, die zwar das Prinzip der Prävention programmatisch immer wieder als vorrangig deklariert, ihm aber in der konkreten Politik nicht zum Durchbruch verholfen hat. In den Krankenkassen selbst tut man sich vielfach noch schwer, das Thema der Prävention anders als unter der Rubrik "Öffentlichkeitsarbeit und Imagewerbung" zu begreifen.

In der gesundheitspolitischen Diskussion von heute kann einem dann allerdings schlimmeres begegnen: So etwa die immer wieder neu aufgewärmten Vorschläge, Versicherte mit sogenannten riskanten Verhaltensweisen (genannt werden neben Rauchen und Trinken neuerdings auch Ski- und Motorradfahren) durch Risikozuschläge zum Krankenversicherungsbeitrag auf den "rechten" Pfad der Gesundheitstugend zu bringen. Wie unsinnig solche Vorschläge unter dem Aspekt der Verhaltensänderung sind, läßt sich in zahlreichen seriösen Abhandlungen und Untersuchungen nachlesen. Bedenklich ist allerdings, daß dadurch selbst die bescheidenen Ansätze präventiver Gesundheitspolitik diskreditiert werden können.

Andererseits - und dies gibt wiederum zur Hoffnung Anlaß - gibt es in den letzten Jahren durchaus erfolgversprechende Initiativen im Bereich der Krankenkassen, wissenschaftlich fundierte Konzepte für eine vorbeugende Gesundheitsstrategie zu entwickeln.

Insbesondere auf dem Gebiet der Erforschung von Zusammenhängen zwischen Belastungen am Arbeitsplatz und Verschleißkrankheiten sind Anstöße erfolgt.

Die Gewerkschaften betonen seit Jahren die Notwendigkeit verstärkter Prävention gegenüber Gesundheitsgefahren und die positive Rolle, die den Krankenkassen dabei zukommen sollte. In unserem Arbeitsprogramm für die Selbstverwaltung der sozialen Krankenversicherung heißt es u.a.: "Hier (d.h. in den Aktivitäten zur Gesundheitsvorsorge) liegt das weiteste und wichtigste Aufgabenfeld für die Selbstverwaltung der Krankenversicherung, wobei in vielen Fällen Neuland zu beschreiten ist. Dies gilt insbesondere für den Aspekt der gesellschaftlichen Prävention, also der Bekämpfung von Gesundheitsgefahren aus den Arbeits- und Lebensbedingungen, aber auch für die individuelle Prävention, d.h. die Herausbildung gesundheitsgerechter Verhaltensweisen. Das sozialpolitische Programm des DGB ebenso wie die Vorstellungen des DGB zur Reform der Organisationsstruktur der Sozialversicherung legen auf beide Aspekte Gewicht, betonen aber insbesondere die Bedeutung der Bekämpfung von Gesundheitsgefahren in der Arbeitswelt und den anderen Lebensbereichen.

Auch die Empfehlung der Konzertierten Aktion im Gesundheitswesen zur Vorsorge in der gesetzlichen Krankenversicherung geht davon aus, daß der sozialen Krankenversicherung für beide Aspekte besondere Aufgaben zukommen ... Die Vertreter des DGB und seiner Gewerkschaften werden sich deshalb bemühen, Wege aufzuzeigen, wie die soziale Krankenversicherung und ihre Selbstverwaltung ihre Rolle bei der Bekämpfung von Gesundheitsgefahren in der Arbeitswelt, im Bildungsbereich, im Wohnungswesen, im Freizeitbereich und in anderen Sektoren wahrnehmen kann. Die Kassen sind aufgefordert, hier Initiativen zu ergreifen, Forschungsvorhaben einzuleiten, Modelle zu erproben." (DGB 1980)

Dieses Programm ist 1979 formuliert worden und das merkt man ihm auch an. Zwar sind die Grundforderungen sicherlich auch heute noch sinnvoll, der unterschwellige Optimismus allerdings erscheint nicht mehr so ohne weiteres begründbar.

Der Präventionsgedanke, der Anfang der 70er Jahre ziemlich massiv in die sozialpolitische Diskussion - und teilweise auch in die aktive Politikgestaltung - eingedrungen war, ist heute kaum noch Thema der Sozial- und Gesundheitspolitik.

Ende der 60er Jahre stand die aktive Arbeitsmarktpolitik programmatisch im Mittelpunkt der Prophylaxediskussion. Dies kann insbesondere damit erklärt werden, daß allgemein von einer Arbeitskräfteknappheit ausgegangen wurde. Insbesondere erwartete man als Folge des technischen Fortschritts, der Automation eine quantitative Ausweitung höherer Qualifikationsanforderungen an die Arbeitskräfte. Die Sicherstellung eines erhöhten Bedarfs an qualifizierten Arbeitskräften wurde damit zur zentralen Aufgabe der Arbeitsmarkt- und Bildungspolitik erklärt.

Dieser Schwerpunkt präventiver Politik wurde Anfang der 70er Jahre überlagert durch intensivierte Bestrebungen im Arbeitsschutz, in der Arbeitssicherheit und in der "Humanisierung der Arbeit". Die sozialpolitische Dominanz dieser Politikbereiche trat gleichzeitig in zahlreichen entwickelten, kapitalistischen Gesellschaften auf. Für diese intensiveren Präventionsbemühungen konnte man folgende Erklärungen finden:

1. Einmal wurde von einer "Krise der Arbeitsmotivation" gesprochen, die man insbesondere bei der Industriearbeiterschaft zu identifizieren meinte. Eine Häufung von Streiks Ende der 60er Jahre, hohe Fluktuations- und Absentismusraten galten als Indikatoren. Als auslösende Momente wurden vor dem Hintergrund verbesserter materieller Bedingungen steigende Ansprüche der Arbeiter an die Qualität ihrer Arbeit gesehen.

2. Auf dem Gebiet des Arbeitsschutzes hatte sich bei vielen Beteiligten das Gefühl eines aufgestauten Reformbedarfs ergeben. Sieht man vom Maschinenschutzgesetz 1968 ab, so war seit der Neuregelung der Unfallversicherung 1963 (die im wesentlichen nur die Dynamisierung der Geldleistungen gebracht hatte) keine nennenswerte staatliche Maßnahme auf dem Gebiet des Arbeitsschutzes erfolgt.

3. Drittens schien es vor dem Hintergrund der seit 1974 manifest werdenden Krise notwendig, verstärkt auf eine Förderung des Strukturwandels durch eine "Modernisierung der Volkswirtschaft" hinzuwirken und dies durch eine Arbeitsschutz- und Humanisierungspolitik sozial zu flankieren - nicht zuletzt auch, um durch Zugeständnisse an gewerkschaftliche Forderungen die Kooperationsbereitschaft der Gewerkschaften und die soziale Stabilität abzusichern.

Die vorbeugende Sozialpolitik der sozialliberalen Koalition bezog sich neben der Orientierung auf Arbeitsmarkt und Arbeitsplatz auch auf allgemeine gesundheitliche Vorsorge. Aufgrund der Empfehlung einer

Sachverständigenkommission beim Bundesarbeitsministerium wurden 1971 Maßnahmen zur Früherkennung von Krankheiten eingeführt. Diese Reduktion von Prävention auf die Früherkennung von Krankheiten entsprach sowohl einem herrschenden medizinisch-technischen Verständnis als auch den begrenzten Möglichkeiten der Strukturen im Gesundheitswesen. So hieß es im Gesundheitsbericht 1971 zur Begründung der Präventionsforderung: "Infolge der Vertiefung der Erkenntnisse über die Krankheiten auslösenden und unterhaltenden Umweltfaktoren und sozialen Abhängigkeiten sowie aufgrund der vielfältigen Weiterentwicklung im medizinisch-technischen Bereich sind Gesundheitsvorsorge und Früherkennung von Krankheiten heute wesentlich erfolgversprechender, zugleich aber auch dringender als früher geworden" (BMJFG 1971).

Diese Einschätzung der Prävention als überwiegend medizinisch-technisches Problem verfehlte nicht nur die Perspektive einer Thematisierung der krankmachenden Umweltfaktoren und ihrer Bekämpfung, wie es sozialmedizinische Forschung nahelegte, ihre Umsetzung in die Praxis (Früherkennung als Aufgabe der niedergelassenen Ärzte) stärkte die überkommenen Strukturen im Gesundheitswesen und wirkte von daher eher reformhemmend.

Die präventionspolitische Diskussion auf staatlicher Ebene insgesamt war nur von kurzer Dauer. Mit dem Beginn der sogenannten Konsolidierungsphase in der staatlichen Sozialpolitik wurde das Präventionsthema zunehmend verdrängt. Es fristet nunmehr ein kümmerliches Dasein offenbar nur noch in der wissenschaftlichen Diskussion.

Die Tendenz seit der politischen Wende geht eher noch dahin, auch in diesen Bereichen das Erreichte zurückzudrehen, von positiven Impulsen ist bisher keine Spur zu entdecken. Präventive Arbeits- und Sozialpolitik findet weder in der Regierungserklärung noch in anderen grundsätzlichen Äußerungen einen programmatischen Niederschlag, es sei denn man interpretiert die Formel von der "Stärkung der Eigenverantwortung für die Gesundheit" großzügig als präventives Programm.

Wenn es zutrifft, daß die öffentliche Mobilisierung eines Thema notwendige Bedingung für Reformen ist, so scheint präventive Gesundheitspolitik zur Zeit keine guten Karten zu haben, es sei denn als Nebeneffekt und Anhängsel der Umweltschutzdiskussion.

Folgende Trends in der Sozialpolitik scheinen Prävention zu einem unzeitgemäßen Thema zu machen:

1. Sozialpolitik wird deutlich in den Dienst der finanzpolitischen Konsolidierung und einer angebotsorientierten Programmatik der Wachstumsförderung gestellt. Dies bedeutet in der Konsequenz, daß Maßnahmen, die etwa eine stärkere Kostenbelastung der Betriebe erforderten, unterbleiben werden. Im Gegenteil: Der Vollzug der George- und Albrecht-Thesen verlangt eine Kostenentlastung, z.B.

    - durch eine kapazitätsorientierte Flexibilisierung der Arbeit, was im Effekt einer Ausweitung der Schichtarbeit gleichkommen dürfte;
    - durch eine Aufweichung von arbeitsrechtlichen und Arbeitsschutz-normen (das Arbeitsrecht "gelenkig" machen, sagt man dazu).

2. Die gesellschaftspolitische Flankierung der Technologie- und Wachs-tumsförderung wird nicht in der Arbeitsgestaltung gesehen, sondern eher in der Propagierung traditioneller Sekundärtugenden: Fleiß, Opferbereitschaft und Gehorsam der Arbeitnehmer. Man beachte in diesem Zusammenhang auch die schon vor Jahren von den Neokonser-vativen unter dem Schlagwort "Mut zur Erziehung" eingeleitete bildungspolitische Gegenreform: Nur derjenige ist mündig, dessen Auffassungen mit dem Vorgefundenen harmonieren.

3. Eventuelle Ansprüche auf Selbstbestimmung und Aufhebung von Entfremdung und Abhängigkeit sollen subsidiär umgelenkt werden. Ehrenamtlichkeit im sozialen Bereich, Eigenarbeit und Selbsthilfe, familiäre Erziehung und Hausfrauentätigkeit als Lebensberuf werden propagiert als das eigentliche "Reich der Freiheit". Hier scheinen die neo-konservativen Konzepte mit Vorstellungen aus der grün-alterna-tiven Szene zu korrespondieren.

4. An der Dominanz der Kostendämpfungspolitik im Gesundheitswesen dürfte sich kaum etwas ändern. Auch hier erfolgen die Vorgaben aus der Wirtschaftspolitik. So heißt es im diesjährigen Jahreswirtschafts-bericht: "Die Lohnpolitik darf auch nicht durch eine gegenläufige Entwicklung der Lohnnebenkosten konterkariert werden. Dies gilt insbesondere auch für die Beiträge zur Sozialversicherung. Die alarmierende Ausgabenentwicklung in der gesetzlichen Krankenversi-cherung steht in keiner Weise im Einklang mit dem auch beschäfti-gungspolitisch wichtigen Ziel der Beitragssatzstabilität. Im Interesse aller Beteiligten muß deshalb die Aufgabe der Kostendämpfung im Gesundheitswesen weiterhin hohe Priorität haben." (Bundesregierung 1985)

Inwieweit die - auch im Bundesarbeitsministerium vertretene - Zielsetzung einer Umstrukturierung der Leistungen - auch für die Prävention (insbesondere für die Zahnprophylaxe) - gelingen kann, ist angesichts der Verkrustungen im Krankheitswesen zumindest fraglich.

Allerdings ist es sehr bemerkenswert, daß das Bundesarbeitsministerium erste Konzeptionen für eine struktur- und leistungssteuernde Gesundheitspolitik vorgelegt hat.

Erhöhung der Wirtschaftlichkeit durch Beseitigung von Strukturmängeln und die Formulierung von gesundheitspolitischen Prioritäten stehen im Mittelpunkt des "gesundheitspolitischen Gesamtkonzepts", das der Bundesarbeitsminister der Konzertierten Aktion im Gesundheitswesen vorgelegt hat (BMAuS 1985). Ein Konzept, dem man im wesentlichen beipflichten kann. Nur: Die Prävention ist lediglich unter den Aspekten der "Eigenverantwortung für die Gesundheit" und der Arbeitsmedizin angesprochen. "Bundesregierung und Selbstverwaltung von Ärzten und Krankenkassen sollten dazu ein geschlossenes Konzept zur Gesundheitserziehung, gesundheitlichen Aufklärung und Gesundheitsberatung vorlegen". Aufgrund eines solchermaßen formulierten Konzepts könnte angenommen werden, die Präventionsdiskussion der letzten Jahre sei völlig spurlos am Bundesarbeitsministerium vorbeigelaufen. Es könnte aber auch sein, daß die liberale und subsidiäre Ideologie den Blick auf die Probleme versperrt. Umweltschäden, gefährliche Arbeitsstoffe, Hetze am Arbeitsplatz und deren Auswirkungen auf die Gesundheit lassen sich nicht durch eine liberal verstandene Eigenverantwortung für die Gesundheit erfolgreich angehen.

Es scheint so, als würden die Arbeitnehmer und ihre Gewerkschaften auch in dieser Frage des vorbeugenden Gesundheitsschutzes allein gelassen, da sich der Staat "auf den Kern seiner Aufgaben" - wie oft genug betont wird - zurückziehen will.

Eine weitere Frage ist, ob von den Krankenkassen bzw. der Sozialversicherung neue Initiativen für vorbeugende Strategien erwartet werden dürfen. Zunächst muß festgestellt werden, daß der Gesichtspunkt der Kostendämpfung eine Vorrangstellung bekommen hat, wie noch nie in den letzten Jahren, obwohl dieses Thema die Krankenversicherungspolitik immer dominiert hat. Vermutlich hängt dies damit zusammen, daß kaum Möglichkeiten gesehen werden, die kostentreibenden, strukturellen Momente - insbesondere die Überkapazitäten - und ihre Entwicklung bewältigen zu können. Die Angst vor der kostenexpansiven Zukunft verengt offenbar den Blick und läßt kaum noch Raum für gesundheitspolitische Perspektiven. Dennoch kann erwartet werden, daß die Maßnahmen der Verhaltensprävention (Ernährungs- und Diätberatung, Bewegungstraining, Suchtentwöhnung) durch die Kassen weiter ausgedehnt werden. Dies dürfte damit zusammenhängen, daß verschiedene Kassen unbestreitbare Erfolge - insbesondere auch durch den Aufbau von Gesundheitszentren - nachweisen können. Es hängt aber auch damit zusammen, daß solche Aktivitäten einen positiven Imageeffekt haben und damit Wettbewerbsvorteile gegenüber anderen Kassenarten bringen können. Inwieweit es gelingt, diese präventiven Aktivitäten auf arbeitsbedingte Erkrankungen betriebs- und arbeitsplatzbezogen zu erweitern, muß derzeit als offene Frage sehr skeptisch beurteilt werden. Solche Aktivitäten mobilisieren das Konfliktpotential innerhalb der Selbstverwaltung und offenbaren ihren Selbstblockadecharakter. Dieser könnte - wenn überhaupt - nur durch Druck und Unterstützung von außen partiell überwunden werden. Dies aber läßt der konservative "Zeitgeist" nicht erwarten.

Als Fazit läßt sich feststellen, daß die äußeren Bedingungen für eine präventive Gesundheitspolitik - vorsichtig formuliert - nicht besonders günstig sind. Andererseits halten Sozialwissenschaftler hartnäckig an der These fest, daß in der Krise immer auch Chancen für positive Veränderungen liegen. Ich muß allerdings gestehen, daß mir im Augenblick die Phantasie fehlt, um solche Chancen konkret ausmalen zu können.

Literatur

Auerbach, W. u.a. (1957): Sozialplan für Deutschland, Berlin und Hannover

BMAuS (1985): Bundesministerium für Arbeit und Sozialordnung: 10 Grundsätze des Bundesministers für Arbeit und Sozialordnung für ein gesundheitspolitisches Gesamtkonzept, Bonn 1985

BMJFG (1971): Der Bundesminister für Jugend, Familie und Gesundheit: Gesundheitsbericht, Bonn

Bundesregierung (1985): Jahreswirtschaftsbericht 1985 der Bundesregierung, Bundestagsdrucksache 10/2817

DGB (1980): Arbeitsprogramm für die Selbstverwaltung der sozialen Krankenversicherung 1980 - 1986, Düsseldorf, o.J.

Diskussion

Die Diskussion bewegte sich vor allem um drei Fragen:
1. Ist Prävention gegen die nicht-übertragbaren, überwiegend chronisch-degenerativ verlaufenden Krankheiten eine realistische, sinnvolle und wünschenswerte Strategie?
2. Welche institutionellen Formen sind für solche Strategien erforderlich (Rolle der Krankenkassen)?
3. Was geschieht mit diesen volksgesundheitlichen Problemen, wenn sie im Rahmen der Gesundheitspolitik und ihrer Institutionen nicht wirksam angegangen werden (können)?

Ad 1) Chr. v. Ferber betonte, daß spezifische Gesundheitsprävention und allgemeine Prävention im Sinne von sozialer Sicherung sowie Abbau von Ungleichheit und Benachteiligung breite Überschneidungen aufweisen, in der Diskussion über die Prävention nicht-übertragbarer Krankheiten müsse aber zwischen diesen beiden Aspekten so genau wie möglich unterschieden werden. B. Badura wies darauf hin, daß die Verschiebungen im Altersaufbau der Bevölkerung zunehmend die Trennschärfe zwischen Prävention und Rehabilitation in Frage stellen. A. Holler unterschied -auf dem Stand des heute gegebenen Wissens - zwischen Prävention und Früherkennung, wobei letztere als rechtzeitige Krankheitsbehandlung mit Prävention eigentlich nichts zu tun habe. A. Labisch bezweifelte, ob es tatsächlich grundsätzliche Unterschiede zwischen Präventionsstrategien gegen Infektionskrankheiten und gegen chronisch-degenerative Erkrankungen gebe. In jedem Falle hätten sich zunächst unspezifisch angelegte Aktivitäten als die erfolgreichsten erwiesen.

U. Gerhardt warf die Frage auf, ob Prävention zum jetzigen Zeitpunkt und auf Basis der verfügbaren Techniken sinnvoll sei. Zugespitzt lautet die Frage, ob nicht nur epidemiologisch, sondern auch klinisch verläßliche Modelle zur Verfügung stünden, die beweisen, daß die Manipulation bestimmter Faktoren durch Prävention die Inzidenz und Prävalenz der zu kontrollierenden Krankheitsbilder reduziert. Hinsichtlich der epidemiologisch erbrachten Evidenzen sei zu prüfen, inwieweit Mayo-Effekte kontrolliert worden seien. Man müsse sich der auch der Prävention innewohnenden Gefahr der Medikalisierung des Alltagslebens und zunehmender staatlicher Kontrolle bewußt sein.

W. Karmaus schlug dazu vor, bei Prävention ebenso wie bei Therapie von Nutzen und von Risiken zu sprechen. Das gelte schon bei Präventionsansätzen in der Logik der Risikofaktoren-Theorie. Präventive Maßnahmen zur Minderung einzelner Risikofaktoren könnten durchaus mit neuen Risiken behaftet sein. Erst recht gelte es, die Risiken von Prävention im Zusammenhang mit der derzeit dominanten Verhaltensprävention zu sehen. Hier sehe er durchaus die Gefahr, daß gesellschaftlich erwünschtes Gesundheitsverhalten durch Manipulation und Formen von sozialem Zwang herzustellen versucht wird. Die damit verbundene Einengung des Handlungs- und Entscheidungsspielraumes sei aber das Gegenteil von emanzipatorischer Prävention. H. Schnocks plädierte dafür, Prävention nicht von den Institutionen aus zu definieren, sondern umgekehrt nach Präventionsmöglichkeiten zu suchen, die an vorhandenen Bedürfnissen der Betroffenen anknüpfen. Der damit möglicherweise verbundene Verlust eines einheitlichen Präventionsbegriffs oder des Monopols bestehender Institutionen wiege geringer als die Vorteile der Bedürfnisorientierung.

E. Jahn hielt die Forderung nach klinischen Beweisen für die Wirksamkeit von Prävention für methodisch uneinlösbar, weil die genetischen Faktoren und die Respondenz des Organismus auf von außen kommende Faktoren nicht klinisch kontrolliert werden könne. Erst über diesem Grundsatzproblem wölbe sich die Sphäre der meistens im Mittelpunkt der Diskussion stehenden Multifaktorialität. Klinisch unbezweifelbare Beweise für die Wirksamkeit von Prävention seien auch für die Infektionskrankheiten nie erbracht worden: Schutzimpfungen seien schließlich im strengen Sinne das Setzen einer Krankheit und keine Prävention. Andererseits sei angesichts der vielfachen Evidenzen z.B. pathogenetischer Arbeitsbedingungen die Ablehnung von Prävention schlechthin unverständlich. Bemühungen um Primärprävention seien angesichts der um sich greifenden Krankheiten, denen man anders nicht beikommen könne, unausweichlich.

B. Badura hielt die vielfach gesicherten Kenntnisse über Kausalzusammenhänge zwischen sozialen Bedingungen und pathologischen Prozessen für ausreichend, um praktische Präventionsstrategien zu begründen, deren Erfolg natürlich auch mit Inzidenz-, Prävalenz- und Mortalitätsziffern zu messen sei. Friedens- und Umweltdiskussionen böten derzeit trotz der sozialpolitisch restriktiven Rahmenbedingungen gute Möglichkeiten, den Gedanken der Primärprävention politisch aufzunehmen. Mit einer solchen Bewegung könne vielleicht auch der Niedergang der Sozialmedizin aufgehalten oder gar umgekehrt werden, der für die Defizite in der Konkretheit und der gesundheitlichen Beweisbarkeit epidemiologisch begründeter Präventionsmodelle verantwortlich sei. A. Holler verwies darauf, daß die besseren Thematisierungschancen für Ökologie- gegenüber Gesundheits-Problemen nicht zuletzt darauf zurückzuführen sei, daß der ökologische Aspekt stärker und schneller in das wirtschaftspolitische Denken Eingang gefunden habe als gesundheitliche Aspekte. Zur Frage der Gefahren staatlicher Kontrolle merkte Holler an, daß über die konkrete Ausgestaltung und damit auch das Kontrollpotential und die ihm innewohnenden Gefahren keine sinnvollen Aussagen getroffen werden können, weil sich der Staat bislang - überwiegend mit dem vorgeschobenen Argument der Unbezahlbarkeit - einer vernünftigen Präventionspolitik verweigert habe. Anknüpfungspunkte könnten sich ergeben, wenn Staat und Krankenkassen die Aufgaben der Gesundheitspolitik nicht mehr negativ ("Krankenbehandlung"), sondern positiv ("Gesundheitserhaltung") definieren würden.

Zumindest und in jedem Falle seien als Voraussetzung präventiver Strategien die Entwicklung und Verwendung reinerer Indikatoren, der Abschied vom Denken in Mittelwerten und sehr gründliches Kontextwissen über die Zusammenhänge zwischen Gesundheitsbelastungen, Lebensweise und Erkrankungen erforderlich (U. Gerhardt).

Ad 2) Bei der **institutionellen Gestaltung von Prävention** könne unter anderem an den positiven Erfahrungen mit den lokalen und regionalen Arbeitsgemeinschaften der zwanziger Jahre angeknüpft werden, in deren Perspektive der Aufbau einer Gesundheitsfürsorge als eigener Bereich zwischen der therapeutischen Medizin und der verwaltenden Aufsichts-Medizin (Kreis- und Stadtärzte) gelegen habe. Diese Entwicklung sei 1933 ganz bewußt abgebrochen worden (A. Labisch). Dem hielt R. Stuppardt die heutige Verbandsrealität entgegen, die zu eher eklektizistischer Themenauswahl und abgeschottetem Ressortdenken führe und deshalb nur schwer das für trägerübergreifende Ansätze erforderliche Innovationspotential entfalten könne. Überdies stünden solchen Initiativen und Strategien starke Machtpotentiale auf kassenexternen politischen Ebenen entgegen. Aus diesem Grunde seien externe Innovationsimpulse, z.B. aus der Wissenschaft, für die Arbeit der und in den Verbänden wichtiger als die Beschreibung der Gründe für mögliche Resignation. Die weitestgehende Reduktion der Kassen auf Präventionsansätze im Sinne individueller Verhaltensbeeinflussung könne möglicherweise auch als Versuch einer pragmatischen Umsetzung innovatorischer Impulse von außen angesehen werden; pragmatisch insofern, als auf diese Weise Erfahrungen auf Gebieten gesammelt werden könnten, wo es organisatorisch am einfachsten und die Widerstände am geringsten seien (M. Krause; G. Eberle). Der Verhaltensansatz in der Prävention berge aber erstens spezifische Gefahren der Manipulation und Kontrolle, sei zweitens ein viel benutztes Alibi für die Unterlassung von Primärprävention und könne, drittens, was die entscheidende Ebene der politischen Widerstände angeht, kein aussagefähiges "Übungsfeld" für Prävention von Krankenkassen darstellen (R. Rosenbrock).

Angesichts der Unfähigkeit der Kassen, auf ihrem genuinen Feld der Krankenversorgung für Ordnung zu sorgen, bezweifelte B. Badura ganz grundsätzlich die Kompetenz der Kassen für Prävention. Sinnvoller sei möglicherweise eine Rückbesinnung auf die Tatsache, daß der öffentliche Gesundheitsdienst als Träger von Prävention politisch zerstört worden sei.

Die Krankenversicherung sei ebenso wie die anderen Zweige der Sozial- versicherung (Rente, Unfall) nicht für präventive Zwecke konstruiert worden, sondern für soziale Probleme im Zuschnitt des 19. Jahrhunderts. Ob der Versuch, sie in diesem Bereich voranzuschieben, ein politischer Fehler gewesen sei, müssen offen diskutiert werden. Allerdings sei der analytisch begründete Vorschlag des WZB-Projekts, die Nähe der BKK zur Arbeitswelt in der Weise zu nutzen, daß man diese Institution in Verbindung mit den dort vorhandenen anderen Möglichkeiten und Einrich- tungen in das Vorfeld der Prävention arbeitsbedingter Erkrankungen hineinschiebt, reizvoll und bedenkenswert. Für die AOK müßten analoge Möglichkeiten geprüft werden. Gegen die Übertragung der Gesamtaufgabe der Prävention an die Kassen spreche allerdings vor allem deren segmentierte und unvollständige Flächendeckung. Wenn die staatliche Gesundheitspolitik tatsächlich ihre Aufgabe der Gesundheitssicherung ernstnehmen und eine "ökologische Gesundheitspolitik" betreiben wolle, dann sei das wohl nur außerhalb des Sozialversicherungssystems möglich. Prävention sei schließlich auch logisch nicht nur ein Problem in der Kompetenz der Sozialpartner. Die Alternative wäre der Aufbau einer völlig neuen Säule neben und getrennt vom tradierten Krankenversiche- rungssystem. Solche Institutionalisierungen bedürften einer tiefen Verankerung im kommunalen Bereich (A. Holler). Die Notwendigkeit, Präventionsstrategien nicht auf Versicherte, sondern - je teilgruppenspe- zifisch - auf die gesamte Bevölkerung auszurichten, lasse in der Tat die Kompetenz der Krankenkassen zweifelhaft erscheinen. Dieser Gedanke habe schon dem "Sozialplan für Deutschland" (1957, Auerbach, Jahn et al.) und dem in ihm enthaltenen Vorschlag der "Sozialgemeinde" zugrunde gelegen (E. Jahn). Bei der Frage der Fortentwicklung bestehender oder des Aufbaus neuer Institutionen sei zu beachten, daß die Diskussionen und Entscheidungen ganz entschieden von gesellschaftlichen Machtfragen beeinflußt seien. Unter den gegenwärtigen Bedingungen sei deshalb davor zu warnen, die Sozialversicherung und das Sozialversicherungsprinzip aufzugeben. Dies beinhalte absehbar eine erhebliche Preisgabe von sozialer Sicherheit. Es sei deshalb, aber auch aus immanent gesundheitlichen Erwägungen, vorzuziehen, in Anknüpfung an früher vorgeschlagene Modelle über eine neue Sozialleistungssparte für Rehabilitation, Prävention und Altersgebrechlichkeit nachzudenken. Dies seien die drei großen und absehbar auch noch zunehmenden trägerübergreifenden Aufgaben der Sozialpolitik. Gegen die Festlegung der Debatte auf die natürlich immer bestechende Perspektive der Kommunalisierung sprächen allerdings gewichtige, erfahrungsgesättigte Einwände hinsichtlich der realpolitischen Umsetzbarkeit. Gegen die reine Verstaatlichung spräche der Umstand, daß Prävention eine breite gesellschaftspolitische und nicht nur eine staatliche Aufgabe sei. Zwar könne Prävention unter den gegenwärtigen Bedingungen nicht zu einer reinen Kassenaufgabe definiert werden, weil es auch an politisch und rechtlich abgesicherter Kompetenz der Kassen fehle und sie in ständiger Konkurrenz mit den Ärzten, freigemeinnützigen Trägern etc. stehen. Da von den vergangenen und gegenwärtigen Regierungen aber ein offenes politisches Angehen dieses politischen Problemkreises ausblieb und -bleibt, verdiene jeder Versuch, auch die Kassen auf diesem Gebiet zu aktivieren, genaue Beachtung und Unterstützung.

Ad 3) **Primärprävention als gesellschaftspolitische Aufgabe** und - darin eingeschlossen - Verhältnisprävention in der Arbeitswelt haben derzeit keine guten Karten (E. Standfest). Probleme, die politisch nicht bearbeitet werden, pflegen aber deshalb nicht zu verschwinden. Aufgabe der Wissenschaft sei es daher zunächst, die Bedingungen und Faktoren offenzulegen, die eine wirksame Bearbeitung verhindern bzw. zu wirkungsärmeren Ersatzhandlungen führen. Solche Erklärungszusammenhänge, die im Falle des BKK-Projekts z.B. die relativ rigide wirkende Institutionenlogik und die Einbettung der BKK in betriebliche Zusammenhänge offenlegte, seien zunächst einmal erkenntnisrelevant. Auch wo sie wegen des Überwiegens restriktiver Faktoren nicht unmittelbar handlungsrelevant werden können, bilden sie die Voraussetzung für die Suche nach anderen strategischen Ansätzen zumindest im Sinne der Wiederholung vermeidbarer Fehler.

Darüber hinaus müsse man sich natürlich auch Gedanken machen, welche Bewegungsformen diese Probleme bei unzureichender oder sogar weitgehender Nicht-Bearbeitung annehmen, in welchen politischen Feldern sie mit welchen Erscheinungsformen wieder auftreten. Im Falle der arbeitsbedingten Erkrankungen seien derzeit vier Akteure auszumachen, in deren Einflußbereich die bestehenbleibende Realproblematik absehbar zur Bearbeitung anstünde.

In den **Großbetrieben** dürften trotz des weiterhin vorherrschenden Interesses an schlichter AU-Senkung einige weitergehende Interessenlagen an der Gesundheit der Beschäftigten nicht übersehen werden (Stabilisierung der Kernbelegschaft, erhöhte Produktionsausfallrisiken etc.). Es sei deshalb auch für den Gegenstand dieser Konferenz von Bedeutung, die Interessengeflechte im Betrieb und die sich dort (z.B. mit dem Arbeitsschutz) ergebenden alten und neuen Koalitionsmöglichkeiten zu analysieren. Auch im **gewerkschaftlichen Bereich** sei nur auf den ersten Blick eine partielle Dethematisierung arbeitsweltbezogener Prävention festzustellen. Die damit verbundenen Realprobleme tauchten aber als Strategieelemente im Rahmen des Rationalisierungsschutzes, der Technologiepolitik und der Kontrolle über die Arbeitsumstände wieder auf. Im **staatlichen Bereich** suche und schaffe der unveränderte Problemdruck neue Felder und Ausdrucksformen. Die Arbeitsschutzpolitik im Rahmen des klassischen HdA-Ansatzes habe die in sie gesetzten Erwartungen nicht erfüllen können. Ob das Problem sich durch zusätzliche Zielvorgaben an den Arbeitsschutz, durch neue Verbindungen zwischen HdA-Politik und Modernisierungsüberlegungen unter Einschluß der Produktivitätsentwicklung neue Thematisierungsfelder schaffe, sei derzeit noch nicht abzusehen.
Schließlich dürften auch nicht die aus der **Umwelt-Debatte** kommenden Anstöße übersehen werden, die auf eine umgelenkte Weise zu einer ähnlichen Problemstellung führen.

Nicht getätigte Prävention führe im Selbstlauf zu einer Reihe von anderen Problemen, die auch - als betriebliche Kapitalinteressen, im Staatsapparat, in den Gewerkschaften und in der Umweltdiskussion - ganz anders thematisiert werden könnten, das Präventionsmotiv könne sich - angelagert an andere Themen - mit möglicherweise sehr wirkungsmächtigen Politikentwicklungen verbinden (F. Naschold).

II. Konzepte der Prävention

49

Alfons Labisch

Soziologische Grundlagenprobleme der primären Prävention
und das Konzept der "gemeinschaftlichen Gesundheitssicherung"
der Weltgesundheitsorganisation

1. Einleitung

Das Wort "Prävention", vor wenigen Jahren noch allgemein akzeptierter
Leitbegriff der Gesundheitspolitik, klingt heute ambivalent. Die auf
individuelle Verhaltensänderung ausgerichteten Konzepte werden von den
einen als Medikalisierung der Gesellschaft, als soziale Disziplinierung und
Kontrolle beklagt (vgl. u.v.a. Wambach 1983). Die auf die Veränderung
von Arbeits- und Lebensbedingungen ausgerichteten Konzepte erscheinen
anderen als sozialutopische oder sozialtechnologische Entwürfe, die
Gesellschaft unter dem Etikett "Gesundheit" zu revolutionieren (vgl. z.B.
Herder-Dorneich/Schuller 1982). Die theoretische Diskussion in der
Medizinsoziologie und Sozialmedizin hat auch die Praktiker in der
Gesundheitspolitik, Gesundheitsverwaltung, Gesundheitserziehung etc.
zutiefst verunsichert (zusammenfassend Labisch 1984a, Rosenbrock 1985).
Der Satz "Vorbeugen ist besser als heilen" und das Ziel, Gesundheit zu
bewahren und zu schützen, gelten zwar immer noch, die Wege zu diesem
Ziel erscheinen aber umstrittener denn je.

Aus der breitgefächerten Debatte der Prävention sollen im folgenden
zwei Probleme herausgegriffen werden:

- die Konzeptualisierung präventiver Strategien innerhalb der Extremva-
  rianten "spezifischer" krankheits- und individuenbezogener Konzepte
  versus "unspezifischer" arbeits- und lebensweltbezogener Konzepte;

- das Problem, präventive Strategien bei den Adressaten durchzusetzen -
  seien es nun Individuen, die ihr Verhalten, seien es nun Herrschafts-
  träger, die ihre Politik ändern sollen.

Diese Problembereiche haben sich in längeren Arbeiten zum Thema
"Gesellschaftliche Bedingungen für Gesundheitsvorsorge durch Staat und

intermediäre Instanzen - dargestellt am Beispiel des öffentlichen Gesundheitsdienstes" als besonders relevant für die Frage erwiesen, unter welchen Bedingungen präventive Gesundheitsstrategien eingeführt werden. In diesem Forschungsprojekt werden die Rahmenbedingungen, unter denen zusammen mit der Entwicklung des deutschen Gesundheitswesens präventive Strategien durchgesetzt wurden, auf typische Konstellationen untersucht, die möglicherweise neue Perspektiven für die aktuelle Präventionsdebatte ergeben. Im folgenden sollen die beiden angeführten Problembereiche nicht am (historischen) Einzelfall, sondern systematisch dargestellt werden, um sie für die aktuelle Diskussion verwertbar zu machen. Die folgenden Aussagen werden daher bewußt vom empirischen Beispiel abstrahiert und so allgemein wie möglich gefaßt.

Die Probleme der Konzeptualisierung präventiver Strategien und deren Durchsetzung bei, bzw. Übernahme durch die Adressaten werden auf verschiedenen Wegen angegangen: zunächst werden die internen, gewissermaßen immanenten Dimensionen der Übernahme präventiver Strategien der Gesundheitssicherung auf seiten der Handlungsträger (= 2.) und der Konzeptualisierung präventiver Strategien durch die Gesundheitswissenschaften (= 3.) herausgearbeitet. Erst dann ist es möglich, Bestimmungsmomente und Dimensionen der Interaktion von Gesundheitswissenschaften und sozialen Aggregaten zu untersuchen (= 4.), die letztlich das Ergebnis der beiden hier behandelten Probleme sind; erst dann ist es auch möglich, allgemeine und aktuelle Schlußfolgerungen für die aktuelle Situation zu ziehen (= 5.). Mit einem Wechsel der Blickrichtung sollen dann einige präventive Prinzipien des gesundheitspolitischen Konzepts der "gemeinschaftlichen Gesundheitssicherung" (primary health care) der Weltgesundheitsorganisation (= WHO) diskutiert werden, das richtungsweisende Alternativen enthält (= 6.). Abschließend werden die Ergebnisse unter dem Aspekt eines erforderlichen Perspektivenwandels in der Prävention zusammengefaßt (= 7.).

2. Immanente Dimensionen der Übernahme präventiver Strategien der Gesundheitssicherung auf seiten der Handlungsträger

Wir haben uns heute weitgehend daran gewöhnt, Individuen einerseits und den Staat in seiner Rolle als Sozialstaat andererseits als die wesentlichen personalen bzw. sozialen Handlungsträger der Gesundheitssicherung und Prävention anzusehen. Die unmittelbare Beratung und Behandlung im

Krankheitsfall einschließlich der Krankheitsfrüherkennung ist dem Arzt im Rahmen eines umfassenden medizinischen Versorgungssystems überantwortet, das - wie wir noch sehen werden - nicht ohne Grund als "Gesundheitssystem" firmiert.

Im Rahmen aktueller Entwicklungen im Gesundheitswesen - zu nennen ist hier die sog. "Gesundheitsbewegung" - und im Rahmen von Forschungen zu diesem Problembereich - zu nennen ist hier u.a. der BMFT-Forschungsverbund "Laienpotential, Patientenaktivierung und Gesundheitsselbsthilfe" (v. Ferber/Badura 1983) oder das DFG-Schwerpunktprogramm "Gesellschaftliche Bedingungen sozialpolitischer Intervention: Staat, intermediäre Instanzen und Selbsthilfe" (vorerst Kaufmann 1981) - zeigte sich, daß das Feld der Adressaten sozialstaatlicher Hilfsangebote und der Akteure in der Gesundheitssicherung vielfach zu differenzieren ist. Neben dem Individuum als Einzelperson und dem Staat als alles übergreifender Struktur sind zu unterscheiden:

- das Individuum und seine primäre, "natürliche" Gemeinschaft: also Familie, Wohngemeinschaft, Nachbarschaft usw.;
- Aktionsgruppen als problemzentrierte Zusammenschlüsse, darunter insbesondere die vielfältigen Formen von Selbsthilfegruppen;
- formelle Arbeitsgemeinschaften, Vereine, Verbände usw., die als intermediäre Instanzen zwischen personalen Gruppierungen einerseits und dem politisch-administrativen System andererseits vermitteln, neue Problemlagen aufdecken bzw. als eigenes Handlungsfeld begreifen: diese Organisationen stellen gewissermaßen soziale Experimentatoren in der Wahrnehmung und Definition gesundheitlicher Problemlagen und der Erprobung von zielgerichteten Interventionen dar;
- selbstverwaltete Gebietskörperschaften: Gemeinden (Stadt, Kreis) gleichzeitig als unterste Stufe des politisch-administrativen Systems wie als - gegenüber dem Staat - relativ offenen, unstrukturierten Feldern sozialer und politischer Aktivitäten;
- selbstverwaltete Personenkörperschaften: parafiskale/parastaatliche Organisationen, die spezifizierte Aufgaben im öffentlich-rechtlichen Rahmen wahrnehmen: dazu gehören in dem hier zu diskutierenden Rahmen insbesondere die klassischen Institutionen der sozialen Sicherung, also die Kranken-, Unfall- und Rentenversicherung.

Die genannten Menschen, Gruppen, Organisationen und Institutionen unterscheiden sich in dem hier zu diskutierenden Zusammenhang vor allen Dingen in ihrer Handlungskompetenz, d.h. in der Wahrnehmung von

Problemen und den Mitteln ihrer Bewältigung und damit letztlich in ihrer Handlungsautonomie.

Die differenzierte Handlungskompetenz führt zu einer differenzierten Problemperzeption: die Wahrnehmung einer Problemlage als gesundheits-relevant und die aufgrund der Handlungskompetenz letztlich gefällte Problemdefinition unterscheiden sich von Aggregat zu Aggregat. Damit differieren auch die Angebotsperzeption sowie die Adäquanz und Akzeptanz präventiver Strategien auf verschiedenen Aggregatebenen. Die Problemwahrnehmung, die Wahrnehmung einer angebotenen Hilfe als "problemgerecht" (= Angebotsperzeption), die Einschätzung der Angemes-senheit einer präventiven Strategie angesichts der eigenen Handlungs-kompetenz (= Adäquanz) und schließlich die Bereitschaft, die präventive Strategie auch in das eigene Handlungsinstrumentar zu integrieren (= Akzeptanz) sind folglich zwischen Personen, Gruppen, Organisationen und Institutionen zu differenzieren. Darüber hinaus gibt es innerhalb der Aggregate weitere Untergliederungen (z.B. Klasse/Schicht; Großstadt/Landgemeinde etc.): daraus resultieren schließlich sehr unterschiedliche personale oder kollektive Wahrnehmungs- und Verhaltensmuster gegenüber gesundheitsrelevanten Problemlagen - wie etwa ein schichtenspezifisches Gesundheitsverhalten oder unterschiedliche Wahrnehmungsschwellen von Gesundheitsproblemen in städtischen und ländlichen Regionen.

Wir können damit **zusammenfassen:** Perzeption, Adäquanz und Akzeptanz präventiver Strategien fallen in unterschiedlichen sozialen Aggregaten nach deren differenzierter Handlungskompetenz unterschiedlich aus.

Als nächstes Problem erscheint nun, was differenzierte soziale Aggregate überhaupt dazu bringt, sich gesundheitsgerecht zu verhalten. Hier ist es nötig, einen Blick auf die Gesundheitswissenschaften zu werfen.

3. Immanente Dimensionen der Konzeptualisierung präventiver Strategien durch die Gesundheitswissenschaften

Von den mit Gesundheit/Krankheit befaßten Wissenschaften sind die Gesundheitswissenschaften diejenigen Disziplinen, die sich nicht mit dem Heilen von Krankheiten, sondern mit der Wahrung von Gesundheit befassen (z.B. experimentelle Hygiene, Bakteriologie, Konstitutionshygie-ne, Sozialhygiene, Rassenhygiene, Eugenik, Genetik, Risikofaktorentheorie etc.). Innerhalb der Gesundheitswissenschaften ist nochmals zu unterscheiden zwischen denjenigen Disziplinen, die sich auf die Bedingungen von Gesundheit und deren Förderung konzentrieren, und denjenigen, die auf die Ursachen von Krankheiten abzielen und dann erst im Rückschluß Gesundheitsgefährdungen beseitigen und auf diese Art Gesundheit schützen und pflegen.

Die Ätiologien als die Lehren der Ursachen von Krankheiten bewegen sich innerhalb der Bandbreite spezifischer bis multivariabler/-dimensionaler Theorien. Spezifität bzw. Varianz bestimmen die Konzeptualisierung präventiver Strategien.

Je spezifischer eine ätiologische Theorie ist, um so unmittelbarer ist sie in einem Ziel-/Mittelmodell umzusetzen: um so höher ist also auch der Normierungs- und Formalisierungsgrad der präventiven Strategie (Beispiele: Impfen bei akuten Infektionskrankheiten; gesundheitlicher Umweltschutz bei bekannten Umweltgiften).

Je unspezifischer eine ätiologische Theorie ist, um so unbestimmter ist sie in einem Ziel-/Mittelmodell umzusetzen: um so geringer ist der Normierungs- und Formalisierungsgrad der präventiven Strategie (Beispiele: Stadtassanierung aufgrund der lokalistischen Theorie der Infektionskrankheiten; Tuberkuloseprophylaxe als Wohnungs- und Nahrungsmittelfürsorge).

Daraus folgt: **Spezifische Ätiologien** lassen sich in individuelle Konzepte der Verhaltensmodifikation und in präventive diagnostische und therapeutische personenbezogene Interventionen sowie in formalisierbares (parastaatliches, staatliches) Verwaltungshandeln umsetzen. **Unspezifische Ätiologien** lassen sich in gruppen- oder gemeinschaftsbezogene Konzeptionen der Erweiterung individueller und kollektiver Handlungskompetenz umsetzen; sie setzen damit einen höheren Grad sozialer Wahrnehmung und sozialer Aktion voraus und implizieren deshalb einen höheren Politisierungsgrad.

Bei den Vorschlägen der Gesundheitswissenschaften handelt es sich folglich um differenzierte Handlungsangebote, die ebenso differenzierte Handlungskompetenzen ansprechen: die Modifikation individuellen Verhaltens (also etwa persönliche Hygiene oder nicht Rauchen, mäßiger Genuß von Alkohol, ausgewogene Kost und Bewegung) einerseits und die Überwachung, bzw. das Eingreifen in Lebens- und Arbeitsverhältnisse (also etwa Umweltschutz und Gewerbeaufsicht) durch den Staat und seine

Verwaltungsgliederungen andererseits bilden die Pole eines breiten Spektrums gesundheitsrelevanter Aktivitäten und Handlungsräume.

4. Bestimmungsmomente und Dimensionen der Interaktion von Gesundheitswissenschaften und sozialen Aggregaten

Die Differenzierung der präventiven Konzepte der Gesundheitswissenschaften und die Differenzierung von Handlungsträgern gesundheitsrelevanter Aktivitäten und deren besondere Handlungsräume lassen ein ebenso differenziertes Ergebnis ihres wechselseitigen Austausches erwarten. Bevor es jedoch überhaupt zu derartigen Interaktionen kommt, ist eine entscheidende Voraussetzung nötig: Gesundheit muß von dem entsprechenden Aggregat als schützenswertes Gut gesehen werden.

4.1 Die soziale Konstruktion und Funktion von "Gesundheit"

Es ist hier zunächst notwendig, eine weitere Begriffsklärung herbeizuführen: die **Orientierung auf Gesundheit** ist scharf von der **Orientierung auf Krankheit** zu trennen. Krankheitsorientierte Aktivitäten richten sich darauf, ein bereits eingetretenes Ereignis abzuwenden; daraus resultiert - zumindest in unserer Gesellschaft - das duale Verhältnis von Krankem und Heiler. Gesundheitsorientierte Aktivitäten richten sich dagegen darauf, etwas Vorhandenes zu schützen, zu pflegen und zu fördern; gesundheitsrelevante Aktivitäten richten sich folglich darauf, Verhalten und Verhältnisse **zuvorkommend** (d.i.: präventiv) und **vorbeugend** (d.i.: prophylaktisch) "gesundheitsgerecht" zu gestalten. Gesundheitsorientierte Aktivitäten setzen gegenüber krankheitsorientierten Aktivitäten folglich eine qualitativ andere Wahrnehmung, einen anderen Handlungswillen und andere Handlungsfähigkeiten personaler und sozialer Handlungsträger voraus. Von daher erhält die Frage, was "Gesundheit" für Menschen, Gruppen und Institutionen eigentlich bedeutet, ihre Relevanz.

Die soziale Konstruktion und Funktion von Gesundheit (hierzu Labisch 1985; Labisch/Spree 1986) ist jeweils Ausfluß des gesellschaftlichen Differenzierungsprozesses: die wachsende Komplexität wechselseitiger Abhängigkeit und Autonomie führt dazu, daß immer mehr Menschen Figurationen bilden, die unmittelbar am gesellschaftlichen Produktions-

und Reproduktionsprozeß teilhaben und damit in den Zivilisationsprozeß hineingezogen werden.

In wenig differenzierten Gesellschaften wird Gesundheit entweder gar nicht spezifisch gesehen (genuines, "natürliches" Gesundheitsverständnis) oder sie ist eine freie Verhaltensalternative höfisch-großbürgerlicher Lebenswelt (aristokratisch-großbürgerliches Gesundheitsverständnis) oder schließlich biologische Lebensgrundlage bürgerlicher Eliten, die ihren Körper im Sinne selbstgesetzter Ziele instrumentalisieren (bürgerliche Virtuosenethik). In diesem letzteren, während der Renaissance ausgebildeten Konstrukt werden zumindest programmatisch die Grundlagen für die folgenden Perioden gebildet: Lebensweise, Umwelt und Arznei stellen die Trias dar, durch die dem potentiellen Mängelwesen "Jedermann" ein langes Leben ermöglicht werden kann, um ferne Ziele zu verwirklichen. Über die individuelle gesundheitsgerechte Lebensführung hinaus werden die Umwelt - und damit die öffentliche "gesundheitsgerechte" Gestaltung von Verhältnissen - und die Arznei - und damit die Hilfe im Krankheitsfall als Wiederherstellen von Gesundheit - als mögliche Garanten von Gesundheit ausgemacht: "Gesundheit" als langes Leben für Jedermann stellt damit die ärztliche Therapie im Krankheitsfall der vorgreifenden individuellen und öffentlichen Gesundheitssicherung gleich.

Dieses Verständnis von Gesundheit wird bereits nicht nur bei Eliten, sondern auch in größeren sozialen Aggregaten wirksam: in fortgeschrittenen Konfigurationen (zunächst Handelsstädte, später Territorialstaaten) gewinnt Gesundheit allmählich kollektive Aufmerksamkeit: zumindest programmatisch, teilweise sogar tentativ wird über die Legitimation "Gesundheit" Einfluß auf Verhalten und Verhältnisse genommen.

Ab einem gesellschaftlichen Differenzierungsgrad, in dem der extensive Verbrauch von Menschen (z.B. "Manchestertum") nicht mehr möglich ist, erscheint Krankheit als ein Massenphänomen, dem man sich nicht mehr durch Flucht oder Absperrung entziehen kann: im intensiven industriellen Produktionsprozeß gilt es, ein dauernd verwertbares Arbeitskräftepotential zu sichern; außerdem sind im intensiven Produktions- und Reproduktionsprozeß berechenbare, "standardisierte" Verhaltensmuster durchzusetzen. Gleichzeitig werden immer mehr vormals periphere, nun in den Zivilisationsprozeß hineingezogene Menschen auf ihre physische (späterhin auch: psychisch-mentale und soziale) Leistungsfähigkeit angewiesen, um ihren Körper für fremdgesetzte Zwecke instrumentalisieren zu können. Das Risiko Krankheit wird zur kollektiven Gefahr, weil seine Politisierung die wechselseitige Interdependenz der Figurationen in der Produktion und Reproduktion stört.

In der Kehrtwendung wird Gesundheit nun zu einem vielfältig besetzten Wert höchster immanenter politischer Potenz, in dem sich völlig divergierende Interessen und Bezugssysteme aufheben: Gesundheit wird zu einer Sinnwelt der Reproduktion hochdifferenzierter Gesellschaften, Gesundheit wird zu einem allgemein akzeptierten, nicht mehr kritikfähigen sozialen Gut. Damit wird Gesundheit einer zwar alternierenden, aber rationalen und zielgerichteten Steuerung durch den Sozialstaat zugänglich (hierzu v. Ferber 1971; ausführlich Jung 1982). Die Demokratisierung von Gesundheit von privilegierten Gruppen und ethischen Virtuosen auf eine gesamte Gesellschaft legitimiert nun den Anspruch, Verhältnisse und Verhalten verbindlich zu gestalten; gleichzeitig wird das Massenrisiko "Krankheit" über das propagierte Ziel "Herstellen von Gesundheit" durch kollektive Sicherungssysteme entschärft. "Denn", um in der Sprache der Zeit zu reden, "es gibt kein öffentliches Leben ohne eine öffentliche Gesundheit. Und deren Schwankungen können für Niemand gleichgültig sein" (Geigel 1882, 9).

Erst jetzt rückt die Medizin zum Rang offiziellen Weltexpertentums auf, die Ärzte zu den entsprechenden Sozialtechnologen: erst jetzt erhalten Ärzte das Behandlungs- und Definitionsmonopol über das Aktionsfeld "Gesundheit/Krankheit". Die Funktion der Medizin in einer Gesellschaft ist damit an die soziale Konstruktion und Funktion von Gesundheit gebunden. Denn diese erst begründet Art und Intensität der Interaktion zwischen sozialen Aggregaten als Handlungsträgern und dem Wissensträger Medizin.

4.2 Dimensionen der Interaktion von Gesundheitswissenschaften und sozialen Aggregaten

Prävention als Strategie, Gesundheit zu erhalten und zu fördern, geht aus einer Interaktion von sozialen Aggregaten und den Gesundheitswissenschaften hervor. Voraussetzung für diesen Interaktionsprozeß ist, daß ein soziales Aggregat Problemlagen als gesundheitsrelevant wahrnimmt. Dies wiederum ist an die soziale Funktion und Konstruktion von Gesundheit gebunden, die ihrerseits Bestandteil des zivilisatorischen Differenzierungsprozesses und der Position eines Aggregats bzw. einer besonderen Figuration in diesem Prozeß ist.

Die oben erarbeiteten immanenten Dimensionen der Übernahme präventiver Strategien der Gesundheitssicherung auf seiten der Handlungsträger und der Konzeptualisierung präventiver Strategien durch die Gesundheitswissenschaften bedingen nun, daß präventive Strategien der Gesundheitswissenschaften jeweils (zumindest in Teilbereichen) mit den differenzierten Problemperzeptionen sozialer Aggregate übereinstimmen müssen, um in das Handlungsinventar des Aggregats übernommen zu werden. Anders gewendet: präventive Strategien werden dann akzeptiert, wenn sie sich sinnvoll in den Problemlösungsbedarf und die Handlungskompetenz eines sozialen Aggregats einordnen - dies gilt für das gesamte Spektrum von der individuellen und kollektiven Verhaltensmodifikation bis zur präventiven Gestaltung von Arbeits- und Lebenszusammenhängen.

Daraus folgt, daß die Formen von Prävention, die den Raum wissenschaftlicher Programmatik überschritten haben und tatsächlich implementiert wurden, nur im Rahmen sozialer Wahrnehmung und sozialer Aktion möglich sind. Denn "Gesundheit" wird dann als Problem erkannt, wenn Menschen, Gruppen oder Institutionen allgemeine Ziele entweder durch Krankheit gefährdet sehen oder sich durch gesundheitsrelevante Aktivitäten eine Erweiterung ihrer Handlungskompetenz versprechen.

Die wirklich durchgesetzten Formen der Prävention beruhten also jeweils auf der kollektiven Wahrnehmung sozialer Bewegungen, die Gesundheit als so bedeutsam ansahen, daß ein Interaktionsprozeß mit den Gesundheitswissenschaften einsetzte, der auch praktische Konsequenzen zeitigte: Handlungsträger und Wissensträger müssen folglich in Teilbereichen deckungsgleich interagieren. Gesundheit wurde daher auch auf verschiedenen Stufen des zivilisatorischen Differenzierungs- und Integrationsprozesses von jeweils verschiedenen Handlungsträgern als relevantes Gut erkannt und im Austausch mit jeweils adäquaten Wissensträgern implementiert. Beispiele hierfür sind:

- Die weitgehende programmatische, allerdings in richtungsweisenden Ansätzen verwirklichte "Medicinische Policey" als Bestandteil der herrschaftlich-verwaltungsmäßigen Durchstrukturierung des absolutistischen Wohlfahrtsstaates;
- die hygienische Assanierung der frühindustriellen Städte als Bestandteil der bürgerlich-liberalen Bewegung gegen den konservativen Staat;
- die Förderung und der Aufbau der Bakteriologie durch das Reich und Preußen und die (Bismarcksche) Sozialpolitik (= Entschärfung der individualisierten Risiken, Unfall und Alter) als Bestandteil der inneren und äußeren Reichsgründung;

- die kommunale Gesundheitsfürsorge als Bestandteil der städtischen Politik als "dritter Kraft" neben Reich und Ländern, darin eingeschlossen eine enge, formale Zusammenarbeit (örtliche und regionale Arbeitsgemeinschaften) zwischen den Städten, freien Wohlfahrtsverbänden, den örtlichen Krankenkassen und den regionalen Landesversicherungsanstalten (d.h.: entgegen dem heutigen Verständnis waren nicht nur die Kommunen, sondern auch die Träger der Kranken- und Rentenversicherung in der vorbeugenden Gesundheitsfürsorge tätig);
- in der massenhaften Übernahme gesundheitsgerechten Verhaltens als Bestandteil der Enkulturation der wandernden Armenbevölkerung und des Proletariats als Industriearbeiterschaft in die industrielle Lebenswelt: die (passive) Zwangssozialisation und die (aktive) Assimilation wirkten also in dieselbe Richtung;
- in der Perversion der Gesundheit von einem sozialen Gut zu einer sozialen Kategorie in der NS-Zeit: die Stützkonzeptionen der Rassenkunde und der Rassenhygiene legitimierten die Leistungserpressung nach innen und die Expansion nach außen - Gesundheit entschied also nicht mehr nur über die Zuweisung von Lebens- und Handlungschancen, sondern über das Recht auf Leben schlechthin (als Problem programmatische "Höherzüchtung" versus faktische Vernichtung/Verschrottung durch Arbeit und Krieg).

Gesundheitsgerichtete Konzepte und Strategien, die keinen sozialen Handlungsträger finden, bleiben hingegen auf der Ebene der Programmatik stecken. Musterbeispiel ist die "Medicinische Reform" von 1848/49: zwar selbst Bestandteil der bürgerlich-liberalen Bewegung gegen den konservativen Staat ging sie mit dem Einsetzen der Restauration an inneren und äußeren Widersprüchen und Konfrontationen zugrunde - innerlich führte die Diskussion, ob der Patient eine dem Arzt gleichwertige Rolle habe, ob also die medizinische Versorgung zu demokratisieren sei, zur Entzweiung der führenden Männer (Weindling 1984); der restaurative Polizeistaat verbot den präventiv orientierten "Berliner Gesundheitspflegeverein" als politische Vereinigung (Karbe 1973, 1974). Als Ergebnis der bisherigen Überlegungen ist festzuhalten:

- Gesundheit wird im europäischen Zivilisationsprozeß zu einem alle gesellschaftlichen Bereiche durchdringenden "sozialen Gut" und damit zu einem allgemein verbindlichen "sozialen Wert".
- Menschen, Gruppen und Institutionen haben jeweils eine eigene, differenzierte Wahrnehmung von gesundheitsrelevanten Problemlagen und übernehmen in einem differenzierten Austausch mit unterschiedlichen Handlungsangeboten der Gesundheitswissenschaften jeweils dieje-

nigen Handlungsformen, die sich in ihre Problemsicht und ihre Handlungskompetenz einordnen.
- Es gibt folglich in gewissem Maße spezifische Akteure und spezifische Handlungsfelder gesundheitsrelevanter Aktivitäten, die untereinander nicht austauschbar oder verschiebbar sind: Menschen, Gruppen und Institutionen haben differenzierte individuelle, gemeinschaftliche oder gesellschaftliche Sehweisen und Handlungsformen der Gesundheitssicherung.

5. Allgemeine und aktuelle Schlußfolgerungen zu den Rahmenbedingungen von Prävention

Aus diesen systematischen und - das sei hier betont - in weiteren historischen und aktuellen Untersuchungen zu überprüfenden Hypothesen zu den Rahmenbedingungen von Prävention sind Schlußfolgerungen zur aktuellen Präventionsdebatte möglich, die im Folgenden von allgemeinen zu aktuellen Aussagen gegliedert sind.

Prävention als gesundheitsorientierte Aktivität ist ohne den vorgreifenden Einfluß auf Verhalten und Verhältnisse nicht möglich. Gegenüber den krankheitsgerichteten Aktivitäten sind damit anders strukturierte Aktionen und Aktionsfelder erforderlich. Sobald Gesundheit als soziales Gut verstanden wird, reagieren entsprechende Aktivitäten auf Problemlagen von kollektiver Bedeutung und wirken auf gesellschaftliche Tatbestände ein. Über den Nutzen für Individuen und primäre Gemeinschaften hinaus müssen externe Effekte von öffentlichem, kollektivem Interesse befriedigt werden. Die Orientierung auf Gesundheit als sozialem Gut unterliegt daher einer engen und dichten Verknüpfung zur allgemeinen sozialen Entwicklung, zur allgemeinen Politik und zur allgemeinen, "herrschenden" Weltanschauung. Prävention ist daher innerhalb des Konstrukts "Gesundheit als soziales Gut" konstitutiv ein Gegenstand der Politik. Denn immer ist in die Zukunft hinein zu intervenieren. Dieser qualitative Unterschied gilt auch bei der sozialpolitischen Absicherung des Massenrisikos Krankheit. Die eingangs angedeutete Kontroverse zur Ambivalenz der Prävention reagiert damit innerhalb des konstitutiv politischen Spektrums von Prävention auf verschiedene Teilphänomene.

Damit sind wir zu einem weiteren übergreifenden Phänomen von "Gesundheit" und "Prävention" gelangt: über den sozialen Wert Gesundheit werden Usurpation, Zuweisung und Enteignung bzw. Monopolisierung von Handlungs- und Lebenschancen legitimiert. Diese Prozesse fallen besonders in der (künstlichen) Dichotomie von Individuum und Gesellschaft auf: Die Medikalisierung von Rollen (z.B. der Mütter) und Verhaltensweisen (z.B. von Devianz) setzt programmatisch und tentativ mit der "Medicinischen Policey" ein (Labisch/Spree 1986). Die Zuweisung bzw. Enteignung von Handlungskompetenz unter dem Etikett Gesundheit findet allerdings auch zwischen komplexen sozialen Aggregaten statt, so etwa zwischen Städten/Gemeinden und Staat und zwischen selbstaktiven/-verwalteten Aggregaten und Städten und Staat. Nicht nur die Prävention ist daher ambivalent. Vielmehr ist diese Ambivalenz auf "Gesundheit" als Legitimations- und Argumentationsfigur selbst zurückzuführen. Das Beispiel der NS-Medizin wurde oben bewußt eingeführt, um zu zeigen, daß Gesundheit nicht nur eine ambivalente Konnotation im Sinne zwar wohlgemeinter, aber verordneter Verhaltensmodifikationen hat, sondern zu einer menschenfeindlichen und menschenverachtenden sozialen Kategorie pervertieren kann.

Schließlich ist an das jeweilige Konstrukt von Gesundheit auch die Rolle der Medizin in einer Gesellschaft gebunden. Die zivilisatorische Ausdifferenzierung des sozialen Gutes Gesundheit ist mit der Ausdifferenzierung des Definitions- und Handlungsmonopols Medizin (= "Professionalisierung") verbunden. Die Funktion der Medizin als offizielle Weltexpertise der Sinnwelt "Gesundheit" fällt mit der allgemeinen Verbindlichkeit des sozialen Wertes "Gesundheit" überein, die Entschärfung und sozialpolitische Kanalisierung des Massenrisikos Krankheit über kollektive Sicherungssysteme durch den Etikettenwechsel von "Heilen von Krankheiten" zu "Herstellen von Gesundheit" fallen mit professionellen Interessen zusammen: die medizinische Versorgung firmiert also nicht ohne Grund als "Gesundheitssystem". Diese Koinzidenz zivilisatorischer Teilprozesse und professioneller Interessen zeitigen aber noch weitere Folgen: die offizielle Sinnwelt "Gesundheit" führt zur Marginalisierung und Vernichtung alternierender Sinnwelten des individuellen und kollektiven Umgangs mit Gesundheit, Krankheit, Leiden und Tod (z.B. Volks-/Laienmedizin); dem entspricht auf professioneller Ebene der Kampf gegen Laienheiler ("Kurpfuscher"). Im gleichlautenden Differenzierungsprozeß beeinflussen die Ärzte eine Realität, in der sie wirken können (Göckenjan 1985).

Die aktuelle Situation in der Bundesrepublik Deutschland ist gegenüber der prinzipiell vergleichbaren Situation anderer Industriestaaten (gleich ob westlicher oder östlicher Prägung) dadurch gekennzeichnet, daß zusätzlich zu den professionellen Marginalisierungsprozessen ein Defizit an gemeinschaftlichen und gemeindlichen Aktionen und Aktionsfeldern besteht. Diese wurden in der NS-Zeit unter dem Etikett der "Volksgesundheitspflege als Staatsgrundgesetz" bewußt und zielgerichtet vernichtet (Labisch/Tennstedt 1985). Warum die zahlreichen Versuche fehlschlugen, nach 1945 in der Bundesrepublik präventive gemeinschaftliche Formen der Gesundheitssicherung insbesondere auf Gemeindeebene wieder einzurichten (z.B. Buurmann 1952, Hagen 1953, Auerbach (Jahn) 1957), ist bislang nicht untersucht worden.

Die Prävention ist heute durch den Versuch der Spezifizierung ätiologischer Konzepte zu einem Gegenstand staatlicher und individueller Aktionen geworden: staatlich insofern, als daß eine normierte, quantitativ operationable Krankheitsvermeidungsstrategie über die klassischen sozialstaatlichen Interventionsformen rechtlicher, ökologischer und pädagogischer Art umgesetzt wird; individuell insofern, als daß der isolierte Einzelne zum Objekt von Früherkennung und (intendierten) Verhaltensmodifikationen wird. Diese Entwicklung wird durch die vordergründig propagierte Alternative "Prävention statt Therapie" und eine ebenso vordergründige Effektivitäts- und Kostenfrage vorangetrieben. Krankheitsbezogene, spezifizier- und meßbare Konzepte werden so bevorzugt, während der Bereich unspezifischer gesundheitsrelevanter Aktivitäten und Aktionsfelder einschließlich den dazu gehörenden wissenschaftlichen Konzepten ausgeblendet wird. Demgegenüber folgt aus den obigen systematischen Überlegungen, daß spezifische Konzepte zwar eine hohe funktionelle Bestimmtheit und damit eine hohe spezifische (und damit krankheitsbezogene) Selektivität haben; dafür ist ihre Reichweite und Sensitivität begrenzt: die Angebotsperzeption bei Adressaten mit informellen Aktionsformen (z.B. Individuum/primäre Gruppe) ist gering, während die Angebotsperzeption bei Adressaten mit formellen Aktionsformen (z.B. Staat) hoch ist. Die unspezifischen präventiven Konzepte haben zwar eine geringe funktionelle Bestimmtheit, dafür aber eine große Reichweite und Sensitivität in der Angebotsperzeption bei Adressaten mit informellen Aktionsformen, während die Angebotsperzeption bei Adressaten mit formellen Aktionsformen nun gering ist. Die vorherrschenden spezifizierten ätiologischen Konzepte und die klassischen sozialstaatlichen Interventionsformen decken sich also auch hier. In der nun erweiterten Version von "Heilen von Krankheit" als "Wiederherstellen von Gesundheit" zu "Herstellen von Gesundheit" durch präventive Therapie entsprechen den professionellen Interessen des Medizinsystems auch den anhängenden Interessen wirtschaftlicher Art (Pharma- und Geräteindustrie).

Akteure und Aktionsfelder ungerichteter gesundheitsrelevanter Aktivitäten von den primären Gruppen über Aktionsgruppen bis zur Gemeinde und parastaatlichen Instanzen (hier insbesonders Krankenkassen) werden erst seit kurzem wieder entdeckt und in ihrer Bedeutung für die Gesundheitssicherung erkannt. So zeigte sich z.B. bei den aktuellen gemeindebezogenen Präventionsstudien - wie etwa in dem berühmten Nord-Karellen-Projekt (Karelien 1981) -, daß auch in der Vergleichsregion, in der nicht spezifisch auf Bluthochdruck, Blutfettwerte und Zigarettenrauchen interveniert wurde, die Mortalität und Morbidität gleichermaßen sanken wie in der Interventionsregion. Dies ist m.E. darauf zurückzuführen, daß auch in der Vergleichsregion allein durch die notwendigen Untersuchungen die Problemsicht für gesundheitsrelevante Aktivitäten erweitert wurde: der Nebeneffekt der Interventionsstudie ist damit bezogen auf das Interesse einer Gemeinde an der Gesundheitssicherung und bezogen auf die Mortalität und Morbidität größer als der angestrebte Effekt der Senkung von Risikofaktoren, der tatsächlich in der Interventionsregion höher war als in der Vergleichsregion.

Für die Bundesrepublik sind zu nennen: die verbleibende und wiederentdeckte große Bedeutung und Funktion der Familie in der Gesundheitssicherung (Grunow 1984), die Bedeutung von Laienpotentialen und Selbsthilfe allgemein (Badura, v. Ferber 1981; v. Ferber/Badura 1983), die Bedeutung sozialer Unterstützung für die Bewältigung von Krankheit (Badura 1981), die Bedeutung der Lebensweise für das Gesundheitsverhalten (BzGA 1983) und schließlich die ebenfalls wiederentdeckte Bedeutung der Gemeinde in der Gesundheitssicherung (Trojan/Walter 1980; Trojan/ Behrendt 1980; Mannebach u.a. 1982; v. Troschke 1983; Nüssel/Lamm 1983; IGES 1984; Labisch 1984b).

Gerade an den letztgenannten Studien läßt sich jedoch zeigen, daß der entscheidende Schritt noch nicht getan ist: die Gemeinde ist im wesentlichen **Forschungs**objekt mehr oder weniger spezifischer Fragestellungen und Interventionsstudien; die Gemeinde als aktives Subjekt in der Gesundheitssicherung ist hingegen noch nicht wiedererstanden, so daß die bisherigen Aktivitäten im wesentlichen noch im Vorraum der Gesundheitspolitik stattfinden.

Die derzeitigen Präventionsstrategien kranken daher an selbstgesetzten Grenzen, weil die klassischen Felder unspezifischer gesundheitsrelevanter Aktivitäten ausgeblendet sind.

Gleichzeitig beobachten wir im Rahmen des aktuellen wirtschaftlichen und sozialen Wandels, der letztlich die Konsequenz eines nunmehr amorphen und dimensionslosen Differenzierungsprozesses ohne kollektive Normen und Identitäten ist, daß die während der Industrialisierung durchgesetzten kollektiven Güter und Normalitätsstandards in die Diskussion geraten oder bereits zerfallen (z.B. Arbeit, Familie etc.). Mit der Krise der Arbeitsgesellschaft (z.B. Produktion ohne Arbeit) stoßen auch die klassischen sozialen Sicherungssysteme, die ja um die Standards "Arbeit und Erwerbsleben" errichtet wurden, an ihre Grenzen. Die Deckungsfrage der Rentenversicherung und die Kostenfrage der Krankenversicherung sind damit nur äußere Erscheinungsformen eines tiefgreifenden sozialen Wandels, dessen Folgen heute noch nicht abzusehen sind.

Es besteht daher nicht nur aus einer theoretischen Durchdringung der Probleme der Gesundheitssicherung, sondern aus aktuellen Problemen des sozialen Wandels heraus die Notwendigkeit, neue - und wie angedeutet: alte - Handlungsräume und Aktionsformen der Gesundheitssicherung zu entdecken, in ihrer Eigenheit zu erkennen und ihnen entsprechende Verantwortung und Mittel einzuräumen: **Dies betrifft insbesondere den unspezifischen und ungerichteten Bereich gesundheitsrelevanter Aktivitäten von primären Gruppen und Aktionsgruppen bis zur Gesundheitssicherung in der Gemeinde.**

Mit diesem Satz ist der **Perspektivenwandel** in dem hier verfolgten Diskussionsstrang endgültig vollzogen: von der Analyse der Konstruktion und Funktion von Gesundheit als Schlüssel zu den Rahmenbedingungen von Prävention sollen nun aus den bisherigen Überlegungen Bedingungen und Prämissen der Prävention abgeleitet werden - um Mißverständnissen vorzubeugen, sei auf diesen Wechsel von der theoretisch-systematischen Analyse zu gesundheitspolitischen Vorschlägen ausdrücklich aufmerksam gemacht.

Als Lösung der immanenten Ambivalenz von Gesundheit in hochdifferenzierten Gesellschaften bietet sich an: "Gesundheit" ist integraler, unspezifischer und ungerichteter Bestandteil individueller und kollektiver Handlungskompetenz. Damit ist sie **nicht Ziel**, sondern **Voraussetzung** alltäglicher Problembewältigung. Gesundheit ist damit eine alle gesellschaftlichen Bereiche durchdringender Wert. Nur wenn alle Menschen, Gruppen und Institutionen gleichermaßen zu selbstverantwortlich handelnden Subjekten in der Gesundheitssicherung werden, kann diese daher wirkungsvoll betrieben werden. Erforderlich sind also Räume gesundheitsbezogener Aktivitäten, in denen alle Menschen, Gruppen und Institutionen im Rahmen ihrer Handlungskompetenz und im Rahmen eines differenzierten Austauschs mit Handlungsangeboten der Gesundheitswissenschaften tätig werden können. Die Beteiligung aller Ebenen der Gesundheitssicherung wirkt gleichzeitig der Funktionalisierung und Perversion einer Gesundheit als Legitimationsmuster für die Zuweisung von Lebens- und Handlungschancen einschließlich der Hypostasierungstendenzen der Profession entgegen: nicht Demokratisierung eines verbindlichen Gesundheitsideals, sondern Demokratisierung der Interpretation und Verfügbarkeit über Gesundheit ist folglich der Ausweg.

6. Prävention im gesundheitspolitischen Konzept der "gemeinschaftlichen Gesundheitssicherung" (primary health care) der Weltgesundheitsorganisation - eine Alternative?

Die Weltgesundheitsorganisation entwickelt seit Anfang der 70er Jahre das gesundheitspolitische Konzept der "gemeinschaftlichen Gesundheitssicherung" (primary health care). Anlaß war, daß der bloße Export der Medizin hochindustrialisierter Staaten in die sog. Entwicklungsländer fehlgeschlagen ist:

- Das Vertrauen in die medizinische Forschung, in höchst ausgebildetes Personal und in einen dadurch höchst erreichbaren Gesundheitszustand hat dazu geführt, daß nur ein kleiner Teil der Weltbevölkerung medizinisch versorgt wird;
- ferner hat die medizinische Technologie diesem Prozeß nicht nur nicht entgegengewirkt, sondern einen selbsttätigen Prozeß medizinischer Spezialisierung und Technologisierung in Gang gesetzt.

Das Gesundheitskonstrukt hochdifferenzierter Gesellschaften und die daraus folgende Art der medizinischen Versorgung sollten folglich Gesellschaften geringeren Differenzierungsgrades aufgestülpt werden. Dieses Massenexperiment ist gescheitert, weil es in der Peripherie gegen die Handlungskompetenz und Problemsicht der Menschen durchgesetzt werden sollte. Die sozialen Versuche, die der Formulierung des Konzepts der "gemeinschaftlichen Gesundheitssicherung" vorausgingen, wurden daher nicht ohne Grund unter der Maxime "health by the people" durchgeführt und veröffentlicht (Newell 1975; Djukanovic/Mach 1975).

Über den Mißerfolg der medizinischen Entwicklungspolitik hinaus wurden aber in diesem Massenexperiment auch die Defizite der Medizin industrialisierter Staaten deutlich. Die Erfahrung der begrenzten Wirksamkeit der Medizin wurde im Konzept der "gemeinschaftlichen Gesundheitssicherung" gewissermaßen rückimportiert. Denn die WHO betont, daß die neue Strategie der "gemeinschaftlichen Gesundheitssicherung" nicht nur für Entwicklungsländer, sondern auch für Industrieländer gültig ist. Das Regionalbüro Europa der WHO (= WHO/EUR) hat daher 1978 vier Basisprinzipien der "Gemeinschaftlichen Gesundheitssicherung" in Industriestaaten festgelegt (KAPRIO 1979):

- Primary **health** care ist **nicht** primary **medical** care, sondern ein breiter, umfassender und ökologisch befriedigender Ansatz zur Gesundheitssicherung, der von der Verbesserung allgemeiner Lebensbedingungen über die Änderung individueller Verhaltensmuster bis zur Umorganisation von Versorgungsdiensten reicht.
- Die Gesundheitssicherung muß den Lebensbedingungen, der Lebensweise und den Ressourcen der Menschen entsprechen, für die sie gedacht ist: deshalb müssen die Bürger an der Planung, Organisation, Durchführung und Kontrolle der Gesundheitssicherung beteiligt werden.
- Die vorhandenen Ressourcen müssen so wirksam und effizient wie möglich verwandt werden. Dies bedeutet unter vielen anderen, daß personenbezogene Dienstleistungen von den tertiären und sekundären Versorgungsebenen auf die primäre Versorgungsebene und von dort in die Selbsthilfe verlagert werden; gleichzeitig müssen aber die Selbsthilfepotentiale und Selbsthilfemöglichkeiten auch entsprechend gefördert und unterstützt werden.
- Primary health care ist kein isolierter, eigenständiger Ansatz zur Gesundheitssicherung, sondern der "bürgernächste" in der Gemeinde verankerte Teil eines integrierten und umfassenden Gesundheitssicherungssystems.

Im Folgenden sind nicht die Entwicklung und die vielfältigen Programmaktivitäten der WHO und des Regionalbüros Europa zum Konzept der gemeinschaftlichen Gesundheitssicherung zu referieren (dazu Vuori 1981; Labisch 1982a, 1982b; Fuss 1984). Vielmehr werden die Einzelprogramme der WHO/EUR zum Ausgangspunkt genommen, um einige präventive Aspekte des Konzepts der gemeinschaftlichen Gesundheitssicherung vorzustellen (WHO/EUR/RC 34/7; WHO/EUR/RC 34/13; WHO/EUR/RC 34/14). Diese Programmaktivitäten sind von der 34. Sitzung des Regionalkomitees im Sept. 1984 zumindest vorläufig angenommen worden

(WHO/EUR/RC 34/R 5) und stellen damit den derzeit gültigen Entschlie-
ßungsstand dar.

Unter den Einzelzielen zur Unterstützung der Regionalstrategie
(WHO/EUR/RC 34/7) werden als Voraussetzungen für eine gute Gesundheitslage genannt:

1. Frieden
2. Chancengleichheit
3. Befriedigung von Grundbedürfnissen
   - Ernährung
   - Erziehung
   - Wasser und Abwasser-/Abfallbeseitigung
   - sichere Arbeit und eine sinnvolle Rolle in der Gesellschaft
4. Politischer Wille und öffentliche Unterstützung des Zieles
   "Gesundheit für alle".

Mit diesen Zielen werden unterschiedliche Ebenen der Politik auf
zunächst unspezifische Aufgaben der Gesundheitssicherung angesprochen:
Dies gilt hier insbesondere für die Ebenen Staat, Gemeinde und viele
sektorisierte Politik- und Versorgungsbereiche wie etwa Sicherheitspolitik,
Arbeitsmarktpolitik, Bildungspolitik, Ernährung, Wohnen und Schule. Das
Prinzip der intersektoralen Kooperation in der gemeinschaftlichen
Gesundheitssicherung wird damit dem Grundsatz gerecht, daß Gesundheit
ein alle Lebensbereiche durchdringender Wert ist.

Innerhalb der Gesamtstrategie der gemeinschaftlichen Gesundheitssicherung versprechen drei Zielbereiche die wesentliche Verbesserung der
Gesundheitssicherung

1. Gesundheitsfördernde Lebensweisen
2. gesundheitlicher Umweltschutz
3. bedarfsgerechte Versorgung.

"Bedarfsgerechte Versorgung" gehört nicht zu dem hier zu diskutierenden
Problembereich. Der Bereich "gesundheitlicher Umweltschutz" umfaßt die
klassischen Gebiete des Umweltschutzes in industrialisierten Staaten
einschließlich arbeitsbedingter Gesundheitsrisiken (work-related health
risks). Besonders aufschlußreich für die Konzeption der "gemeinschaftlichen Gesundheitssicherung" ist der Zielbereich der "gesundheitsfördernden Lebensweisen".

Ausgangspunkt für gesundheitsfördernde Lebensweisen ist die Erkenntnis, daß Gesundheit in erheblichem Maße von der politischen, sozialen, kulturellen, ökonomischen und physischen Umgebung abhängt. Den Menschen muß jedoch die Gelegenheit und die Fähigkeit gegeben werden, aus freiem Willen eine gesundheitsgerechte Lebensweise zu wählen. Es müssen daher Gesundheitsstrategien entwickelt werden, die die Wahl zu gesundheitsgerechter Lebensweise zur jeweils leichteren Wahl machen. Des weiteren müssen familiäre und soziale Beziehungen und Unterstützungssysteme gestärkt werden, die es ermöglichen, Gesundheit zu schützen und zu bewahren. Drittes Ziel ist, das Interesse von Individuen, Gruppen und Gemeinschaften zu stärken, ihre eigene Gesundheit und die anderer aktiv zu fördern. Das Lebensweisekonzept ist also gleichermaßen auf Umwelt wie auf Personen bezogen. "Gesund leben" heißt in diesem Bezug, daß die Menschen befähigt werden, ihr Leben selbständig in aktiver Auseinandersetzung mit ihrer Umwelt zu führen. Gesundheit erscheint hier also nicht als ein Ziel an sich, dem das Leben unterzuordnen ist, sondern als die Fähigkeit, Probleme zu formulieren, Lösungen zu finden, Entscheidungen zu treffen und durchzustehen, Konflikte zu lösen, soziale Beziehungen aufrechtzuerhalten und aktiv in eigenem Interesse tätig zu werden (WHO/EUR/RC 34/7 S. 29).

Den Menschen soll folglich ein positives Verständnis von Gesundheit vermittelt werden, so daß sie ihre physischen, geistigen und emotionalen Fähigkeiten voll entwickeln können; das Hauptgewicht der Gesundheitssicherung soll daher auf der Gesundheitsförderung (health-promotion) und der Verhütung von Krankheiten liegen (WHO/EUR/RC 34/7, S. 3).

Diese Fähigkeiten entwickeln die Menschen aber nicht als Einzelwesen, sondern nur in ihrer Gemeinschaft. Die 'community' - ein im Deutschen nahezu unübersetzbares Wort, das zwischen primären Gemeinschaften und Gemeinde als Gebietskörperschaft steht - wird daher zum **wesentlichen,** Handlungsfeld der Gesundheitssicherung (allg. Vuori 1983). "Gesundheit für alle wird durch die Menschen selbst erlangt. Eine gut informierte, gut motivierte und aktiv teilnehmende Gemeinschaft (Gemeinde ist daher das Schlüsselelement, um das allgemeine Ziel zu erreichen" (WHO/EUR/RC 34/7, S. 3). "Die Teilhabe der Öffentlichkeit mag zwar nach den nationalen und lokalen politischen, administrativen und kulturellen Mustern variieren. In jedem Fall aber soll eine repräsentative Partizipation der Gemeinschaft/Gemeinde in allen offiziellen Körperschaften die Regel sein (lokale, regionale und nationale Gesundheitsräte, sozioökonomische Planungsgeräte etc.), die Entwicklungsprobleme zu behandeln, die Auswirkungen auf die Lebensweise und die Gesundheit haben. Besondere Sorge soll darauf gerichtet werden, Vertreter von besonders gefährdeten Gruppen und Vertreter von Gruppen zu beteiligen, die besonderes Interesse und besondere Initiative in der Förderung der Gesundheit der Gemeinde/Gemeinschaft gezeigt haben" (WHO/EUR/RC 34/7, S. 29).

Das Konzept der "gemeinschaftlichen Gesundheitssicherung" ist im einzelnen umstritten. Die Programmaktivitäten erscheinen fern der gesundheitspolitischen und präventiv-praktischen Realität formuliert: dies hängt u.a. damit zusammen, daß dem Konzept ein großbürgerlich-aristokratisches Verständnis von Gesundheit als integraler Bestandteil einer gesamten Lebensführung zugrundeliegt, ohne daß insbesondere die sozialen und politischen Hindernisse, die einer Demokratisierung dieses Ideals auf eine gesamte Gesellschaft entgegenstehen, thematisiert und diskutiert werden. Angesichts der oben diskutierten Dimensionen und Bedingungen von Prävention sind allerdings folgende Schlußfolgerungen möglich:

- "Gesundheit" erscheint im Konzept der gemeinschaftlichen Gesundheitssicherung als Voraussetzung und Bestandteil allgemeiner Lebensführung und damit als Erweiterung individueller und kollektiver Handlungskompetenz.
- Es wird die aktive Verantwortung aller sozialer Aggregatebenen von der international über die nationale staatliche Ebene bis hin zur Gemeinde, Gemeinschaft, Familie und den einzelnen Menschen angesprochen.
- Das Schwergewicht der Prävention wie der Versorgung liegt in den primären Gemeinschaften (Individuum, Familie und Gemeinde). Deren Handlungskompetenz ist am meisten zu stärken.

Oben wurde festgestellt, daß die aktuelle Prävention an immanenten Problemen krankt. Diese Probleme sind im Konzept der gemeinschaftlichen Gesundheitssicherung zurückgedrängt. Es ist daher wohlbegründet, das Konzept der gemeinschaftlichen Gesundheitssicherung in die zukünftige Präventionsdebatte einzubeziehen. Problem wird es sein, die - bei einer internationalen Organisation notwendigerweise - abstrakten Ziele und Vorschläge umsetzungsfähig auszuformulieren. Darüber hinaus ist - auch im Sinne der hier vorgetragenen Gedanken - die wesentliche Bedingung dafür, daß die Programm-, Forschungs- und Modellaktivitäten der WHO als Wissensträger auch wirksam werden, daß ein sozialer Handlungsträger dieses Konzept übernimmt und damit in den politischen Raum einführt.

7. Zusammenfassung

Die eigentlichen personalen und sozialen Handlungsträger von Gesundheit sind die Menschen in ihren verschiedenen Vergemeinschaftungs- und Vergesellschaftungsformen. Mehr noch als im Falle von Krankheiten spielen Medizin und Ärzte in der Sicherung und Förderung von Gesundheit die Rolle eines sachkundigen Beraters, nicht eines allein verantwortlichen Akteurs. Die weit verbreitete Vorstellung, Menschen, Gruppen und Organisationen ergreifen präventive Strategien, die die Gesundheitswissenschaften vorschlagen, aufgrund deren augenscheinlicher Evidenz oder Rationalität gewissermaßen selbsttätig und uniform, greift zu kurz. Der Gedanke, daß präventive Strategien um so eher akzeptiert werden, je ausgefeilter sie dargeboten sind ("selbstaktive Präventionsmaschine"), entlarvt sich als Wunschdenken des Wissensträgers auf der Suche nach einem Handlungsträger. Wir haben hingegen gesehen, daß Wahrnehmung gesundheitsrelevanter Problemlagen und Durchsetzung gesundheitsrelevanter Aktivitäten aus einem differenzierten Interaktionsprozeß zwischen sozialen Aggregaten und Gesundheitswissenschaften erfolgen: Angebotsperzeption, Adäquanz und Akzeptanz hängen davon ab, ob die von den Gesundheitswissenschaften angebotenen Konzepte sich in die Problemwahrnehmung und Handlungskompetenz horizontal und vertikal vielfach zu differenzierender Adressaten (zumindest teilweise) einfügen. Die immanenten Grenzen der Prävention liegen darin, daß bestimmte Konzepte jeweils bestimmte Akteure in ihren bestimmten Handlungsfeldern und mit ihren bestimmten Handlungsinstrumentarien ansprechen: diese in gewissem Maße spezifischen Handlungsfelder von Prävention sind nicht gegeneinander austauschbar. Werden - und zwar im Bereich der Prävention konstitutiv aus politischen Gründen - besondere präventive Konzepte bevorzugt, werden damit gleichzeitig bestimmte Handlungsfelder ausgeblendet, marginalisiert oder bewußt vernichtet (z.B. NS-Medizin). Derzeit gilt es, insbesondere den Bereich unspezifischer und ungerichteter gesundheitsrelevanter Aktivitäten in primären Gemeinschaften, Aktionsgruppen und Gemeinden zu fördern und weiterzuentwickeln.

Prämisse einer wirkungsvollen Prävention ist, daß allen sozialen Handlungsträgern entsprechend ihrer Handlungskompetenz gesundheitsrelevante Handlungsfelder eingeräumt werden. In der theoretischen Durchdringung und praktischen Konzeption der Prävention ist daher ein Wechsel der Perspektive erforderlich: wir dürfen nicht länger von der Medizin und den Gesundheitswissenschaften auf Menschen, Gruppen oder Institutionen als mögliche Adressaten gesundheitsrelevanter Handlungsangebote blicken.

Vielmehr müssen wir unseren Blickwinkel um 180 Grad drehen und fragen: was bedeutet eigentlich "Gesundheit" im Leben und Handeln von Menschen, Gruppen und Institutionen und was können Medizin und Gesundheitswissenschaften - gleichsam aus einer "Bringschuld" heraus -leisten, um gesundheitsrelevante Potentiale und Aktivitäten zu wecken und zu fördern. Im Vergleich zu krankheitsorientierten Forschungen und Interventionen - einschließlich der ätiologischen Konzepten abgeleiteten Prävention - wissen wir über Gesundheit und deren Bedingungen erschütternd wenig: wie ist es beispielsweise zu erklären, daß Menschen in straffen religiösen Bezügen erheblich seltener erkranken und wesentlich länger leben als andere Menschen (Piechowiak 1985) - hier versagen krankheitsorientierte Erklärungsmuster. In der Prävention gilt es folglich, die medizinzentrierte Sicht gegen eine gesundheitszentrierte Sicht zu tauschen.

8. Literaturverzeichnis

Es dürfte hinreichend deutlich geworden sein, daß ich entscheidende Anregungen für den angesprochenen Problembereich dem DFG-Forschungsschwerpunkt "Gesellschaftliche Bedingungen sozialpolitischer Intervention" verdanke. Ich möchte besonders die Herren F.-X. Kaufmann, P. Raschke, E. Pankoke, B. Becher und R. Müller dankend erwähnen. Publikationen des DFG-SPP liegen allerdings erst 1986 vor; vgl. daher vorerst Kaufmann 1981. Für ständige Kritik und Anregung danke ich F. Tennstedt. I. Kickbusch und H. Vuori stellten die aktuellen Diskussionspapiere der WHO/EUR zur Verfügung; auch ihnen sei gedankt.

Literatur:

Auerbach, W. u.a. (E. Jahn für den Abschnitt "Gesundheitssicherung"), 1957: Sozialplan für Deutschland, Berlin/Hannover
Badura, B. (Hrsg.), 1981: Soziale Unterstützung und chronische Krankheit. Zum Stand sozialepidemiologischer Forschung, Frankfurt/M.
Badura, B./C. v. Ferber (Hrsg.), 1981: Selbsthilfe und Selbstorganisation im Gesundheitswesen, (= Soziologie und Sozialpolitik, 1) München/ Wien
Buurmann, O., 1952: Gesundheitspolitik, Stuttgart

BzGA = Bundeszentrale für gesundheitliche Aufklärung (Hrsg.), 1983: Lebensweisen und Lebensbedingungen und ihre Auswirkungen auf die Gesundheit, Köln

Djukanovic, V./E. P. Mach (Hrsg.), 1975: Alternative Approaches to Meeting Basic Health Needs in Developing Countries, Genf

Ferber, C.v., 1971: Gibt es ein sozialstaatliches Recht auf Gesundheit? In: Archiv f. Wissenschaft und Praxis der Sozialen Arbeit 2, 104-119

Ferber, C.v./B. Badura (Hrsg.), 1983: Laienpotential, Patientenaktivierung und Gesundheitsselbsthilfe, (= Soziologie und Sozialpolitik, 3) München/Wien

Fuss, R., 1984: Gesund sein 2.000. Wege und Vorschläge, Berlin

Geigel, A., 1882: Öffentliche Gesundheitspflege (= Handbuch der Hygiene und der Gewerbekrankheiten. Dritter Teil. Allgemeiner Teil), (= v. Ziemssen's Handbuch der speziellen Pathologie und Therapie, 1. Bd.) 3. Aufl., Leipzig

Göckenjan, G., 1985: Kurieren und Staat machen. Gesundheit und Medizin in der bürgerlichen Welt, Frankfurt/M.

Grunow, D., 1984: Lebensweisen und Alltagsorganisation von Familien im Rahmen von Gesundheitsarbeit, (= Projektgruppe Verwaltung und Publikum. Preprints 3) Bielefeld

Hagen, W., 1953: Vorbeugende Gesundheitsfürsorge, Stuttgart

Herder-Dorneich, P./A. Schuller, 1982: Vorsorge zwischen Versorgungs-staat und Selbstbestimmung, Stuttgart

IGES = Institut für Gesundheits- und Sozialforschung, 1984: Diverse Arbeitspapiere eines Forschungsprojektes in "Modellversuche zur kommunalen Gesundheitsplanung", Berlin

Jung, E., 1982: Das Recht auf Gesundheit. Versuch einer Grundlegung des Gesundheitsrechts in der Bundesrepublik Deutschland, München

Kaprio, L., 1979: Primary Health Care in Europe, Kopenhagen

Karbe, K.-H., 1973: Zur Geschichte des Berliner Gesundheitspflegevereins der deutschen Arbeiterverbrüderung, in: Deutsches Gesundheitswesen 28, 1621-1625, 2204-2208

Karbe, K.-H., 1974: Die Berichte Salomon Neumanns über den Gesund-heitspflegeverein der Berliner Arbeiterverbrüderung und den Berliner Gesundheitspflegeverein (1849-1853), in: Wiss. Zs. Univ. Halle 23, M., H. 4, 66-72

Karelien, 1981: Community Control of Cardiovascular Diseases, hrsg. v. d. WHO, Kopenhagen

Kaufmann, F.-X., 1981: Gesellschaftliche Bedingungen sozialpolitischer Intervention: Staat, intermediäre Instanzen und Selbsthilfe. Ein neues Schwerpunktprogramm der Deutschen Forschungsgemeinschaft, in: Zs. f. Sozialreform 27, 31-49

Labisch, A., 1982a: "Gemeinschaftliche Gesundheitssicherung" (Primary Health Care) - Die neue gesundheitspolitische Konzeption der Weltgesundheitsorganisation und ihre Bedeutung für Industriestaaten, in: Zs. f. Sozialreform 28, 643-668

Labisch, A., 1982b: Medizinische Versorgung ohne Konzept. Die medizinische Grundversorgung in der Bundesrepublik Deutschland aus der Sicht der gemeinschaftlichen Gesundheitssicherung, Kassel

Labisch, A., 1984a: Die Wiederaneignung der Gesundheit. Zur sozialen Funktion des Gesundheitsbegriffs, in: Argument-Sonderband 113, 13-32

Labisch, A., 1984b: Staat - Gemeinde - Gesundheit. Thesen zur Entwicklung, zum Stand und zur möglichen Fortentwicklung öffentlicher Gesundheitsvorsorge, in: E. Kröger (Hrsg.), Geschichte und Zukunft des öffentlichen Gesundheitsdienstes. 50 Jahre Gesetz über die Vereinheitlichung des Gesundheitswesens, (= Schriftenreihe der Akademie für öffentliches Gesundheitswesen, Bd. 12), Düsseldorf

Labisch, A., 1985: Doctors, Workers and the Scientific Cosmology of the Industrial World: the Social Construction of "Health" and the "homo hygienicus", in: Journal of Contemporary History 20 (eine theoretische Fassung erscheint in: Österr. Zs. f. Soziologie 10, 1985, H. 4)

Labisch, A./F. Tennstedt, 1985: Der Weg zum "Gesetz über die Vereinheitlichung des Gesundheitswesens" vom 3. Juli 1934. Entwicklungslinien und Entwicklungsmomente des staatlichen und des kommunalen Gesundheitswesens in Deutschland, (= Schriftenreihe der Akademie für öffentliches Gesundheitswesen, 13) 2 Bde., Düsseldorf

Labisch, A./R. Spree, 1986: Medizin und sozialer Wandel. Der Beitrag medizinischer Konzepte zur Prägung sozialer Rollen und zur Abdrängung gesellschaftlicher Randgruppen in Deutschland während des 19. und frühen 20. Jahrhunderts, Frankfurt

Mannebach, H. u.a., 1982: Risikofaktoren-Modifikation: Stand der Interventionsforschung, in: Prävention 5, 72-79

Newell, K. (Hrsg.), 1975: Health by the People, Kopenhagen

Nüssel, E./G. Lamm (Hrsg.), 1983: Prävention und Gemeinderahmen. Europäische Erfahrungen in der Herz-Kreislauf-Vorsorge, München u.a.

Piechowiak, H., 1985: Religionsspezifische Lebensweisen und Häufigkeiten von Krebserkrankungen. Eine Übersicht epidemiologischer Daten, in: Deutsches Ärzteblatt 82, 105-114

Rosenbrock, R., 1985: Primärprävention durch GkV. Dreizehn Thesen und Gegenthesen, in: Soziale Sicherheit 34, 1-9

Trojan, A./S. U. Behrendt: Lokale Bewegungen: Modelle gemeindebezogener Gesundheitsselbsthilfe in der BRD, in: Österr. Zs. Politikwissenschaft 9, 93-109

Trojan, A./H. Waller (Hrsg.), 1980: Gemeindebezogene Gesundheitssicherung. Einführung in neue Versorgungsmodelle für medizinische und psychosoziale Berufe, München u.a.

Troschke, J.v., 1983: Präventive Gemeindestudien in der BRD, in: Deutsches Ärzteblatt 80, 65-70

Vuori, H., 1981: Primary Health Care in Industrialized Countries, in: Die Allgemeinpraxis, hrsg. v. Gottlieb-Duttweiler-Institut, Rüschlikon/Zürich, 83-111

Vuori, H., 1983: Community Participation in Primary Health Care - a Means or an End? verv. Ms., WHO/Kopenhagen

Wambach, M.M. (Hrsg.), 1983: Der Mensch als Risiko. Zur Logik von Prävention und Früherkennung, Frankfurt/M.

Weindling, P., 1984: Was Social Medizine Revolutionary? Rudolf Virchow and the Revolution of 1848, in: Bull. Society for the Social History of Medizine 34, 13-48

WHO/EUR/RC 34/7, 1984: Regional Targets in Support of the Regional Strategy for Health for All, Kopenhagen

WHO/EUR/RC 34/13, 1984: List of Proposed Indicators for Monitoring Progress towards Health for All in the European Region, Kopenhagen

WHO/EUR/RC 34/14, 1984: Proposed Plan of Action for the Implementation of the Regional Strategy for Attaining Health for All by the Year 2.000, Kopenhagen

WHO/EUR/RC 34/R 5 1985: Implementation of the Regional Strategy for Attaining Health for All by the Year 2.000, Kopenhagen

Wilfried Karmaus

Volkskrankheiten:
Exzessive Behandlungsmedizin oder vielleicht doch etwas Prävention?

1. Ziel des Beitrages

Ziel dieses Beitrages ist es, provokante Anregungen zum Nachdenken über die Güte unseres Systems der Krankenversorgung zu geben. Dem Begriff Krankenversorgungssystem wird gegenüber dem Begriff Gesundheitssystem hier der Vorzug gegeben, weil er präziser die tatsächliche Praxis beschreibt (Geyer 1970). Bei dieser Auseinandersetzung wird weniger Wert auf die Vertiefung einzelner Bereiche gelegt, sondern versucht, übergreifend die Problematik in verschiedenen Bereichen beispielhaft darzustellen, um jeweils die "Alternative" von exzessiver Behandlungsmedizin und möglicher Prävention zu prüfen.

2. Was ist Prävention?

Allgemeine Akzeptanz gefunden hat eine Unterscheidung in primäre, sekundäre und tertiäre Prävention (Abb. 1).

Abb. 1: Entwicklung der Erkrankung und Interventionsmöglichkeiten

(nach KLEINBAUM, KUPPER, MORGENSTERN 1982, S. 22)

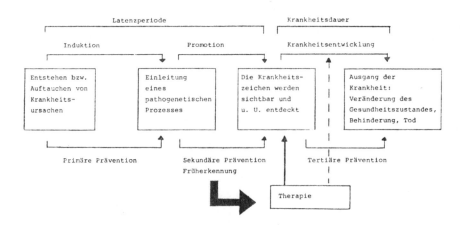

76

Unter primärer Prävention wird ein Maßnahmebündel zur Verhütung der Krankheitsentstehung verstanden. Sekundäre Prävention hat keine eigenständige Funktion, sondern stellt quasi den verlängerten Arm der "therapeutischen Medizin" dar, mit dem Ziel, eine möglichst frühe Zuführung von noch behandelbaren Leiden zur Therapie zu erreichen. Als tertiäre Prävention werden wiederum eigenständige soziale, psychische und physische Maßnahmen zur Verhinderung eines ungünstigen Krankheitsausganges bezeichnet.

Maßnahmen der sekundären Prävention, d.h. Früherkennung, voranzutreiben, ist erst dann angebracht, wenn nachgewiesen werden kann, daß erfolgreiche therapeutische Möglichkeiten der Behandlung der jeweiligen früherkannten Erkrankungen bestehen (Taylor 1979, S. 176ff). Denn ein früherkanntes Leiden kann eine erhebliche Verschlechterung der Lebensqualität (zwischen Angst und falscher Hoffnung) zur Folge haben, ohne daß die Behandlung eine Verlängerung des Lebens bewirken kann. So weisen bspw. Werner et al. (1985) an Daten des Hamburger Krebsregisters nach, daß von 1963 bis 1979 die Heilungswahrscheinlichkeit für Krebs trotz exzessiven Einsatzes therapeutischer Technologien insgesamt nicht verändert hat und bei Frauen ca. 30 und bei Männern ca. 20 Prozent beträgt. Ausnahmen sind einige Krebsformen. Wenn also keine Jahre dem Leben hinzugefügt werden können, sollten Maßnahmen der Früherkennung und Behandlung so zurückhaltend sein, daß sie in den verbleibenden Jahren das Leben nicht verschlechtern. Der unsinnige Einsatz sekundärer Prävention gilt nicht für Gesundheitsgefahren in der Schwangerschaft, aber neben Krebs auch für Volkskrankheiten wie Erkrankungen des Stütz- und Bewegungsapparates und Herz-Kreislauf-Erkrankungen (D'Souza 1979, Oliver 1982, The Lancet 1982, S. 803; American Cancer Society 1980).

Eigentliche Ansätze der Prävention, nämlich die primäre und tertiäre, sollten unter drei Gesichtspunkten erörtert werden: (a) Expositions- und Dispositionsprophylaxe, (b) individuelle oder gesellschaftliche Ansätze sowie (c) spezifische oder unspezifische Maßnahmen (Abb. 2). Als Expositionsprophylaxe werden alle Eingriffe bezeichnet, die dafür Sorge tragen, daß Personen gesundheitsschädlichen Verhältnissen oder Stoffen nicht ausgesetzt werden. Dispositionsprophylaxe zielt darauf, die individuelle Abwehrlage gegen Erkrankungen zu verbessern.

Individuelle Ansätze versuchen - wie bspw. Impfungen - massenhaft Veränderungen am Individuum vorzunehmen. Dahingegen legen gesellschaftliche Regelungen - wie bspw. die Senkung der Arbeitslosenzahl oder

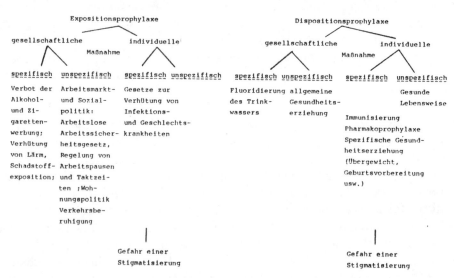

Abb. 2: Hierarchie präventiver Strategien:
(nach KARMAUS 1981)

Expositionsprophylaxe

gesellschaftliche   individuelle
        Maßnahme

spezifisch   **unspezifisch**   **spezifisch unspezifisch**

Verbot der	Arbeitsmarkt-	Gesetze zur
Alkohol-	und Sozial-	Verhütung von
und Zi-	politik:	Infektions-
garetten-	Arbeitslose	und Geschlechts-
werbung;	Arbeitssicher-	krankheiten
Verhütung	heitsgesetz,	
von Lärm,	Regelung von	
Schadstoff-	Arbeitspausen	
exposition;	und Taktzei-	
	ten ;Woh-	
	nungspolitik	
	Verkehrsbe-	
	ruhigung	

Dispositionsprophylaxe

gesellschaftliche   individuelle
        Maßnahme

spezifisch unspezifisch   **spezifisch**   **unspezifisch**

Fluoridierung	allgemeine		Gesunde
des Trink-	Gesundheits-		Lebensweise
wassers	erziehung		

Immunisierung
Pharmakoprophylaxe
Spezifische Gesund-
heitserziehung
(Übergewicht,
Geburtsvorbereitung
usw.)

Gefahr einer
Stigmatisierung

Gefahr einer
Stigmatisierung

die Lärmbekämpfung - individuelle Reaktionsmöglichkeiten nicht von vornherein fest. Spezifische Maßnahmen besitzen für den ersten Blick der Politiker eine große Attraktivität wie bspw. spezifische Maßnahmen der Drogenbekämpfung usw., ohne daß später jedoch das Scheitern dieser meist realitätsfremden Ansätze eingestanden wird. Bei unspezifischen Maßnahmen wie bspw. Frauenhäuser oder betrieblichen Verbesserungen wird auf der anderen Seite oft nicht deutlich genug, wie stark der vor verschiedenen Krankheiten, d.h. unspezifisch, schützende Effekt ist.

Eine gesellschaftliche Expositionsprophylaxe wird bspw. durch spezifische Maßnahmen zur Lärmbekämpfung, aber auch durch unspezifische Politiken wie die Senkung der Arbeitslosenzahl oder Sicherheitsbestimmungen am Arbeitsplatz erreicht. Individuell steht Expositionsprophylaxe im Rahmen des Bundesseuchengesetzes an: Träger von Geschlechtskrankheiten werden ermittelt und behandelt, um eine Verbreitung zu verhindern. Eine gesellschaftlich spezifische Dispositionsprophylaxe stellt bspw. die Fluoridisierung des Trinkwassers dar, damit die Zähne kariesresistenter werden. Gesellschaftlich unspezifische Maßnahmen der Dispositionsprophylaxe sind allgemeine Gesundheitserziehung, Sport oder gesündere Ernährung, mit dem Ziel einer allgemeinen gesundheitlichen Stärkung. Eine spezifische individuelle Dispositionsprophylaxe ist bspw. Impfung, damit der Körper gegen bestimmte Krankheitserreger immun wird. Als individuell unspezifische Dispositionsprophylaxe läßt sich bspw. der Zusammenschluß zu

Selbsthilfegruppen bezeichnen. Die Teilnehmer versuchen, die Verarbeitung von Problemen so zu gestalten, daß diese nicht in Krankheit münden.

Im System der Krankenversorgung dominieren individuelle Maßnahmen wie bspw. die Pharmakaprophylaxe durch Beta-Blocker zur Bekämpfung des hohen Blutdruckes in der Prävention von Herzinfarkten. Solche Maßnahmen haben sich stärker als unspezifische und gesellschaftliche Ansätze wiederum als verlängerter Arm der Behandlungsmedizin durchgesetzt. Dies geht sogar schon so weit, daß unspezifische und gesellschaftliche Maßnahmen wie die Senkung der Arbeitslosenzahl gar nicht als Prävention von Krankheit gesehen werden, obwohl bereits für die Tuberkulose, für deren Entstehung ungünstige Wohnverhältnisse mitverantwortlich gemacht werden, nachgewiesen werden konnte, daß für die spezifische Behandlung durch Unterbringung in Lungenheilstätten in den zwanziger Jahren etwa so viele Reichsmark ausgegeben wurden wie für den Neubau einer geräumigen Arbeiterwohnung (Harmsen 1982, S. 14), die geeignet gewesen wäre, die Entstehung einer Tuberkulose zu erschweren. So sollte für die jetzigen Volkskrankheiten ermittelt werden, ob es nicht günstiger wäre, die Arbeits- und Lebensbedingungen zu verbessern, als die Folgen der Erkrankung zu tragen. Diese Problematik soll im folgenden anhand von drei Volkskrankheiten:
- Erkrankungen des Stütz- und Bewegungsapparates,
- Medikamentenmenge und -Mißbrauch und
- Schäden der menschlichen Fortpflanzung
erörtert werden.

3. Die Aufhebung restriktiver Arbeitsgestaltungen im Betrieb ist der Schlüssel zur Bekämpfung rheumatischer Erkrankungen

Unter den rheumatischen Leiden stellen die degenerativen, nicht entzündlichen Formen 80 bis 95 Prozent der Kosten und der Erkrankungen (Tabelle 1). Für die Mehrzahl dieser Leiden existiert keine erfolgreiche Therapie. Chirurgische Eingriffe sind nur begrenzt möglich und sinnvoll. So vergleichen bspw. Scale und Schmitt (1983) Kreuzschmerzpatienten (genauer: lumbale Wurzelsyndrome), die sich einer Operation der Lendenwirbelsäule unterzogen haben, mit solchen, bei denen eine Operation vorgesehen war, aber aus anderen Gründen nicht erfolgte. Dabei zeigt sich, daß der Erfolg dieser chirurgischen Eingriffe gering ist:[1] 22 von 108 operierten Patienten waren zufrieden und hatten keine Restbe-

Tabelle 1:

Kostenschätzungen für das Jahr 1978 für einzelne
Erkrankungsgruppen des rheumatischen Formenkreises

Erkrankungsgruppen	Absolute Kosten in Mio. DM	Relative Anteile in v. H.
Wirbelkörpersyndrome	ca. 2.400	60
Osteochondrosen und Arthrosis deformans	ca. 1.400	35
Chronisch progressive Polyarthritis	ca. 200	5
Gesamtkosten	ca. 4.000	100

Blohmke, Neipp, 1981 S. 5
Die Zuordnung der Osteochondrosen zu den Arthrosen ist
falsch, da sich hinter der ICD-Position vornehmlich
degenerative Wirbelsäulenerkrankungen verbergen.

schwerden. Bei den nicht-operierten waren dies 10 von 86. Bei den
unzufriedenen Patienten mit Restbeschwerden ergibt sich hier ein
Verhältnis von 21 auf 108 Personen bei den Operierten und von 19 auf
92 bei den nicht-operierten.[2] Die Ergebnisse weisen darauf hin, wie
wichtig es ist, vor Einführung operativer Technologien deren Nutzen/Risi-
ko-Verhältnis aufzuzeigen.

Abgesehen von dem generellen Fehlen eines Erfolgsnachweises für
orthopädisch-chirurgische Eingriffe und deren Kosten-Nutzen-Verhältnis ist
auch die individuelle Indikation vieler operativer Maßnahmen fragwürdig.
So fanden nordamerikanische Studien, die vor jedem chirurgischen
Eingriff eine Zweitbeurteilung vornehmen ließen (McCarthy et al. 1981,
Pratt 1980, Brook et al. 1982, vgl. in der deutschen Literatur Selbmann
1985), daß der Zweitgutachter in ca. 18 Prozent von dem Eingriff
abgeraten hat. Die Schätzungen gehen in die Richtung, daß in den USA
pro Jahr ca. 2,4 Millionen unnötige Operationen durchgeführt werden. Bei
orthopädischen Eingriffen war die Rate nicht-empfohlener Operationen im
Zweitgutachten mit etwa 40 Prozent sehr hoch (McCarthy et al. 1974).

Auch die Behandlung von Leiden des Stütz- und Bewegungsapparates mit Schmerz-/Rheumamitteln ist nicht unproblematisch, da diese bei den nicht-entzündlichen Erkrankungsformen im Verdacht steht, "daß durch die hierbei erzielte Schmerzlinderung eine stärkere Belastung der Gelenke ausgelöst werden könnte, die den degenerativen Prozeß aktivieren kann" (Schmidt 1982, S. 195).

Im deutschen Sprachraum ist die Vorstellung weit verbreitet und akzeptiert, daß Erkrankungen des Stütz- und Bewegungsapparates aufgrund von körperlichen Schwächen (Haltungsschwäche, Skoliose) entstehen. Entsprechend herrscht die Vorstellung, daß eine spezifische individuelle Expositionsprophylaxe, nämlich die Aussonderung solcher Arbeitnehmer, die Erkrankungen des Stütz- und Bewegungsapparates vermindern würde. Tillmann (1980, S. 83) hat bspw. ein Erhebungsverfahren entwickelt, wie "Wirbelsäulenschwächlinge in sechs Minuten erkannt" würden. Verblüffend an dieser Idee ist die große Akzeptanz auf der einen Seite und auf der anderen Seite, daß wissenschaftliche Untersuchungen zeigen, daß der Einfluß von körperlichen Abnormalitäten für die Entstehung einer Erkrankung nicht nachgewiesen werden kann (Hult 1954, S. 74ff., Montgomery 1976) bzw. sehr gering ist (Ellinger, Karmaus 1983).

Auch in der praktischen Anwendung haben solche Versuche der Eingangsselektion versagt. So konnten zwar Arbeitnehmer mit Beschwerden ausgesiebt werden und infolgedessen war der Bestand an Erkrankungen im ersten Jahr gering, aber auch bei den "Auserkorenen" stellten sich die Erkrankungen ein (Schlombach et al. 1978, Bräunlich et al. 1971). Rowe (1969) meint, daß etwa 10 Prozent der Männer, die später Kreuzschmerzen bekommen, über Eingangsuntersuchungen identifiziert werden können. Snook et al. (1978) haben drei Präventionsstrategien für Kreuzbeschwerden verglichen: Einstellungsuntersuchungen, Anweisung und Training im Umgang mit Lasten sowie ergonomische Gestaltung der Arbeitsplätze. Ihre Ergebnisse zeigen, daß Eingangsuntersuchungen, seien es Befragungen, körperliche oder röntgenologische Untersuchungen, ineffektiv sind. Ein schwacher Erfolg war für Anweisungen und Training zu verzeichnen und eine deutliche Wirkung auf das Vorkommen von Kreuzschmerzen durch Gestaltung des Arbeitsplatzes.

Es ist daher bei der Bekämpfung rheumatischer Leiden dringend geboten, die Arbeitsorganisation so zu gestalten, daß die drei wesentlichen Risiken für degenerative Erkrankungen in der Arbeitswelt (vgl. Karmaus et al. 1985), nämlich

- Schwere der Arbeit,
- Einseitigkeit der Arbeit und
- ungünstige Haltungen

nicht dauernd, sondern nur noch zeitweise vorkommen. In der Orthopädie wurde der Satz formuliert: "Die Bandscheibe lebt von der Bewegung" (Junghanns 1975). Es ist daher entscheidend, daß Arbeitnehmer über ausreichend Bewegungs- und Handlungsspielräume bei der Durchführung der Arbeit verfügen. Eine solche Prävention ist als unspezifische, gesellschaftliche Expositionsprophylaxe zu bezeichnen. Es ist anzunehmen und zu überprüfen, ob solche Präventionsmaßnahmen nicht effektiver sind als orthopädische Behandlungen.

4. Die Behandlung von psychosomatischen Leiden in der ärztlichen Praxis trägt dazu bei, sogenannte larvierte Depressionen in larvierte Medikamentenabhängigkeiten überzuführen

Abbildung 3 zeigt drei Jahre einer Patientenkarriere. Diese kann kaum als Ausdruck sinnvoller Behandlung angesehen werden, sondern eher als "hochtouriger Leerlauf mit erheblichen Nebenwirkungen", nämlich die o.g. überflüssigen chirurgischen Eingriffe und risikoreiche Medikamentenverordnungen.

Abb. 3: Patientenkarriere als Spiegel eines hochtourigen Leerlaufes der Behandlungsmedizin

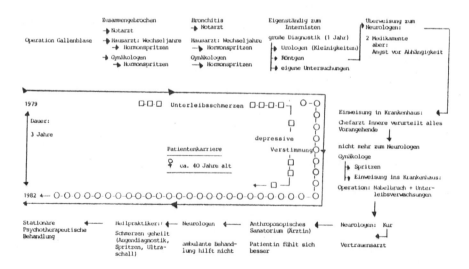

Zur Gefährdung weiterer Teile unserer Bevölkerung durch den Gebrauch von Schmerz- und Beruhigungsmitteln einige Anhaltspunkte: In der Bundesrepublik Deutschland nehmen etwa fünf Prozent der erwachsenen Bevölkerung (ca. 2.5 Millionen) täglich Schmerzmittel ein. Etwa die gleiche Anzahl konsumiert Beruhigungsmittel und ca. drei Prozent (1.5 Millionen) verwenden täglich Schlafmittel (Ellinger et al. 1984). Von den Gefahren seien hier nur einige genannt:

- 85 Prozent aller älteren Menschen, die nachts hingefallen sind und sich den Oberschenkelhals gebrochen haben, hatten Schlafmittel genommen (MacDonald, MacDonald 1977). Die Häufigkeit von Oberschenkelhalsbrüchen hat sich zwischen 1954/58 und 1983 etwa verdoppelt (Boyce, Vessey 1985).
- 20 bis 50 Prozent aller Patienten an der künstlichen Niere kommen aufgrund von Schmerzmittelabusus. Im übrigen Europa wird dieser Anteil auf vier Prozent geschätzt (Wörz 1981).
- Der Gebrauch von Tranquilizern steht in Verdacht, Lernschwierigkeiten hervorzurufen (Jensen et al. 1982).

Maßnahmen zur Reduzierung unnützer und gesundheitsgefährdender Medikalisierung sind als primäre Prävention zu bezeichnen. Ansatzpunkte dafür bestehen (I) in der Reduzierung der Verfügbarkeit dieser Substanzen, (spezifische gesellschaftliche Expositionsprophylaxe), (II) in der Erkenntnis des psychosozialen Charakters vieler Leiden und dementsprechend der menschlichen Unterstützung dieser Patienten und nicht der chemischen Maskierung der Probleme (eine unspezifische gesellschaftliche Dispositionsprophylaxe) und (III) der Information der Konsumenten über Gefahren der Verwendung von Schmerz-, Schlaf- und Beruhigungsmitteln (spezifische individuelle Dispositionsprophylaxe).

5. Unfruchtbarkeit - eine neue Volkskrankheit

Der ärztliche Umgang mit dem Problem der Unfruchtbarkeit ist paradigmatisch: nicht die Ursachen werden diskutiert, sondern Leihmütter und Spermienbanken. So bleibt unbeachtet, daß sich eine Summe an Schadstoffen auf die Fortpflanzungsorgane von Mann und Frau auswirken (Council of Environment Quality 1982, Petitti o.J., Bufler et al. 1982). Beim Mann sind insbesondere Zahl und Beweglichkeit der Spermien betroffen, aber auch die Fähigkeit, ins mütterliche Ei einzudringen (Levine et al. 1980). In der Schwangerschaft können Embryo und Fötus geschädigt werden, wobei nur ein kleiner Anteil der sich entwickelnden mißgebildeten "Leben" beim Neugeborenen sichtbar wird. Ernsthafte Mißbildungen machen ca. drei Prozent aller Geburten aus (Heinonen et al. 1977). Der Großteil der Schädigungen führt zu Aborten, nämlich zwischen 30 und 60 Prozent aller Schwangerschaften (Shapiro et al. 1971, Bufler et al. 1982). Für finnische Arbeitnehmer wurde festgestellt, daß ein zwei- bis dreifaches Risiko besteht, daß ein Abort zu erleiden ist, wenn sie in bestimmten Bereichen der chemischen Industrie wie bspw. in Wäschereien, in der Styrene-Produktion oder in der pharmazeutischen Industrie beschäftigt sind (Hemminki et al. 1982, Hansson et al. 1980). Ein Teil dieser Schadstoffe ist bekannt (Council of Environment Quality 1982), und es wäre notwendig, dieser Form der "Empfängnisverhütung" durch Expositionsprophylaxe vorzubeugen, damit nicht breite Schichten von Arbeitnehmern unfreiwillig und gar nicht bewußt unfruchtbar werden.

Da dies jedoch nicht erfolgt, treten Probleme der Kinderlosigkeit dann jeweils als individuelles Problem zutage. Und wiederum wird dann versucht, massenhaft individuelle Schicksale durch teure Technologien zu lösen: Befruchtung außerhalb des Körpers, Samenbanken und Leihmütter. Dies zeigt jedoch auch die Strategie- und Hilflosigkeit der Medizin und die Verstricktheit von Forschungsinstitutionen und ökonomischen Interessen auf: Derartige Behandlungen sind gewinnbringender als die Verhinderung der Umweltverschmutzung.

6. Wann findet die Wende zur Prävention statt?

Diese Problemskizze mag verdeutlicht haben, daß genug rationale Gründe für eine Wende der Medizin zur Prävention vorliegen:

- Der Schlüssel zur Verhütung von Erkrankungen des Stütz- und Bewegungsapparates liegt in der betrieblichen Arbeitsgestaltung, insbesondere in einem Mangel an Handlungs- und Bewegungsspielräumen

- Etwa 18 Prozent aller chirurgischen Eingriffe insbesondere in der Orthopädie sind unnötig. Bei der Begutachtung aller Operationsstellungen durch einen Zweitgutachter sparte man pro eingesetztem Dollar in den USA 2.63 Dollar ein.

- Die Eindämmung risikoreicher Schmerz- und Tranquillantienverordnung verhütet viele Krankheitsfolgen.

- In der Fortpflanzungsmedizin sind Maßnahmen zur Expositionsprophylaxe sinnvoller als die technologische Nachgestaltung der Fortpflanzungsorgane.

Was verhindert also die Wende zur Prävention? Zum einen ist dabei an die Worte von Max Planck (1948, S. 22) zu denken: "Eine neue wissenschaftliche Wahrheit pflegt sich nicht in der Weise durchzusetzen, daß ihre Gegner überzeugt werden und sich als belehrt erklären, sondern vielmehr dadurch, daß die Gegner allmählich aussterben und daß die heranwachsende Generation von vornherein mit der Wahrheit vertraut gemacht wird." Planck's Enttäuschung über die Entwicklungsfähigkeit der Wissenschaft trifft gerade auf die medizinische Forschung zu, denn es kommt ein zweites hinzu: Eine technologische Entwicklung ist dann besonders erfolgreich, wenn sie publikumswirksam an Ängsten rührt. So wird seit Jahrzehnten auf den großen Durchbruch in der "Krebs-Therapie" gesetzt. Immer wieder tauchen "Wundermittel" auf, in deren Entwicklung mehr investiert wird als in Prävention, die aber dann nach Jahren in der Versenkung verschwinden. So beschreibt McKinley (1981) sieben Phasen der technologischen Innovation in der Medizin: (I) die Phase vielversprechender Ergebnisse, (II) die Phase professioneller und institutioneller Übernahme der Technik, (III) die Phase öffentlicher und politischer Bestätigung, (IV) die Phase der "Standard-Prozedur" und erster Beobachtungsbefunde, (V) die Phase randomisierter klinischer Studien, (VI) die Phase der professionellen Denunziation und (VII) die Phase der Diskreditierung und des Abbaues.

Die herrschende Medizin ist noch weit davon entfernt, diagnostische und therapeutische Technologien vor ihrer Einführung in Risiko-Nutzen-Studien zu überprüfen. Dies wäre jedoch eine unabdingliche Voraussetzung und zugleich eine Prävention vor iatrogenen Leiden und ein Beitrag zur Kostensenkung im Gesundheitswesen. Wenn man zusätzlich bedenkt, daß bspw. 600 Gramm Lexotanil, für deren Herstellung und Vertrieb vielleicht eine Woche benötigt wird, so viel kosten, daß ein Sozialarbeiter davon ein Jahr beschäftigt werden kann, um Patienten mit psychischen Problemen zu unterstützen, so weist dies auf einen zweiten Gesichtspunkt hin: Durch eine Verlagerung von technologie-intensiver zu personen-intensiver Medizin können ohne Kostensteigerungen auch mehr Arbeitsplätze bereitgestellt werden, Arbeitsplätze, um die Prävention in Bewegung zu bringen.

Anmerkungen

1) Chirurgische Maßnahmen waren zwar tendenziell, aber nicht-signifikant besser als der Erfolg konservativer Therapien.
2) Ein Mangel dieser Studie liegt in der fehlenden Kontrolle von Alters- und Geschlechtseinflüssen.

7. Literatur

American Cancer Society (1980): The Cancer-Related Health Checkup.

Blohmke, M.; Neipp, J. (1981): Chronisch-entzündlicher Gelenkrheumatismus und Krankheiten der Knochen und Gelenke aus epidemiologischer und sozio-ökonomischer Sicht. Arbeitsmedizin, Sozialmedizin, Präventivmedizin 16: 1-6.

Boyce, W.J.; Vessey, M.P. (1985): Rising Incidence of fractures of the proximal femur. The Lancet 19th Jan. 1985, S. 150-151.

Bräunlich, A.; Häuberlein, H.-G. (1971): Weitere Ergebnisse aus Vorsorgeuntersuchungen im Berliner Bauwesen. Zeitschrift für die ges. Hygiene und ihre Grenzgebiete 17: S. 361-365.

Brook, R.H.; Lohr, K.N. (1982): Second-Opinion Programs: Beyond Cost-Benefit Analyses. Med. Care 2+: 1f.

Bufler, P.A. (1982): Genetic Risks and Environmental Surveillance: Epidemiologic Aspects of Monitoring Industrial Populations for Environmental Mutagens. Journal of Occupational Medicine 24: S. 305-314.

Council of Environmental Quality (1981): Chemical Hazards to Human Reproduction. U.S. Government Printing Office, Washington D.C. 20402.

D'Souza, M.F. (1979): The use of the controlled trial to measure new health care systems: multiphasic screening as an adjunct to United Kingdom National Health Service. In: Holland, W.W.; Ipsen, J.; Kostrzewski, J. (eds.): Measurement of Levels of Health. Copenhagen 1979.

Ellinger, S.; Karmaus, W. (1983): Arbeitsbedingungen und degenerative rheumatische Erkrankungen. Eine Untersuchung bei weiblichen Angestellten. Jahrbuch für Kritische Medizin 9, Argument-Sonderband 107, Berlin.

Ellinger, S.; Karmaus, W.; Mischo-Kelling, M. (1984): Frauen und Medikamente. Epidemiologie, Erklärungsansätze und Vorschläge zur Prävention. Bericht für die Behörde für Wissenschaft und Forschung, gefördert aus dem Titel: Arbeitsschutz und Arbeitsplatzgestaltung H. 213.4-60.00-6/65/3, Hamburg.

Geyer, Th. (1970): Krankheitspolitik oder Gesundheitspolitik. Monatsblätter für freiheitliche Wirtschaftspolitik 16: 401-408.

Hansson, E.; Jansa St.; Wande, H.; Källen, B.; Östlund, E. (1980): Pregnancy outcome for women working in laboratories in some of the pharmaceutical industries in Sweden. Scand. J. Work Environ, Health 6: 131-134.

Harmsen, H. (1982): Die sozialhygienischen Forderungen zur Bekämpfung der Tuberkulose als Volkskrankheit. In: Abholz, H.; Borgers, D.; Karmaus, W.; Korporal, J. (Hrsg.): Risikofaktormedizin. Konzept und Kontroverse. Berlin, New York.

Heinonen, O.P.; Slone, D.; Shapiro, S. (1977): Birth Defects and Drugs in Pregnancy. Littleton, Mass.

Hemminki, E.; Kyyrönen, P.; Niemi, M.-L.; Koskinen, K.; Sallmen, M.; Vainio, H. (1982): Spontaneous Abortions in an Industrialized Community in Finland. Amer. Journal of Public Health 73: 32-37.

Hult, L. (1954): Cervical, Dorsal and Lumbar Syndromes. Copenhagen.

Junghanns, H. (1975): Fünfzig Jahre Wirbelsäulenforschung. Die Wirbelsäule in Forschung und Praxis Bd. 63: 10-21.

Jensen, H.; Poulsen, J.Ch. (1982): Amnasic Effects of Diacepam: Drugdependence explained by state depended learning. Scand. Journal of Psychology 23: 107-111.

Karmaus, W. (1981): Präventive Strategien und Gesundheitsverhalten. In: Abholz, H.H. (Hrsg.): Prävention, Argument-Sonderband 64, Berlin 1981.

Karmaus, W.; Patjens, S. (1985): Wie gesundheitsgefährdend ist die Bauarbeit? - Arbeitsbedingtheit von Erkrankungen des Stütz- und Bewegungsapparates bei Maurern und Bauarbeitern - WSI-Mitteilungen 38: 200-207.

Kleinbaum, D.G.; Kupper, L.L.; Morgenstern, H. (1982): Epidemiologic Research. Principles and quantitative Methods. London, Singapore, Sydney, Toronto, Mexico City.

Levine, R.J. (1980): A Method for Monitoring the Fertility of Workers. 1. Method and Pilot Studies. Journal of Occupational Medicine 22: 781-791.

McCarthy, E.G.; Widmer, G.W. (1974): Effects of Screening by Consultants on Recommended Elective Surgical Procedures 291: 1331-1335.

McCarthy, E.G.; Finkel, M.L. (1981): Second Consultants on Recommended Elective Surgical Procedures. AJPH 71: 1233.

MacDonald, J.B.; MacDonald, E.T. (1977): Nocturnal femoral fractures and continuing widespread use of barbiturate hypnotics. British Medical Journal 1977, 2, 483-485.

McKinley, J.B. (1981): From "promising report" to standard procedure, seven stages in the career of medical innovation. Milbank Mem. Fund. Quarterly 59: 374-411.

Montgomery, C.H. (1976): Preemployment back x-rays. Journal of Occupational Medicine 18/1976: 495ff.

Oliver, M.F. (1982): Does control of risk factors prevent coronary heart disease? British Medical Journal 285: 1065-1066.

Petitti, D.B. (o.J.): Studying Potential Reproductive Hazards. Department of Medical Research. The Kaiser-Permanente Medical Care Program, 3451 Piedmont Av., Oakland, CA 94611.

Planck, M. (1948): Wissenschaftliche Selbstbiographie. Leipzig.

Pratt, J.H. (1980): The Unnecessary Hysterectomy. Southern Medical Journal 73: 1360-1364.

Rowe, M.L: (1969): Low back pain in industry. Journal of Occupational Medicine 11: 161-169.

Scale, D.; Schmitt, E. (1984): Vergleichende Untersuchungen myelographierter, operierter und nicht operierter Patienten. Z. Orthop. 122:564

Schlombach, C.; Schmidt, S. (1978): Gesundheits- und Krankheitsentwicklung bei Berliner Bauarbeitern im Spiegel der Vorsorgeuntersuchungs- und Krankenstandsanalysen der Jahre 1969-1972. Dissertation, Berlin.

Schmidt, G. (1982): Rheumatische Erkrankungen. In: Füllgraf, G.; Palm, D. (Hrsg.): Pharmakotherapie und klinische Pharmakologie, S. 186-198, Stuttgart.

Selbmann, H.-K. (1985): Unnötige Operationen - ein notwendiger Begriff? Mensch, Medizin, Gesellschaft 10: 53-60.

Shapiro, S.; Levine, H.S.; Abramowicz, M. (1971): Factors associated with early and late fetal loss. Adv. Planned Parenthood 6/1971: 45-63.

Snook, S.H.; Campanelli, R.A.; Hart, J.N. (1978): A study of three preventive approaches to low back injury. Journal of Occupational Medicine 20: 478-481.

Taylor, R. (1979): Medicine out of control. The Anatomy of a malignant technology. Melbourne.

The Lancet (1982): Trials of Coronary Heart Disease Prevention. The Lancet, October 9, 1982, S. 803-804.

Tillmann (1980): Wirbelsäulenschwächlinge in 6 Minuten erkannt. Med. Tribune 15/1980, S. 83

Werner, B., Vogl, Ch., Funk, W. (1985): Dynamik des Krebsgeschehens. Münch. med. Wschr. 127:163-166.

Wörz, R. (1981): Abhängigkeit und Mißbrauch von Analgetika. Z. Allg. Med. 57: 1720-1724.

Bernd-Peter Robra, Friedrich Wilhelm Schwartz

Die Notwendigkeit von Prävention
als Konsequenz der Entwicklung des Krankheitsspektrums

Prävention ist eine ärztliche und gesellschaftliche Aufgabe für jedes Krankheitsspektrum. Der Morbiditätswandel verlangt allerdings eine ständige Neubestimmung der präventiven Möglichkeiten. Im registrierten Krankheitsspektrum schieben sich chronische, stark altersabhängige Krankheiten in den Vordergrund. Sie sind mit unseren Mitteln derzeit nicht vollständig heilbar und es ist zum Teil noch fraglich, - etwa bei der senilen Demenz (16) - ob sie als grundsätzlich verhütbar anzusehen sind.

Der Wandel des Krankheitspanoramas ist zu einem wichtigen Teil die Konsequenz aus präventiven und therapeutischen Erfolgen der Vergangenheit (15). Wir sollten die Anstrengungen nicht unterschätzen, die innerhalb und außerhalb der gesetzlichen Krankenversicherung weiterhin zur Zurückdrängung von Infektionskrankheiten oder von Mangelkrankheiten (z.B. im Alter, (13, S. 64)) erforderlich sind. Die Gesellschaft wendet auch heute - in technischen Aspekten erfolgreicher als in kulturellen Bezügen - erhebliche Mittel auf, um Wohnungen, Kindergärten, Schulen und Arbeitsplätze von jenen gesundheitsgefährdenden Zuständen freizuhalten, die wir immer noch mit Armut, Marginalität und Ausbeutung assoziieren (19).

Die historische Entwicklung des Panoramawandels der Krankheiten ist oft genug dargestellt worden (15, 22). Wie wird die Zukunft aussehen? Auf der Basis einer Bevölkerungsprognose des Statistischen Bundesamtes haben wir für den Zeitraum 1980 bis 2030 fortgeschrieben, wie sich verschiedene Bereiche des Gesundheitswesens allein aus demographischen Gründen ceteris paribus entwickeln würden[1] (Abb. 1). Während die Bevölkerungszahl - vom Statistischen Bundesamt berücksichtigt wurde nur die deutsche Bevölkerung - bis zum Jahr 2030 auf etwa zwei Drittel zurückgeht, werden die Leistungsausgaben der GKV und die Zahl der ambulant behandelten Personen wegen der Alterung der Bevölkerung nur um etwa 20% abnehmen. Für die stark altersabhängigen Todesfälle an ischämischer Herzkrankheit und für die unter präventiven Aspekten interessante Schätzung der Prävalenz asymptomatischer Koronarkrankheit

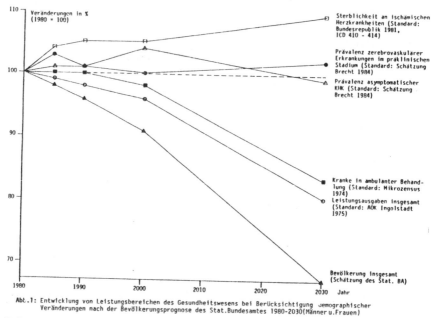

Abb.1: Entwicklung von Leistungsbereichen des Gesundheitswesens bei Berücksichtigung demographischer
Veränderungen nach der Bevölkerungsprognose des Stat.Bundesamtes 1980-2030(Männer u.Frauen)

(Quellen: 9, 37 (S. 45 ff), eigene Berechnungen)

lassen sich etwa gleichbleibende oder sogar leicht steigende Fallzahlen
prognostizieren.

Eine solche Partialanalyse erhebt natürlich keinen Anspruch auf Exakt-
heit, ist doch die Intensivierung der medizinischen Versorgung ebensowenig berücksichtigt wie zum Beispiel Kohorteneffekte im Gesundheitszustand unserer Bevölkerung (31). Immerhin macht sie deutlich, daß die
Krankheiten des höheren Alters an relativer Bedeutung weiter stark
zunehmen werden.

Wie können wir diesem Trend begegnen? Medizinisches Handeln orientiert
sich an zwei - offenbar durchaus vernünftigen - Prinzipien: an der
Dringlichkeit und an der Frühzeitigkeit der Intervention. Abbildung 2
zeigt die möglichen Zielgruppen und Aktionsebenen.

Bei verfügbarem Handlungswissen (Machbarkeit) hat die Medizin so
gehandelt - oder z.B. bei der Umwelthygiene handeln lassen -, daß die
oberste, d.h. in der Pathogenese früheste mögliche Handlungsebene
angestrebt wurde. Gleichzeitig hatte sie auf den Ebenen größter Dringlichkeit - bei von vorzeitigem Tod oder chronischer Behinderung bedroh-
ten Individuen - nach Lösungen oder Linderungen zu suchen[2]. "Präventi-

Abbildung 2: Zielgruppen und Aktionsebenen medizinischen Handelns
(nach K. Nasseri. Int. J. Epid. 8 (1979), 389 - 390)

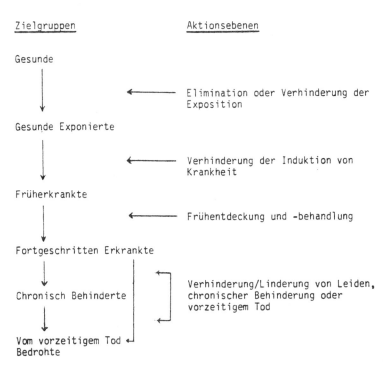

ve" und "kurative" Medizin sind also keine Gegensätze, sondern Elemente eines Handlungsspektrums.

Zur Illustration der Interdependenz von präventiver und kurativer Medizin kann dienen, daß mit zunehmender Betonung der Früherkennung (Sekundärprävention) von Krankheiten[3] auch über einen zunehmend langen Zeitraum nachgehende Betreuung (Nachsorge) geleistet werden muß. Letzteres ist sogar unabhängig davon, ob im Einzelfall über die Vorverlegung des Diagnosezeitpunktes hinaus tatsächlich eine Verlängerung des Lebens "nach hinten" bewirkt wird. Für den Bereich der Primärprävention kann man gleichermaßen feststellen, daß die "unter Risiko" stehenden Personen aufgrund dieser Etikettierung einer langdauernden Betreuung bedürfen.

Die Tendenz zu immer frühzeitigerer Intervention wird, abgesehen von der Ethik der Profession und den wirtschaftlichen Interessen der pharmazeutischen Industrie, durch zwei Prozesse verstetigt: einerseits ändern sich mit besseren Behandlungsmöglichkeiten und diagnostischen Fortschritten unsere fachlichen Vorstellungen darüber, was Krankheit ist und was vermeidbare Krankheit ist, andererseits wird auch im gesellschaftlichen Bereich mit sinkender Toleranzschwelle gegenüber Leiden und Entbehrungen Krankheit nicht mehr als "schicksalhaft" oder "altersbedingt" hingenommen, sondern Verhütung gefordert.

Trotz oder sogar wegen dieser notwendigen Entwicklung zu frühzeitiger Intervention, vor allem schon wegen der zunehmenden Alterung der Bevölkerung, wird die Betreuung[4] von Personen ohne Aussicht auf eine wesentliche Besserung ihres Zustandes (aber mit Aussicht auf Vermeidung einer Verschlechterung) mindestens relativ an Gewicht gewinnen. Diese Betreuung umfaßt Aufgaben der aktivierenden Gesundheitsberatung, der Erklärung, Entängstigung, Compliance-Förderung und psychischen Stützung bis hin zum Extremfall der Betreuung terminal Kranker und ihrer Angehöriger.

Es erscheint an dieser Stelle der Versuch sinnvoll, die Zusammenhänge zwischen der (zunehmenden) Lebensdauer, der Entwicklung chronischer Krankheiten und den verschieden Präventionsmöglichkeiten modellhaft darzustellen (Abb. 3) (30).

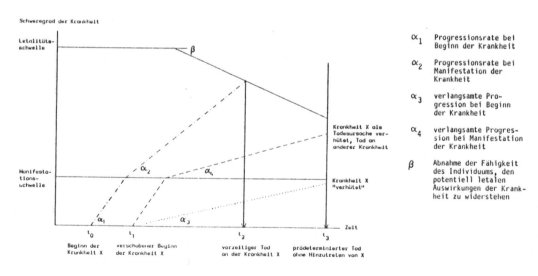

Abbildung 3: Schematische Darstellung des Zusammenhangs zwischen Lebensdauer, Entwicklung einer chronischen Krankheit X und verschiedenen Angriffspunkten der Prävention

(Quelle: 30)

Es handele sich um eine potentiell zum Tode führende, operational zu definierende Krankheit X mit schleichendem subklinischen Beginn und progressivem Verlauf, gegen deren tödliche Konsequenz das Individuum anfangs sehr, später zunehmend weniger widerstandsfähig ist. Diese letzte Annahme ist für das Modell jedoch nicht wesentlich, die Widerstandsfähigkeit könnte auch konstant sein oder zunehmen.

Die Krankheit beginnt zum Zeitpunkt t_0, schreitet zunächst mit Progressionsrate α_1 (genauer: tangens α_1) fort, wird an der "Manifestationsschwelle" klinisch erkennbar und schreitet nach Manifestwerden mit Progressionsrate α_2 fort, wobei α_2 ohne Therapie typischerweise gleich α_1 sein wird, aber auch größer oder auch kleiner als α_1 sein kann. Bei Erreichen einer "Letalitätsschwelle" führt die Krankheit zum Tode (t_2).

Ohne Beteiligung von X komme das Individuum zu einem Zeitpunkt t_3 zu Tode, wobei offenbleiben kann, ob dieser Tod wegen biologischer Altersprozesse nunmehr unvermeidlich geworden ist oder ob eine konkurrierende Todesursache wirksam wurde.

Um die Auswirkungen der Krankheit X zu mindern, können präventive Bemühungen bei den Merkmalen auf der Ordinate und auf der Abzisse sowie bei den Progressionsraten (Winkeln) ansetzen, nämlich

- durch Reduzierung der Progressionsrate nach Manifestation der Krankheit (z.B. von α_2 auf α_4, Therapie);
- durch Senkung der Manifestationsschwelle (Früherkennung), sofern sich dadurch auch die naturgesetzliche Progressionsrate reduzieren läßt;
- durch Hebung der Letalitätsschwelle bzw. Änderung des Winkels ß (unspezifische Prävention);
- durch Herausschieben des subklinischen Beginns der Krankheit von t_0 auf t_1;
- durch Reduktion der Progressionsrate schon im subklinischen Stadium (α (von α_1 auf α_3).

Die beiden letztgenannten Aspekte werden auch als "primäre Prävention" zusammengefaßt, sollten aber als unterschiedliche Komponenten des naturgesetzlichen Krankheitsverlaufs auch begrifflich getrennt werden, z.B. als "Induktionsverzögerung" (bzw. Induktionsvermeidung) und "Progressionsverminderung". Eine nicht entstandene, aber auch eine bis zum Tode unter der Manifestationsschwelle gehaltene Krankheit gelten als "verhütet".

Je nach Zeitpunkt der Manifestation und der Progressionskinetik sowie nach Verlauf der Letalitätsschwelle, kann das Individuum kürzere oder längere Zeit, mehr oder weniger schwer an der Krankheit leiden. In unserem graphischen Beispiel, in dem die Krankheit X als Todesursache verhütet wurde, leidet das Individuum trotz deutlicher Erfolge bei der Prävention - nämlich späteres Auftreten und mildere Progression - tatsächlich länger an der (manifesten) Krankheit als vorher. Zusätzlich zum absoluten Gewinn an Lebenserwartung - der ja für größere Bevölkerungsgruppen in den nächsten Jahrzehnten eher bescheiden ausfallen wird (33, 36) - kann man leicht einen verglichen damit größeren Gewinn an qualitätsgewichteten Lebensjahren konstatieren. Ein solcher Gewinn an qualitätsgewichteter Lebenserwartung ist selbst dann möglich, wenn sich die absolute Lebenserwartung nicht ändert (wie z.B. bei symptomatischer Therapie). Ob für die Versichertengemeinschaft bei einem solchen Verlauf krankheitsspezifische Mehrkosten entstehen oder nicht, hängt vom Produkt aus Dauer und notwendiger Behandlungsintensität ab. Die Elimination der Rauchgewohnheit z.B. wird die Kosten des Gesundheitswesens nach einer Berechnung aus der Schweiz (23) kaum beeinflussen, da derzeit die höheren Kosten der medizinischen Versorgung von Rauchern durch ihre verminderte Lebenserwartung wieder wettgemacht werden.

Präventionserfolge auf dem Gebiet der konkurrierenden Todesursache oder eventuell bei der biologischen Seneszenz würden die rechte Grenzlinie ("prädeterminierter Tod ohne Hinzutreten von X") weiter nach außen verschieben und damit für subklinischer Erkrankungen die Chance erhöhen, noch manifest zu werden, bzw. bisher subletale Verläufe verlängern oder bis zur Letalitätsschwelle gelangen lassen. Eine Zunahme der Prävalenz oder der Mortalität an chronischen Krankheiten bei gleichzeitig verlängerter Lebenserwartung bedeutet daher nicht notwendig eine Verschlechterung des Gesundheitszustandes der Bevölkerung. Eine vertiefende Bearbeitung unserer Sterbetafel unter dem Aspekt konkurrierender Todesursachen scheint hier ebenso sinnvoll wie eine bessere Beschreibung des funktionellen Gesundheitszustandes unserer Bevölkerung und seiner Entwicklung.

Recht hypothetisch erscheint zunächst das Konzept der "Letalitätsschwelle". Sie läßt sich aber empirisch stützen. So läßt sich zum Beispiel die zu beobachtende Übersterblichkeit in Jahren mit einer Grippeepidemie, die ja eine Vielzahl von Todesursachen betrifft, durch vorübergehende Senkung der postulierten Letalitätsschwelle oder eine Reduzierung des Winkels ß, also der "unspezifischen Prävention", möchten wir alle Beobachtungen zuordnen, die eine "Resistenzsteigerung" des Individuums plausibel machen, zum Beispiel die mortalitätsreduzierenden Auswirkungen von Unterstützung in sozialen Netzwerken (5, 6, 29), den Ehestand eingeschlossen (7). Relevant ist hier, was der israelische Soziologe Antonovsky (4) zum gesundheitsfördernden Wert eines "Urvertrauens" ("sense of coherence") zusammengetragen hat, das der Arzt als "Resistenzquelle" unterstützen kann. Relevant auch die Befunde über die unspezifischen ungünstigen Auswirkungen depressiver und hoffnungsloser Grundhaltungen (39) (z.B. auf den Ausgang einer Krebserkrankung), die Ergebnisse der Life-event-Forschung und die "Lebenslage"-Konzepte.

Es ist zu fragen, in welchem Ausmaß sich betriebs- oder gemeindeorientierte Präventionsstrategien (14) gegen definierte Zielkrankheiten richten (im Sinne der Abb. 3:   -Strategien) und in welchem Ausmaß sie unspezifisch wirken (-Strategien); in welchem Ausmaß sie Todesfälle hinausschieben, ohne die chronischen Krankheiten unter der Manifestationsschwelle zu halten (und damit Versorgungsbedarf schaffen), und in welchem Ausmaß sie Krankheiten unterhalb der Manifestationsschwelle halten ("verhüten") können? Zu fragen ist auch, in welchem Ausmaß solche Strategien Krankheitskonzepte von Experten und Laien ändern und ob daraus mittelfristig mehr oder weniger Nachfrage nach Versorgungsleistungen resultiert. Erhebliche Stichprobenumfänge, lange Beobachtungsdauern und Schwierigkeiten beim Datenzugang behindern den methodisch sauberen Nachweis der Effektivität gutgemeinter Präventionsbemühungen (35). Die begonnene DHP-Studie zeigt dies vielen von uns deutlich. Die Clofibrat-Studie (12) und die MRFIT-Studie (27) konnten eine Senkung der Gesamtsterblichkeit durch primär plausible Präventionsbemühungen nicht zeigen[5]), und auch die jüngst beendete LRC-CPPT-Studie (25) bestärkt nicht nur die Präventionsenthusiasten wegen einiger günstiger Tendenzen, sondern auch die Präventionskritiker - so teuer geht es auf Dauer wohl nicht, denn ein verhüteter Todesfall würde danach etwa 4 Millionen Mark kosten (24). Es ist auch deutlich geworden, daß die Rolle genetischer Faktoren als Determinanten des Blutdrucks (3, 26) und der Blutfette (2, 28) bisher unterschätzt worden sind.

Selbst in einer so einfachen Frage, welchen Einfluß die körperliche Aktivität auf die Entwicklung einer Koronarkrankheit hat, können wir uns nicht auf eindeutige und geschlossene Evidenz stützen. So würden nach einer Übersicht von Blackburn (8) jedenfalls viele Forscher urteilen. Wir nehmen diese Unsicherheiten hin, weil wir mehr körperliche Aktivität schon per se als - weitgehend ungefährlichen - Beitrag zu mehr Lebensqualität ansehen. Es läßt sich inzwischen wohl eine Strategie skizzieren, wie man durch Verhaltensmodifikation und Umweltkontrolle das Krebsrisiko vermindert, was wir durch unsere Ernährung eingehen (21), doch müssen sich solche Überlegungen an den praktischen Erfolgen messen lassen, die wir bei der Bekämpfung des Rauchens als Gesundheitsrisiko Nummer 1 (38) errungen haben. Immerhin - wo Präventionsstrategien ausreichend praktisch abgesichert sind, wie zum Beispiel bei der Bekämpfung des hohen Blutdrucks (18), setzen sie die Ärzte auch um (20). Dabei sind motivierte Ärzte auch durchaus fähig, sich in verhaltens-modifizierenden Gesundheitsprogrammen neue Rollen zu erarbeiten, sich sogar einem von Psychologen geleiteten Training zu unterziehen (11). Bei generell gestärkter präventiver Grundeinstellung der Ärzte sollte die administrativ verfügte Trennung zwischen kurativen und präventiven Leistungen aufgegeben werden können, weil sie integrierte Konzepte (1, 10, 14, 16) behindert[6].

Daß die oben skizzierten unspezifischen oder ß-Strategien epidemiologisch und pathophysiologisch besser fundiert sind als die spezifischen -Strategien, mag wohl ernsthaft niemand behaupten. In einer freien Gesellschaft scheint es allerdings grundsätzlich sinnvoll, externe Kontrollüberzeugungen abzubauen ("dagegen kann ich doch nichts tun"), um zum Beispiel die Teilnahme am Früherkennungsprogramm zu steigern (17). Ein ungeprüfter Aktionismus auf dem Feld der Präventivmedizin aber weckt falsche Hoffnungen, ist eine Verschwendung von Mitteln und verhindert wirklichen Erkenntnisfortschritt.

Präventive Bemühungen versprechen auch unter den Bedingungen eines Spektrums von schleichend-progredienten, mit unseren heutigen Kenntnissen in ihrem Beginn herausschiebaren und ihrem Fortschreiten zu verzögernden, letztlich aber unvermeidbaren Krankheiten einen - eher geringen - Zuwachs an Lebenszeit und einen - eher großen - Zuwachs an Lebensqualität, damit einen unter Umständen deutlichen Gewinn an qualitätsgewichteter Lebenserwartung. Die unspezifische Prävention hat potentiell keine geringere Bedeutung als die spezifische Prävention, die kurative Medizin allerdings auch nicht[7]. Welcher Faktor jeweils am günstigsten zum Zuge kommen kann, muß mit fortschreitendem Handlungswissen jeweils neu geprüft werden. Daß der Bedarf an medizinischer Betreuung in den nächsten Jahrzehnten abnehmen wird, ist auch dann eher unwahrscheinlich, wenn die Prävention weit stärker als bisher in unseren alltäglichen Handlungen verankert ist (34).

Anmerkungen

1) Vgl. zur Methodik Schwartz et al., 1984 (37, S. 45ff.)
2) Aus Sicht des Betroffenen wäre auch eine "Diskontierung" gesundheitlicher Gewinne zu diskutieren, wonach kleine gesundheitliche Gewinne heute ebenso geschätzt werden wie größere zu einem späteren Zeitpunkt im Lebenszyklus.
3) Über Früherkennung muß man trotz einer Fußnote von Rosenbrock (32) unter dem Stichwort "Prävention" dann sprechen, wenn durch sie eine dauerhaft richtunggebende Verbesserung des Krankheitsverlaufs erreicht wird. Dies ist z.B. der Fall, wenn bei einem früherkannten Kolonkarzinom ein Anus praeter vermieden werden kann.
4) "curare" bedeutet ja nicht nur "heilen" im Sinne einer Wiederherstellung der Gesundheit - dies wird sogar besser vom Verb "sanare" getroffen -, sondern vor allem auch "pflegen", "betreuen".
5) Es ist allerdings die Frage, ob der "harte" Endpunkt "Gesamtsterblichkeit" als entscheidendes Resultatkriterium in kontrollierten Studien nicht zu streng ist, wenn immerhin Nettogewinne an Lebensqualität nachgewiesen werden könnten - vorausgesetzt sie lassen sich messen.
6) Dies betrifft z.B. die Abrechnungsfähigkeit des Krebsfrüherkennungsprogramms oder einer strukturierten Gesundheitsberatung.
7) Die kurative Medizin ist sogar teilweise Voraussetzung dafür, daß präventive Maßnahmen auch in höherem Alter noch zum Tragen kommen können.

Literatur

Abelin, Th., R. Zahnd: Der Stellenwert der Prävention in der ärztlichen Praxis. Soz. Präventivmed. 28 (1983), 112-117.

Andersen, G.E., C. Lifschitz, B. Friis-Hansen: Dietary Habits and Serum Lipids During First 4 Years of Life. A Study of 95 Danish Children. Acta Paediatr. Scand. 68 (1979), 165-170.

Annest, J.L., C.F. Sing, P. Biron: Familial Aggregation of Blood Pressure and Weight in Adoptive Families II. Estimation of the Relative Contribution of Genetic and Common Environmental Factors to Blood Pressure Correlations between Family Members. Am. J. Epidemiol. 110 (1979), 492-503.

Antonovsky, A.: Health, Stress, and Coping. Jossey-Bass Publishers. San Francisco, Washington, London 1982.

Asher, C.C.: The Impact of Social Support Networks on Adult Health. Med. care 22 (1984), 349-359.

Berkman, L.F., S.L. Sympe: Social Networks, Host Resistance, and Mortality: A nine-year follow-up study of Alameda County residents. Am. J. Epidemiol. 109 (1979), 186-204.

Berkson, J.: Mortality and Marital Status: Reflections on the derivation of etiology from statistics. Am. J. publ. Hlth. 52 (1962), 1318-1329.

Blackburn, H.: Physical Activity and Coronary Heart Disease: A Brief Update and Population View (Part I). J. Cardiac. Rehab. 3 (1983), 101-111; (Part II), 171-174.

Brecht, J.: Strategische Aspekte der Früherkennung von Herz- und Kreislauferkrankungen. Zwischenbericht. Dornier System GmbH, Bereich Planungsberatung, September 1984.

Breslow, L., A.R. Somers: The Lifetime Health-Monitoring Program. A Practical Approach to Preventive Medicine. N. Engl. J. Med. 296 (1977), 601-608.

Brühne-Scharlau, C., F.W. Schwartz: Gesundheitsberatung durch Ärzte - Konzept und erste Ergebnisse eines Modellversuchs -. Prävention 7 (1984), 14-19.

Committee of Principal Investigators: WHO Cooperative Trial on Primary Prevention of Ischaemic Heart Disease with Clofibrate to lower Serum Cholesterol: Final Mortality Follow-up. Lancet II (1984), 600-604.

Deutsche Gesellschaft für Ernährung (DGE) e.V. (Hg.): Ernährungsbericht 1984. Frankfurt 1984.

Epstein, F.H., W.W. Holland: Prevention of Chronic Diseases in the Community - One-Disease versus Multiple-Disease Strategies. Int. J. Epidemiol. 12 (1983), 135-137.

Gruenberg, E.M.: Failures of Success. Milb. Mem Fund Quart. 55 (1977), 3-24.

Häfner, H.: Psychische Gesundheit im Alter. Münch. med. Wschr. 126 (1984), 752-757.

Hornung, R.: Interne/externe Kontrollüberzeugung und Krebsfrüherkennungsuntersuchungen. Soz Präventivmed. 29 (1984), 229-230.

Hypertension Detection and Follow-up Program Cooperative Group: Five-Year Findings of the Hypertension Detection and Follow-up Program. I. Reduction in Mortality of Persons With High Blood Pressure, Including Mild Hypertension. JAMA 242 (1979), 2562-2571.

Kark, S.L.: Epidemiology and Community Medicine. Appleton-Century-Crofts, New York 1974.

Keil, U., A. Döring, J. Stieber: Community Studies in the Federal Republic of Germany. In: Gross, F., T. Strasser (ed.): Mild Hypertension: Recent Advances. Raven Press, New York 1983.

Kevany, J.: Diet and Primary Prevention of Cancer. Effective Health Care 2 (1984), 105-110.

McKeown, Th.: Die Bedeutung der Medizin. Traum, Trugbild oder Nemesis? Suhrkamp, Frankfurt 1982.

Leu, R.E., T. Schaub: Economic Aspects of Smoking. Effective Health Care 2 (1984), 111-123.

Lipidhypothese erhärtet - Medikamentöse Cholesterinspiegelsenkung vermindert Herzinfarktrisiko. ... doch Vorsicht vor Fehlinterpretation. arznei-telegramm (1984), 47-48.

Lipid Research Clinics Program: The Lipid Research Clinics Coronary Primary Prevention Trial Results. I. Reduction in Incidence of Coronary Heart Disease. JAMA 251 (1984), 351-364; II. The Relationship of Reduction in Incidence of Coronary Heart Disease to Cholesterol Lowering, 365-374.

Longini, I.M., M.W. Higgins, P.C. Stinton, P.P. Moll, J.B. Keller: Environmental and Genetic Sources of Familial Aggregation of Blood Pressure in Tecumseh, Michigan. Am. J. Epidemiol. 120 (1984), 131-144.

MRFIT Research Group: Multiple Risk Factor Intervention Trial. JAMA 248 (1982), 1465-1477.

Namboodiri, K.K., P.P. Green, E.B. Kaplan, J.A. Morrison, G.A. Chase, R.C. Elston, A.R.G. Owen, B.M. Rifkind, C.J. Glueck, H.A. Tyroler: The Collaborative Lipid Research Clinics Program Family Study. IV. Familial associations of Plasma Lipids and Lipoproteins. Am. J. Epidemiol. 119 (1984), 975-996.

Reed, D., McGee, D., K. Yano: Psychosocial Processes and general Susceptibility to Chronic Disease. Am. J. Epidemiol. 119 (1984), 356-370.

Robra, B.-P.: Eine einfache grafische Präsentation präventiver Konzepte. Öff. Gesundh.-Wes. 44 (1982), 784-785.

Robra, B.-P., J.G. Brecht: Kohortenanalyse der Krebssterblichkeit in der Bundesrepublik Deutschland 1955 bis 1979. Lebensversicherungsmedizin (1984), 26-28.

Rosenbrock, R.: Primärprävention durch GKV - Dreizehn Thesen und Gegenthesen -. Soziale Sicherheit 34 (1985), 1-9.

Schach, E.: Einige Analysen zur Gesamtmortalität in der Bundesrepublik Deutschland. In: Alternative der Krebsregistrierung: Datenquellen zum Krebsgeschehen. Tagungsband. Deutscher Ärzte-Verlag, Köln (im Druck).

Schneider, E.L., J.A. Brody: Aging, Natural Death, and the Compression of Morbidity: Another View. N. Engl. J. Med. 309 (1983), 854-856.

Schwartz, F.W.: Grenzen der Präventivmedizin. Nieders. Ärztebl. (1982), 679-685.

Schwartz, F.W.: Sozialmedizinische Betrachtungen zu demographischen Entwicklungstrends. Vortrag auf dem Symposium "Sozialmedizinische Perspektiven". Ruhr-Universität-Bochum, 26.01.85.

Schwartz, F.W., B.-P. Robra, M.R. Meye, K.D. Henke, C.S. Behrens: Medizinische Orientierungsdaten. Daten und Ziele für die Konzertierte Aktion im Gesundheitswesen 1983/84. Wissenschaftliche Reihe des Zentralinstituts für die kassenärztliche Versorgung in der Bundesrepublik Deutschland, Bd. 30. Deutscher Ärzte-Verlag, Köln 1984.

U.S. Department of Health and Human Services: The Health Consequences of Smoking - Cardiovascular Disease -. A Report of the Surgeon General, Rockville, 1983.

Zuckerman, D.M., S.V. Kasl, A.M. Ostfeld: Psychosocial Prediction of Mortality among the Elderly Poor. The Role of Religion, Well-Being, and Social Contacts. Am. J. Epidemiol. 119 (1984), 410-423.

Heinz-Harald Abholz

Vorsorge und Früherkennung als Prävention

In unserem Lande sind seit vielen Jahren Vorsorge und Früherkennung selbstverständlicher Teil der Gesundheitsversorgung. Dennoch muß daran erinnert werden, daß gerade hierzulande denkbar wenig dafür getan wurde, den Nutzen entsprechender Vorsorge und Früherkennung zu bestimmen. Ziel des Beitrages ist es daher, anhand der internationalen Literatur und an einigen Beispielen eine Nutzenermittlung vorzunehmen. Auf dieser Basis soll dann geprüft werden, ob Vorsorge und Früherkennung als adäquater Ansatz für eine volksgesundheitlich relevante Prävention gelten kann.

Dabei wird unter **Früherkennung** (screening) die Vorverlegung der Diagnose einer an sich symptomatischen Erkrankung in den präsymptomatischen Bereich mit Hilfe entsprechender Untersuchungen verstanden. Fast immer handelt es sich hierbei um Früherkennung auf Karzinome. Mit **Vorsorge-Untersuchungen** sind medizinische Untersuchungsprogramme gemeint, die sogenannte Risiko-Krankheiten oder Risiko-Zustände identifizieren sollen, die wiederum selbst als ursächlich für klinisch relevante Erkrankungen gesehen werden. Dies gilt besonders für die Identifizierung von Risiko-Faktoren für die koronare Herzerkrankung oder Arteriosklerose allgemein. Vorsorge und Früherkennung lassen sich dabei nicht trennscharf abgrenzen; für die folgenden Überlegungen ist dies jedoch ohne Bedeutung.

I. Beurteilungs-Ansätze des Nutzens von Vorsorge und Früherkennung

Da in der gesundheitspolitischen Debatte häufig mit unzureichenden Argumenten der Nutzen von Vorsorge und Früherkennung "belegt" wird, soll an den Anfang der hier vorzutragenden Überlegungen eine Wertung unterschiedlicher Beurteilungs-Ansätze gestellt werden. In der Abb. 1 sind die verschiedenen gebräuchlichen Ansätze der Nutzenermittlung von Vorsorge und Früherkennung aufgeführt.

Unterschiedliche Beurteilungs-Ansätze des Nutzens von Vorsorge und Früherkennung

1. Prozentsatz der Teilnahme: unterstellt schon den Nutzen, belegt ihn nicht
2. Prozentsatz gefundener früher Stadien: unterstellt Nutzen, belegt ihn nicht
3. Rückgang von Mortalität und auch Morbidität: kann andere Ursachen haben
4. Vergleich von Screening-Teilnehmern mit Nicht-Teilnehmern: berücksichtigt nicht die verschiedenen Selektionen (Vgl. Abb. 2-4)
5. Vergleich derjenigen, denen ein Screening angeboten wurde, mit denjenigen, denen dies nicht angeboten wurde
6. Vergleich wie unter 5., jedoch unter den realen und nicht Studien-Bedingungen

In unserem Lande ist es leider üblich, die ersten drei Ansätze zu verwenden - allerdings belegen gerade diese den Nutzen nicht, sondern unterstellen ihn allein. Mit den Ansätzen 1 und 2 wird nur der Erfolg bei der Teilnahme und der ausreichend frühen Teilnahme belegt. Die eigentliche Frage, ob ein früher erkanntes Karzinom oder die Identifizierung eines Risiko-Faktors für eine Erkrankung auch von therapeutischem Nutzen ist, bleibt dabei unberücksichtigt. Der dritte Ansatz - Rückgang von Mortalität und Morbidität - setzt voraus, daß nicht andere, gleichzeitig auftretende Faktoren außerhalb von Vorsorge und Früherkennung ursächliche Bedeutung haben. So kann z.B. der Wegfall von ursächlichen Faktoren für die Entstehung von Karzinomen einen Rückgang von Mortalität und Morbidität zur Folge haben. Der Rückgang des Magenkarzinoms über die letzten zwanzig Jahre - ohne eine entsprechende Früherkennung - illustriert dies deutlich. Der Rückgang von Mortalität und Morbidität kann also bestenfalls - beim Vergleich zwischen verschiedenen Ländern oder Regionen mit und ohne Früherkennungsprogramm - zu vorsichtigen Schlüssen über den Nutzen dieser Früherkennung führen; ein sicherer Beleg dafür ist es nicht. Nur die in der Abb. 1 unter Punkt 4-7 aufgeführten Ansätze erlauben - mit unterschiedlichen, noch zu schildernden Unzulänglichkeiten - eine Antwort zum eigentlichen Nutzen von Vorsorge und Früherkennung.

In den Abbildungen 2, 3 und 4 sind nun die Hintergründe für weitere Fehlbeurteilungen bei der Nutzenermittlung nach Ansatz 4 und 5 illustriert:

In der Abb. 2 wird gezeigt, daß durch Früherkennung, d.h. die Vorverlegung der Diagnose in den präsymptomatischen Bereich, die Lebenserwartung vom Zeitpunkt der Diagnosestellung sich verlängern muß, die betroffene Person jedoch nicht länger lebt.

Abb.2:

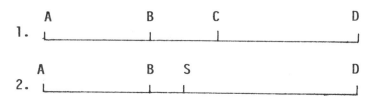

Modell eines Scheinerfolges bei der Verlängerung der Überlebenszeit

Erklärung: Im 1. und 2. Fall führt das Karzinom zum gleichen Zeitpunkt zum Tode. Scheinbar kommt es doch im 2. Fall zu einer Verlängerung der Überlebenszeit, da durch das Screening die Diagnose und Therapie auf S vorverlegt wurde.
Quelle: Abholz 1977

Bei A in der Abb. 2 beginnt ein Karzinom zu wachsen, ab B ist es mit Früherkennung identifizierbar, bei C macht es Symptome und wird entdeckt. Im ersten Teil der Abbildung wird die Diagnose beim Zeitpunkt C gestellt, und der Tod tritt beim Zeitpunkt D ein. Im zweiten Teil der Abbildung wird die Diagnose durch screening auf den Zeitpunkt s vorverlegt. In dem abgebildeten Modell stirbt der Patient jedoch auch zum Zeitpunkt D, d.h. er lebt nicht länger als der Patient, der durch den ersten Teil der Abbildung 2 illustriert sein soll. Dennoch liegt eine längere Lebenserwartung, gerechnet vom Zeitpunkt der Diagnosestellung, vor. Vergleicht man nun - und dies geschieht häufig, wenn nicht in der Regel - Lebenserwartung oder Fünfjahres - bzw. Zehnjahres-Überlebensraten von Patienten, bei denen die Diagnose eines Tumors durch Früherkennung gestellt wurde, mit entsprechenden Raten bei Patienten, bei denen dies nicht im Rahmen von Früherkennung geschah, so muß man diesem hier illustrierten Fehler bei der Beurteilung zum Opfer fallen. Die

Patienten, bei denen im Rahmen von Früherkennung die Karzinom-Diagnose gestellt wurde, müssen bessere Überlebensraten aufweisen. Dies heißt aber eben nicht, daß sie unbedingt länger leben. Erst bei Berücksichtigung des Zeitraumes der Vorverlegung der Diagnose - im englischen: lead-time - kann ein adäquater Vergleich und damit eine Nutzenermittlung erfolgen.

Wir wissen, daß bei Karzinomen gleicher Lokalisation, auch teilweise gleicher bzw. ähnlicher Histologie unterschiedliche Wachstumsgeschwindigkeiten bei verschiedenen Patienten auftreten.

Abb.3

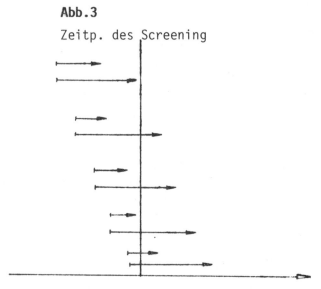

Zeitp. des Screening

Modell eines schnell (⊢▬►) und eines langsam
wachsenden (⊢────►) präklinischen Karzinoms.

Erklärung: im Modell verhalten sich präklinisch
langsam und schnell wachsende Karzinome (Pfeil-
ende bezeichnet Beginn der klinischen Phase)
wie 1:1. Durch das Screening werden aber schnell
wachsende zu langsam wachsenden präklinischen
Karzinomen im Verhältnis 2:5 erfaßt.
Quelle: Abholz 1977

In der Abbildung 3 wird illustriert, daß durch regelmäßige Früherkennung - hier als senkrechter Strich eingezeichnet - eine Selektion primär langsam wachsender und damit mit günstiger Prognose ausgestatteter Karzinome erfolgen muß. In der Abbildung sind durch die unterschiedlich langen Pfeile ein langsam und ein schnell wachsendes Karzinom in der präsymptomatischen Phase im Verhältnis 1:1 unterstellt. Durch regelmäßige Früherkennungs-Untersuchungen ist die Chance, die langsam wachsenden Karzinome (langer Pfeil) in einer präsymptomatischen Phase zu erfassen, deutlich höher: hier im Modell im Verhältnis 5:2. Vergleicht man zur Nutzenermittlung von Früherkennung das Kollektiv derjenigen, bei denen durch Früherkennung ein Karzinom festgestellt wurde, mit denjenigen, bei denen dies nicht geschah, so muß man von einer positiven Selektion in bezug auf die Wachstumsgeschwindigkeit und damit die Prognose des Karzinoms im Kollektiv der Früherkennungs-Gruppe ausgehen. Hier kommt es also aufgrund einer Selektion wiederum zu einem scheinbaren Erfolg durch Früherkennung. Zu umgehen ist diese Fehlbeurteilung nur, wenn in der Früherkennungs-Gruppe alle Karzinom-Patienten berücksichtigt werden - gleich ob in der Früherkennung gefunden oder nicht (vgl. Ansatz 6 in Abb. 1).

Es ist bekannt, daß an Früherkennungs- und Vorsorge-Untersuchungen bestimmte Bevölkerungsgruppen - teilweise ist dies mit dem sozialen Status korreliert - in unterschiedlichem Ausmaß teilnehmen.

Abb. 4:

Ein Beispiel der Personen-Selektion bei der Teilnahme am Mamma-Carcinom-Screening (Pederson 1966)

	%-Satz später Stadien (III u. IV)
Vor dem Screening (1953-56)	10,8
In den Screening Jahren (1957-59)	
Teilnehmer	6,3
Nicht-Teilnehmer	22,5
Gesamte Bevölkerung	11,5
In den Jahren nach dem Screening (1960-64)	
ehemalige Teilnehmer	14,5
ehemalige Nicht-Teilnehmer	23,1
Gesamte Bevölkerung	15,9

In Abb. 4 ist ein Beispiel einer derartigen Selektion der Teilnehmer an einem Screening auf Mamma-Karzinom dargestellt. Pederson (1966) fand in einer Provinz in Norwegen, in der ein regelmäßiges Screening auf Mamma-Karzinom angeboten wurde, daß in der Screening-Population während der Screening-Jahre die späten Stadien des Mamma-Karzinoms

(III und IV) deutlich weniger vertreten waren als dies in den Jahren vor Screening für die gesamte Bevölkerung der Fall war. Man könnte hieraus den Erfolg des Screening-Programmes, nämlich die Identifizierung früher Formen des Mamma-Karzinoms ableiten. Betrachtet man jedoch die Verteilung der verschiedenen Stadien des Karzinoms in der Restbevölkerung und faßt dann das Ergebnis für die Gesamtbevölkerung zusammen, so kommt man zu folgendem, erstaunlichem Ergebnis: In der Population der Nicht-Teilnehmer kam es im Zeitraum des angebotenen Früherkennungs-Programmes zu einer Erhöhung des Anteils später Formen des Mamma-Karzinoms; faßt man die gesamte Population - Teilnehmer und Nicht-Teilnehmer - zusammen und betrachtet erneut die Stadienverteilung, so kommt man in etwa auf die gleiche Verteilung wie vor dem Screening. Das, was anfänglich als Erfolg erschien, war auf eine Selektion derjenigen, die freiwillig zum Screening gingen, zurückzuführen. Offensichtlich - auf welcher Basis auch immer - waren Personen mit geringerem Risiko für Mamma-Karzinom eher bereit, an den regelmäßigen Screenings teilzunehmen als Personen, bei denen ein Mamma-Karzinom mit einer höheren Wahrscheinlichkeit vorlag. Das Risiko für Mamma-Karzinom oder das Vorliegen eines solchen müssen über andere Bestimmungsgrößen mit der Bereitwilligkeit, an einem Screening teilzunehmen, negativ korreliert gewesen sein.

Zusammenfassend läßt sich sagen, daß selbst bei adäquaten Ansätzen zur Nutzenermittlung (Ansatz 4 und 5 in Abb. 1) die genannten drei Fehlermöglichkeiten - dabei alle zugunsten der Screening-Gruppe - gegeben sind. Berichte über Früherkennungs-Erfolge, die dies nicht berücksichtigen, zeichnen immer ein zu positives Bild des Erfolges von Früherkennung (Abholz 1977).

II. Der Nutzen von Vorsorge und Früherkennung an zwei Beispielen

In Abb. 5 sind wesentliche Früherkennungs- und Vorsorge-Untersuchungen im Erwachsenenalter wiedergegeben. Dabei sind die Untersuchungen unterstrichen, für die methodisch ausreichende Studien zur Nutzenermittlung vorliegen - wie man sieht, ist dies die Ausnahme (vgl. Überblicksarbeiten Abholz 1977, Chamberlain 1982).
An zwei Beispielen soll nun eine konkrete Nutzenermittlung illustriert werden. Gewählt wurde das Mamma-Karzinom und der leichte bis mittelschwere Hochdruck. Zu dieser Auswahl kam es aus zwei Gründen: Einmal

Abb. 5:

Früherkennungs- und Vorsorgeuntersuchungen bei Erwachsenen

Die unterstrichenen Untersuchungen sind mit entsprechenden Studien bezüglich ihres Nutzens methodisch einigermaßen gesichert geprüft worden.

Früherkennung auf Carcinome von: Vorsorge bei:
Prostata   Übergewicht
Haut   Bewegungsmangel
Hoden   Tabakabusus
Magen   Diabetes mell.
Dickdarm   Fettstoffwechsel-
Lungen   störungen
Mamma   Hochdruck
Gebärmutterhals

----

sind hierfür noch die qualitativ besten Studien zur Nutzenermittlung vorhanden; die zu treffenden Aussagen haben also eine relativ solide Basis. Zum anderen - und das ist für die weitere Argumentation besonders wichtig - sind dies die Beispiele von Früherkennung und Vorsorge mit dem bisher größten belegten Nutzen.

1. Mamma-Karzinom

Um die Nutzenermittlung beim Mamma-Karzinom haben sich einige Studiengruppen bemüht, die Ergebnisse dieser Arbeiten sind an anderer Stelle wiedergegeben (Abholz, 1977). Zwei dieser Studien sind jüngst erschienen (Verbeck 1984; Collette 1984). Hier soll auf die einzige große und von der Methode her zuverlässige Untersuchung, die Health-Insurance-Plan (HIP)-Studie aus New York eingegangen werden. Auf die Ergebnisse dieser Studie fußen alle Ableitungen zum Nutzen der Früherkennung beim Mamma-Karzinom.

Die Versicherungsgruppe Health Insurance Plan unterteilte nach randomisiertem Ansatz ihre versicherten Frauen zwischen 40 und 64 Jahre, die im Raum New York lebten, in zwei Kollektive von jeweils etwa 31 000 Frauen. Der Untersuchungsgruppe wurden dann jährliche Früherkennungs-Untersuchungen - körperliche Untersuchung, Mammographie und ggf. Folgeuntersuchungen - im jährlichen Abstand über drei Jahre angeboten. Der Kontrollgruppe wurden keinerlei Mitteilungen gemacht, für sie erfolgte eine normale Routine-Versorgung wie auch bisher. Etwa 60% aller angesprochenen Frauen nahmen an allen drei Untersuchungen des Programmes teil, d.h. es wurden etwa 60 000 bis 80 000 Untersuchungen in den drei Jahren durchgeführt. Danach wurde eine Nachverfolgung beider Kollektive vorgenommen. Nach sieben Jahren waren in der Untersuchungsgruppe 70, in der Kontrollgruppe 108 Patientinnen am Mamma-Karzinom verstorben. 38 Patientinnen hatten beim Untersuchungsaufwand von etwa 60 000 bis 80 000 Untersuchungen profitiert. Nach 14 Jahren bleiben diese Unterschiede in den Proportionen bestehen (Shapiro 1982). Die Autoren (Shapiro 1976) drücken den Unterschied zwischen den Gruppen wie folgt aus: "2,6 vs. 4,1 Todesfälle an Mamma-Karzinom auf 10 000 Expositionsjahre. Auch andere Auswertungsmethoden - alle unter Berücksichtigung der leadtime - zeigen einen eindeutigen Erfolg der Früherkennungs-Untersuchungen auf Mamma-Karzinom. So lag die Fünfjahres-Überlebensrate in der Früherkennungsgruppe bei 42,1% und in der Kontrollgruppe bei 27,9%. Bei einer detaillierteren Aufgliederung der Ergebnisse ließ sich statistisch allein ein Erfolg für die Gruppe der 50-64jährigen Frauen sichern, für die 40-49jährigen war allerdings die gleiche Tendenz zu erkennen (Shapiro, 1971, 1975; Strax 1976).

Der Nutzen von Früherkennung auf Mamma-Karzinom kann dabei unterschiedlich ausgedrückt werden:

Abb. 6:

Überblick zur H I P -Studie   (Shapiro 1971, 75; Strax 1976)

Ansatz: randomisierter Gruppenvergleich von 2 x 31 000
                 Frauen zwischen 40 und 64 Jahren; dabei wird in
                 der Auswertung jeweils die Gesamtgruppe, nicht
                 nur die wirkliche Teilnehmergruppe mit der Kon-
                 trollgruppe verglichen; die Kontrollgruppe erhielt
                 ihre bisherige Routine-Versorgung
Screening: Über drei Jahre 1-jährliche Screenings mit körperl.
                 Untersuchung und Mammographie sowie - ggf. -
                 weiteren Untersuchungen. Nachverfolgung über
                 weitere 7 Jahre
Teilnahme: etwa 60% der angesprochenen Frauen nahmen an
                 allen 3 Screening teil, d.h. es wurden etwa 50 bis
                 70 000 Untersuchungen durchgeführt
Ergebnis nach 7 Jahren: Versterben an Mamma-Carcinom: Screen-
                 ing-Gruppe: 70; Kontrollgruppe: 108
                 auf 10 000 Expositionsjahre bezogen:
                 Screening: 2,6 Verstorbene; Kontrolle: 4,1 Verstor-
                 bene

Ausdrucksformen des Erfolges:
A. Reduktion der Sterblichkeit um 37%
B. Es starben von 1000 Frauen, die 10 Jahre zu Screenings
    gingen, am Mamma-Carcinom 1,5 weniger als in einer
    Kontrollgruppe mit Routine-Vorsorgung

Die Sterblichkeit an diesem Karzinom kann durch die Früherkennung um
etwa ein Drittel (37%) gesenkt werden. Dies ist die übliche Ausdrucksform, um den Nutzen dieser Früherkennung zu beschreiben. Eine andere
Ausdrucksform wird häufig nicht benutzt, obwohl sie den volksgesundheitlichen Aufwand und Erfolg deutlicher macht: die Reduktion von 4,1 auf
2,6 an Mamma-Karzinom verstorbenen Frauen auf 10 000 Expositionsjahre
bedeutet, daß z.B. 1000 Frauen über 10 Jahre regelmäßig am Screening
teilnehmen müssen, damit 1,5 weniger am Mamma-Karzinom versterben,
als dies ohne ein Untersuchungsprogramm der Fall wäre. Diese Aus-

drucksform illustriert neben der grundsätzlichen Machbarkeit und des Nutzens auch den riesigen Aufwand, der hierfür notwendig ist. Zudem wird dabei deutlich, daß sich die Risiko-Verminderung durch Teilnahme an Früherkennungs-Untersuchungen in einem Dimensionsbereich bewegt, der alltäglich eingegangenen Lebensrisiken wie z.B. Motorradfahren, Zigarettenrauchen etc. sehr ähnlich ist (vgl. Abholz 1984).

Als Fazit kann festgehalten werden, daß die Früherkennung auf Mamma-Karzinom mit hoher Wahrscheinlichkeit von Nutzen ist. Das gilt selbst dann noch, wenn man mit einigen Autoren (British Cancer Group 1975, Bailar 1976) vermutet, daß durch regelmäßige Mammogrpahien auch einige Karzinome über die Strahlenexposition induziert werden. Der volksgesundheitliche Aufwand für den erreichten Erfolg ist jedoch erheblich.

2. Leichter und mittelschwerer Hochdruck

In Abb. 7 ist ein Überblick über die randomisierten Studien zur Nutzenermittlung der Behandlung von leichtem und mittelschwerem

Abb. 7:
Nutzen der Behandlung des leichten u. mittelschweren Hochdruckes
- randomisierte Studien, Charakteristik und Ergebnis
(nach WHO 1982)

U.S.P.H.S.:	Doppelblind, Placebo 21-55 J., n=389, Dauer 7 J., 90-104	keine Untersch.; zu kleines Kollektiv
A.N.P.S.:	Einfachblind,Placebo 30-69 J.-, n=3427, Dauer 5 J., 95-109	signf. Erfolg für Therapie, nur für Gruppe ab 100mmHG zu sichern
H.D.F.P.:	Routine Vorsorgung vs. system. Behandlungsprogramm, 30-69 J. N=10 940, Dauer 5J., 95-109	system. Behandlung mit Erfolg auch ab 90 mmHg
Oslo:	offene Studie, 40-49 J., n=785, Dauer: 5,5 J., kleiner 110	keine signf. Untersch. aber durchgehende Tendenz zu besseren Ergebnissen in Behandlungsgr.
M.R.C.:	Einfachblind, Placebo, 35-64 J. n= 17 290, Dauer 5J. 90-109	bisher keine Ergebnisse, aber wahrscheinlich ohne signf. Unterschiede

Hochdruck gegeben. Zusammenfassend läßt sich eine Tendenz positiver Nutzenermittlung festhalten. Einschränkend muß hierzu gesagt werden, daß signifikant positive Unterschiede zugunsten der Behandlung sich zumeist erst bei den Kollektiven zeigte, die einen diastolischen Wert von 100 mm Hg und höher aufwiesen; eine Ausnahme bilden die Ergebnisse der HDFP-Studie. Betont werden muß an dieser Stelle, daß die Behandlung schwerer Hochdruckformen - mit diastolischen Werten ab 110 mm Hg - einen weitaus größeren Nutzen haben, als dies für den leichten und mittelschweren Hochdruck nachweisbar ist.

In Abb. 8 ist als Beispiel für eine detailliertere Analyse der Australian Trial (ANPS) in seinen Ergebnissen wiedergegeben. Auch dieser Studie wurde ein Nutzen der Behandlung des leichten bis mittelschweren Hochdrucks gefunden. Bei detaillierterer Aufschlüsselung ließ sich ein signifikanter Erfolg jedoch nur für das Kollektiv ab 104 mm Hg diastolisch belegen. Wiederum ist der Erfolg der Behandlung in zweierlei Weise ausdrückbar: Es ist zu einer Reduktion cardiovasculärer Ereignisse um 30% gekommen; so wird das Ergebnis in der medizinischen Presse wiedergegeben und diskutiert. Eine andere Leseart des Erfolges ergibt sich bei Betrachtung der Raten cardiovasculärer Komplikationen: auf 1000 Expositionsjahre waren es in der Kontrollgruppe 24, in der Behandlungsgruppe 17 Ereignisse; oder: behandelt man 100 Patienten über 10 Jahre, so profitieren 7, nämlich die Differenz zwischen der Behandlungs- und der Kontrollgruppe. 93 wurden umsonst behandelt, da sie entweder auch ohne Therapie keine cardiovasculären Ereignisse bekommen hätten oder diese **trotz** der Behandlung eintraten.

Abb. 8:
Risiko-Verminderung bei Hochdruckbehandlung
- Zwei Arten der Analyse, Daten aus dem Australian trial

Ereignisse kardiovaskulär	Raten pro 1000 Behandlungsjahre Behandlg.-Gr.	Placebo	Reduktion in %	Differenz d. Raten
insgesamt	17,2	24,5	30%	7,3
tödliche	1,7	3,7	54%	2,0

Nimmt man die Kosten der Hochdruckbehandlung und die Kenntnis über Nebenwirkungen im Sinne der Verminderung von Lebensqualität durch die Hochdruck-Medikation mit in die Überlegungen auf, so stimmt das Ergebnis eher nachdenklich - trotz des nachweisbaren Erfolges.

Zusammenfassend läßt sich festhalten, daß die Früherkennung auf Mamma-Karzinom und die Vorsorge bei der Behandlung des leichten und mittelschweren Hochdruckes mit hoher Wahrscheinlichkeit von Nutzen sind. Noch einmal in Erinnerung gebracht werden muß dabei, daß diese Beispiele bewußt unter dem Gesichtspunkt gewählt wurden, weil für sie ein relativ großer Nutzen nachweisbar ist. Gezeigt werden konnte, daß dieser Nutzen jedoch nur mit einem volksgesundheitlich immens hohen Aufwand zu erreichen ist. Dabei sind nicht nur die Kosten, sondern auch die Tatsache gemeint, daß die Mehrzahl der an Früherkennung Beteiligten oder durch Vorsorge behandelten Personen nicht von den medizinischen Interventionen profitieren, jedoch auch an ihren Nebenwirkungen - im weitesten Sinne - teilhaben.

III. Die Realität von Vorsorge und Früherkennung

Bei Übertragung der genannten Studienergebnisse auf die Realität von Vorsorge und Früherkennung müssen jedoch von dem in den Studien ermittelten Nutzen erhebliche Abstriche gemacht werden. Denn die zitierten Untersuchungen zur Nutzenermittlung wurden immer mit einem Optimum von Patienten- und Arzt-Compliance sowie einem Optimum an medizinischer Überwachung des Interventionsprgrammes durchgeführt. In der Wirklichkeit der Versorgung kann jedoch nicht von derartigen Bedingungen ausgegangen werden: die "normalen" Patienten nehmen z.B. nicht immer regelmäßig ihre Tabletten ein, sie gehen weitaus häufiger als in den Studien nicht regelmäßig zu Früherkennungsprogrammen etc. Die Ärzte, die im Rahmen einer normalen Behandlung Vorsorge und Früherkennung betreiben, überwachen die Regelmäßigkeit entsprechender Maßnahmen weitaus unsystematischer, als dies für die genannten Studien der Fall sein dürfte. Auch die Nebenwirkungen von medizinischen Behandlungsmaßnahmen im Rahmen z.B. einer Hochdruck-Medikation werden wahrscheinlich in der Realität der Versorgung weniger als in den Studien frühzeitig erfaßt. Mit hoher Plausibilität kann man daher von einem weitaus geringeren Nutzen von Vorsorge und Früherkennung in der Wirklichkeit unserer Versorgung ausgehen. Am Beispiel des Hochdruckes soll dies kurz illustriert werden. Die Ergebnisse der South-East-London-Screening-Study sollen hier als Beispiel genommen werden. Aus dem Kollektiv von etwa 20.000 eingeschriebenen Patienten in zwei Londoner Gruppenpraxen wurden zweimal 3500 Patienten im randomisierten Ansatz gewonnen. Der Untersuchungsgruppe wurde über ihre Allgemeinärzte ein Screening angeboten, das nach zwei Jahren wiederholt wurde. Die Kontrollgruppe erhielt allein die normale Routineversorgung, die sie bisher auch erhalten hatte. Nach fünf Jahren ließ sich keinerlei Unterschied in Morbidität, Mortalität, Krankenhausaufenthalten, Arbeitsunfähigkeit und Medikation feststellen. Besonders interessant ist hier, daß in der Screening-Gruppe ein weitaus höherer Prozentsatz von Personen mit Bluthochdruck identifiziert wurde, die Blutdruckwerte jedoch in beiden Kollektiven nach den fünf Jahren in einem vergleichbaren Bereich lagen (D'Souza 1976, 1978, 1983). Die Vorsorge im Sinne der Identifizierung eines Risiko-Faktors, hier Hochdruck, war erfolgt; eine ausreichende Behandlung des Hochdruckes war jedoch nicht eingetreten.

In zahlreichen internationalen Studien ist immer wieder gezeigt worden, daß selbst bei bekanntem Hochdruck meist mehr als die Hälfte der Betroffenen keine ausreichende Hochdrucksenkung erfahren. In Abb. 9 sind einige deutschsprachige Untersuchungen zu diesem Thema kurz wiedergegeben.

Abb. 9:

Die Wirklichkeit bei Screening-Programmen: South-East London Screening Study (D'Souza 1976, 78, 83)

Ansatz:	Vergleich zweier randomisierter Gruppen von jeweils etwa 3500 Pers. aus zwei Gruppenpraxen mit insgesamt 20 000 Patienten (40-64 J.)
Screening:	alle Jahre über 3 Jahre: körperl. Unters., Anamnese, Routine-Labor, Röntgen-Thorax
Ergebnis:	Nach 5 Jahren kein Unterschied in Morbidität, Mortalität, AU, Krankenhausaufnahmen und Blutdruckwerten

Auch hier wird deutlich, daß bei nur 20 bis 50% - die Traunsteiner Hochdruckstudie mit noch schlechterem Ergebnis - eine ausreichende Hochdrucksenkung - erfolgt bzw. - in Studie 4 - nach dem Ansatz erfolgen kann. Aus der Kenntnis von ambulanten Praxisabläufen läßt sich vermuten, daß hierfür sowohl Patienten als auch Ärzte verantwortlich sind. Beim Hochdruck - ähnlich wie bei anderen Risiko-Erkrankungen - wird eine Behandlung bei fehlender Symptomatik häufig nicht akzeptiert, zumindestens nicht als längerwährende oder gar Dauerbehandlung.

IV. Fazit

Vorsorge und Früherkennung können als Beiträge der Prävention verstanden werden. Bei genauerer Analyse läßt sich jedoch nachweisen, daß der Erfolg sehr viel bescheidener ausfällt als allgemein gedacht und auch in der Darstellung der medizinischen Presse erscheint. Mit einem immensen Aufwand sind geringe Erfolge erzielbar; belegt sind sie dabei nur für ganz wenige Programme von Vorsorge und Früherkennung. Versucht man die Ergebnisse aus entsprechenden Studien zur Nutzenermittlung auf die Realität unserer Versorgung zu übertragen, so muß man von einer weiteren, wahrscheinlichen erheblichen Reduktion des Nutzens dieser Untersuchungen ausgehen.

Vor diesem Hintergrund ist die Überlegung erlaubt, ob Vorsorge und Früherkennung überhaupt noch als volksgesundheitlich relevanter Ansatz der Prävention gesehen werden können. Grundsätzlich gibt es zwei Antworten: von seiten der Medizin wird vorgeschlagen, die Verhältnisse in der Wirklichkeit denen in den genannten Studien zur Nutzenermittlung anzugleichen, d.h. ein Optimum an Patienten- und Arzt-Compliance zu erreichen. Angemerkt werden kann an dieser Stelle nur der Zweifel an der Machbarkeit dieses Vorhabens. Und zu fragen ist, ob eine "Mobilisierung" zur Vermeidung von Krankheit nicht die Lust am Leben ganz erheblich einschränkt - und dies bei den oben geschilderten relativ geringen Erfolgen, die dem einzelnen als "Belohnung" in Aussicht gestellt sind (vgl. Abholz 1984).

Eine andere Antwort in der geschilderten Situation ist in der Forderung nach Primärprävention zu sehen. Dabei sind spezifische und unspezifische primärpräventive Vorgehensweisen zu unterscheiden (vgl. Karmaus in diesem Band). Ein nicht unwesentlicher Teil primärpräventiver Maßnahmen - spezifisch oder unspezifisch - dürfte mit einer höheren Akzeptanz bei den Betroffenen zu rechnen haben, da - wie z.B. bei der Reinhaltung von Luft oder dem Abbau von Lärm am Arbeitsplatz - die primärpräventive

Maßnahme auch mit einer Verbesserung der Lebensqualität der Betroffenen verbunden ist. Das, was zu mehr Gesundheit führen soll, ist dann häufig mit mehr Lebensqualität verbunden.

Für GKV und Rentenversicherungsträger ergeben sich im Rahmen von primärpräventivem Vorgehen zwei Fragestellungen:

1. Lassen sich - insbesondere bei den Betriebskrankenkassen - erhobene Morbiditätsdaten nicht als Grundlage für primärpräventive Überlegungen und Strategien verwerten?
2. Läßt sich wissenschaftlich nachweisen, ob so unspezifische Maßnahmen wie Kur oder Krankschreibung nicht auch einen primärpräventiven Charakter haben?

Literatur

Abholz, H.-H.: Der Nutzen der Früherkennungsuntersuchungen am Beispiel des Lungen-, Brustdrüsen- und Gebärmutterhalskarzinoms sowie polyvalenter Screenings. Jahrb.f.Krit.Med. Bd.2, Argument Sonderband 17, Berlin 1977, S. 55-80

ders.: Risiko-Verminderung als präventives medizinisches Konzept - einige methodische, ökonomische und ethische Probleme. Jahrb.f.Krit. Med.Bd.10, Argument Sonderbd.119, Berlin 1984, S. 57-72 (a)

ders.: Die medikamentöse Behandlung der Patienten mit Hypertonie in der ambulanten Versorgung. In: Borgers, D., W.F. Schräder (Hrsg.): Behandlungsverläufe in der ambulanten medizinischen Versorgung. Bundesminister f. Arbeit u. Soz.ordnung. Gesundheitsforschung Bd. 99, Bonn 1984, S. 71-88 (b)

A.N.P.S. = The Australian trial: The Australian therapeutic trial in mild hypertension: Report by the Management Committee. Lancet 1984, 1261-67

Bailar, J.C.: Mammography: A contrary view. Ann. Intern. Med. 1976, 84: 77-84

Borgers, D.: Risikofaktorenmedizin und Primärprävention beim milden Hochdruck. In: Abholz, H.-H. et al.: Risikofaktorenmedizin - Konzept und Kontroverse. Berlin 1982

Britisch breast cancer group: Screening for breast cancer - A statement. Brit.Med.J. 1975, 3, 357-58

Chamberlain, J.: Screening for canceroof various sites. In: Alderson, M. (ed.): Prevention of cancer. London 1982, S. 259-83

Collette, H.J.A. et al.: Evaluation of screening for breast cancer in a non-randomised study (the Dom Project) by means of a casecontrol study. Lancet 1984, 1224-26

D'Souza, M.F., A.V. Swan, D.J. Shannon: A long-term controlled trial of screening for General Practice. Lancet 1976, I, 1228-31

D'Souza, M.F.: A case against medical check-up. In: Fry, J. (ed.): Common dilemmas in family medicine. Lancaster, Engl. 1983. S. 322-36

Fichter, M.M., S. Weyerer: Prävalenz des hohen Blutdruckes in einer ländlichen Gemeinde. Münch.Med.Wschr. 1982, 124:753-56

Gutswiller, F. et al.: Epidemiologie des Blutdruckes in vier Schweizer Städten. Schweiz.Med.Wschr. 1982, 40-46

Heindrichs, E.: Diagnostische und therapeutische Betreuung von Hochdruckkranken in der allgemeinärztlichen Praxis. Diss. FU-Berlin in Vorber.

Pederson, E.: Presymptomatic diagnosis: cervix uteri and breast. Roy.Soc.Med. 1966, 59:1189-98

Shapiro, S., Ph. Strax, L. Venet: Periodic breast cancer screening in reducing mortality from breast cancer. J.Amer.Med.Ass. 1971, 215:1777-85

Shapiro, S.: Screening for early detection of cancer and heart disease. Bull. New York Acad.Med. 1975, 51:80-95

Shapiro, S. et al: Ten-to-fourteen-year effect of screening on breast cancer mortality. J.Natl.Cancer Inst. 1982, 69:349-55

Stieber, J., A.Döring, U.Keil: Häufigkeit, Behandlungsgrad und Bekanntheitsgrad der Hypertonie in einer Großstadtbevölkerung. Münch.Med. Wschr. 1982, 124:747-52

Strax, Ph.: Utilisation of diagnostic techniques for cancer of the breast - early diagnosis. In: Arneault, G.St. et al (eds.): Recent results in cancer research: breast cancer. Berlin 1976

Verbeek, A.L.M. et al.: Reduction of breast cancer mortality through mass screening with modern mammography - First results of the Nijmegen Project, 1975-1981. Lancet 1984, 1222-24

WHO: I.S.H. Mild Hypertension Liaison Committee: Trials of the treatment of mild hypertension - An interim analysis. Lancet 1982, 149-56

Hans Schnocks

Grenzen und Möglichkeiten der Prävention in der Gesundheitserziehung

Meiner Meinung nach sind die Möglichkeiten der Prävention durch Gesundheitserziehung nicht so groß, wie die zum Teil sehr hohen Erwartungen, die an die Prävention insgesamt und auch an die Gesundheitserziehung gestellt werden.

Die Argumente gegen die Gesundheitserziehung werden jedoch so stark vorgebracht, daß ich versuchen möchte, herauszuschälen, was man eben doch machen kann auf dem Gebiet der Gesundheitserziehung.

Was meinen wir eigentlich, wenn wir von Prävention reden? Das kann etwas durchaus sehr Verschiedenes sein. Die Strategie von Prävention kann einerseits sehr umfassend und anspruchsvoll sein. So kann man sich z.B. für einen Präventionsbegriff und eine Präventionsstrategie entscheiden, mit denen man die Gesundheitsprobleme der Gesellschaft von Grund auf zu lösen hofft. Natürlich ist man dann gezwungen, Mittel in Betracht zu ziehen, die sehr tief in gesellschaftliche Bezüge und in individuelle Freiheitsräume eingreifen und die Prävention letzten Endes totalitär werden lassen. Ein solches Präventionsdenken würden wohl die meisten von uns ablehnen.

Die Strategie von Gesundheitserziehung kann andererseits eng an den Bedürfnissen Betroffener und der Personen und Institutionen orientiert sein, die Gesundheitserziehung betreiben. Sie wird dann häufig aus der Aufzählung von präventiven Möglichkeiten bestehen, die eine zusammenhängende Präventionstheorie vermissen läßt. Ich will mich für eine Form der letzteren Art entscheiden und mich mit mir sinnvoll erscheinenden Präventionsmaßnahmen auf dem Gebiet der Gesundheitserziehung begnügen.

Ein zweiter Aspekt steckte in der Frage: wer ist das eigentlich, der da über Prävention nachdenkt und Vorschläge formuliert? Also die Frage nach dem handelnden Subjekt. Wir sind im Hinblick auf diese Frage durchaus nicht alle in der gleichen Lage. Einige von uns arbeiten in Institutionen und Professionen, wo sie sozusagen selber Teile des sozialen Prozesses Prävention sind, mit eigenen Interessen. Das gilt natürlich auch für mich, für die Bundeszentrale für gesundheitliche Aufklärung. Wir sind, wie sie sicher alle wissen, eine nachgeordnete Behörde des

Bundesministers für Jugend, Familie und Gesundheit. Die Bundeszentrale hat ein Interesse daran, daß sich Prävention durch Gesundheitserziehung nicht als unmöglich erweist, denn sonst könnte sie sich ja selbst auflösen. Und die Bundeszentrale braucht natürlich die Kooperation der "Macher" und selbst der "Woller", die Herr von Ferber in seinem Beitrag die Leute nennt, die für uns Multiplikatoren sind.

Ich sehe für die Wirksamkeit von Gesundheitserziehung im Hinblick auf Prävention hauptsächlich zwei Barrieren: Die eine, das ist der Mangel an Geld und Personal. Darüber ist schon sehr viel geredet worden - ich will das nicht thematisieren, sondern einfach eine Annahme machen, über die man nachher vielleicht nochmal diskutiert: Ich nehme einfach an, es gelingt uns in der Realität, die Mittel für Gesundheitserziehung und den Personaleinsatz zu verhundertfachen. Davon gehe ich einfach einmal aus. Dann könnte sich zeigen, daß auch dahinter, also jenseits des Mangels an Geld und Personal noch Barrieren für die Wirksamkeit von Prävention, von Gesundheitserziehung, liegen. Und das ist mein eigentliches Thema. Zunächst einmal möchte ich ausmalen, was man mit soviel Geld und soviel Personal machen könnte. Dann stünden 5 - 10 Milliarden DM und 20.000 bis 40.000 Menschen für diese Aufgabe zur Verfügung. Das wären also 80 - 160 DM pro Kopf und 1 bis 2 Gesundheitserzieher für 3.000 Bürger.

Damit könnte man:
- Ein Gegengewicht der Gesundheitserziehung in den Massenmedien schaffen, das die Werbung der Anbieter gesundheitsschädlicher und riskanter Produkte konterkariert,
- eine präventive Beratung und Sozialarbeit vor Ort betreiben,
- eine gesundheitsorientierte Massenbewegung organisieren und finanzieren,
- eine auf lange Sicht angelegte Grundlagen- und anwendungsorientierte Forschung in großem Umfang betreiben.

Die Möglichkeiten, die präventive Gesundheitserziehung bietet, könnten bei soviel Geld und Personal sicherlich weitgehend ausgeschöpft werden. Auf den drei Ebenen von Wissen, Einstellung und Verhalten wären dies:
- Wissensvermittlung, soweit noch nötig und möglich. Z.B. Informationen über die unterschiedliche Qualität von Aussagen über Krebsursachen. Welche Krebsursachen kann ich selbst ausschalten?
- Stärkung gesundheitsförderlicher und Abbau riskanter Einstellungen. Z.B.: Es ist richtig und möglich, selbst etwas gegen die Krebsgefährdung zu tun.

- Förderung der sozialen und materiellen Bedingungen für gesundheitsförderliches Verhalten. Z.B., wir unterstützen Menschen, die sich das Rauchen abgewöhnen wollen; wir schaffen und respektieren Nichtraucherbereiche.

Wenn so etwas in absehbarer Zeit auch nicht für die ganze Bundesrepublik realisiert werden kann, so will ich doch nicht ausschließen, daß z.B. eine Krankenkasse Ressourcen in der angegebenen Größenordnung - sie übertreffen das Modell Mettmann etwa um den Faktor 10 - für ihre Versicherten bereitstellen könnte. Ein Hindernis, das dem Beweis wirksamer Prävention durch Gesundheitserziehung entgegensteht, wäre beseitigt.

Nun könnten sich jene anderen Hindernisse auswirken, die nach meiner Meinung größer sind als der übliche Mangel an Personal und Geld. Es sind dies
- ein unvermeidliches Kommunikationsproblem zwischen denjenigen, die präventiv wirken wollen und denjenigen, denen die Prävention dienen soll,
- der Mangel an Ursachenkenntnis, der keine kausale, sondern nur eine stochastische Prävention erlaubt.

Wie bekannt, ist es bis heute nicht möglich, den Anteil von genetischen Faktoren, Verhaltens- und Umwelteinflüssen an der Entstehung etwa von Krebs oder Herz-Kreislauf-Krankheiten näher zu bestimmen. Die Gesundheitserziehung kann schon deshalb keine sichere Vermeidung dieser Krankheiten versprechen, wenn sie z.B. den Verzicht auf das Rauchen, gesunde, nicht zu reichliche Mischkost und ausreichende Bewegung empfiehlt oder auch fordert.

Nur hin und wieder gibt es einfache, angenehme und sichere Mittel, die eine große Gesundheitsgefahr sicher beseitigen können. Die Schluckimpfung gegen Kinderlähmung ist ein Beispiel hierfür. In einem solchen Fall ist auch die Aufklärung einfach und wirksam. Normal hingegen ist, daß die Gesundheitserziehung viel Aufwand und/oder Verzicht fordert, aber (fast) nichts versprechen kann. An die Sache der Prävention kann der Mensch glauben, wenn er das möchte, aber er muß sie nicht einsehen. Jedenfalls kann der Gesundheitserzieher beim heutigen Stand der Allgemeinbildung die Öffentlichkeit und den Einzelnen nicht mehr über diese Schwäche seiner Kurmittel hinwegtäuschen.

Diesen Sachverhalt kann das Beispiel Rauchen illustrieren.

Rauchen ist gesundheitsschädlich. Es gibt keinen zweiten Risikofaktor im Verhaltensbereich, von dem so klar gesagt werden kann, in welcher Weise und in welchem Maße er schadet. Bis heute können Raucher sich aber auch an die realistische Aussicht klammern, daß die große Mehrheit das Rauchen ohne allzu ernste Folgen übersteht. Zu jeder Wahrscheinlichkeit gibt es eine Gegenwahrscheinlichkeit und die ist keineswegs bedeutungslos für das Verhalten.

Die Mehrzahl der Raucher hat Angst vor den Folgen des Rauchens. Auch haben die meisten schon Versuche unternommen, damit Schluß zu machen. Raucher befinden sich also in einer zwiespältigen Position, in der ihnen Aufklärung/Erziehung allerdings nur unter ganz bestimmten Bedingungen noch helfen kann.

Es sind dies Bedingungen, die von der Problemdefinition des Rauchers und nicht der des Gesundheitserziehers abhängen. Diese Problemdefinitionen sind vielfältig. Schon das spricht gegen ein "Patentrezept". Trotzdem gibt es Chancen auch für standardisierte Maßnahmen, z.B. Kurse zur Raucherentwöhnung. Aber Primärprävention ist das natürlich nicht. Primäre Prävention hieße hier eher zu verhindern, daß mit dem Rauchen begonnen wird. Bei der guten Chance, gesund davon zu kommen und bei der geringen Bedeutung, die Gesundheitsargumente für die meist jungen Leute haben, die mit dem Rauchen anfangen, kann aber die Gesundheitsargumentation oft nicht greifen. D.h., selbst beim Rauchen, dem klarsten Risiko, hilft krankheitsbezogene Prävention wenig. Man muß ganz andere Argumente finden und andere Sinnzusammenhänge herstellen, um Leute davon abzuhalten, mit dem Rauchen zu beginnen. Derjenige, der präventiv wirksam sein will, muß sich auf das Gespräch mit Menschen einlassen, und das bedeutet, daß auch seine eigene Veränderungsbereitschaft gefragt sein kann.

Mit anderen Worten: rauchende Eltern haben als Gesundheitserzieher ihrer Kinder, und rauchende Ärzte gegenüber ihren Patienten einen schweren Stand, solange sie nicht bereit sind, sich selbst das Rauchen abzugewöhnen.
In der Prävention ist die Rolle des Experten, der genau weiß, was für den anderen richtig ist, eine begrenzte.
Ich glaube, daß man Menschen nicht zu einem "gesundheitsgerechten" Verhalten zwingen kann und daß ein solcher Versuch scheitern muß.

Bei diesem Problem nützt es gar nichts, vor Medikalisierung zu warnen, Pädagogisierung ist genauso falsch. Wer Gesundheitserziehung als sozialen

Prozeß, als Kommunikation ansieht, muß bereit sein, sich zu ändern, (d.h., vor allem seine Meinung und seine Maßnahmen zu ändern), wenn es die Rückkopplung von seinen Zielgruppen erforderlich macht. Wir - unsere Institutionen, sind aber nicht beliebig veränderungsbereit und - fähig. Die Institutionen, die Gesundheitserziehung betreiben, bewirken dadurch schon eine Selektion zwischen den Problemen, die sie ansprechen können, und den Zielgruppen, die sie erreichen oder nicht erreichen.

Betrachten wir Gesundheitserziehung nun als Kommunikation, dann können wir die Realität des Empfängers und/oder des Senders in den Mittelpunkt unseres Interesses rücken.

Von Bedeutung ist, ob eine Beziehung zwischen dem Sender Gesundheits-erzieher und dem Empfänger besteht. Besonders bei Multiplikatorstrate-gien kommen als Sender nahe oder persönlich gut bekannte Bezugsperso-nen in Frage, z.B. die Angehörigen und Freunde für einen Krebskranken oder Mitglieder einer Elternselbsthilfegruppe bei Erziehungsproblemen. Für fernstehende, professionelle und institutionelle Gesundheitserzieher, wo die persönliche Bekanntschaft durch die Berufsrolle bestimmt wird (z.B. Arzt) oder vielleicht ganz fehlt (Krankenkasse, Behörde), muß die persönliche Beziehung durch Qualitäten wie Bekanntheit, Kompetenz und Glaubwürdigkeit ersetzt werden.

Das ist häufig mit einem Verlust an kommunikativer Qualität verbunden. Die Kommunikation verläuft fast oder ganz ohne Rückkoppelungsmöglich-keit, wird also einseitig. Die Zahl der Empfänger, die der Sender erreichen kann, steigt. Die persönliche Relevanz dessen, was der Sender dem Empfänger mitteilen will, ist aber nicht mehr gesichert. Die fehlende persönliche Beziehung zwischen Sender und Empfänger kann der Sender teilweise durch Zielgruppenanalyse und Marketingmethoden ersetzen.
Das geschieht aber noch recht selten.
Häufiger kommt es vor, daß der Sender schon vor dem ersten Kontakt mit der Zielgruppe ziemlich feste Vorstellungen von dem hat, was er den Empfängern mitteilen will, beispielsweise die Forderung, sein Verhalten zu ändern. Der Sender wundert sich dann, wenn er feststellen muß, daß dies den Empfänger herzlich wenig interessiert.

Ein guter Schutz gegen eine Enttäuschung dieser Art ist es, wenn der Sender mit der Analyse seiner Absichten und der Rahmenbedingungen seiner Institution beginnt, um dann im zweiten Schritt die Bedürfnisse und Probleme seiner Zielgruppe, der Empfänger, kennenzulernen.

Eine solche Analyse wird in vielen Fällen den Charakter einer Maßnahme grundlegend prägen.
Es gibt immer noch Gegenstände, bei denen eine Aufklärung zur Wissensvermittlung sinnvoll und ausreichend ist, weil z.B. an der Einstellung nichts geändert werden muß und das richtige Verhalten sich aus Wissen und Einstellung folgerichtig ableitet.

Informationen über die richtige Bekämpfung der Kopflaus gehören z.B. hierher. Hier genügt im Bedarfsfall fast immer das Know-how in Kombination mit der allgemein verbreiteten Einstellung ("igitt-igitt") zur erfolgreichen Läusebekämpfung. Sonst kann man sich auf ein gleichsinniges Zusammenwirken von Einstellung und Verhalten durchaus nicht verlassen.

Gesundheitserziehung kann als Verhaltensänderung wirksam werden, wenn die Kommunikation zwischen Sender und Empfänger Veränderungsimpulse weckt oder verstärkt.
Veränderungsimpulse können ausgelöst werden, wenn Betroffenheit beim Empfänger angesprochen wird; das sind Probleme und Bedürfnisse, die dem Empfänger eine Veränderung wünschenswert machen. Eine solche Veränderung muß aber innerhalb der momentanen Veränderungsspielräume möglich sein, sonst werden die Veränderungsimpulse frustriert.
Es gibt Hinweise auch aus dem Bereich der Gesundheitserziehung, daß wiederholt frustrierte Veränderungsimpulse zur Resignation führen.
Beispiele hierfür sind manche Raucher nach mehreren vergeblichen Versuchen, das Rauchen aufzugeben oder viele Dicke nach wiederholten Abspeckphasen.

Wie groß die Veränderungsspielräume eines Menschen sind, hängt von mancherlei lebensgeschichtlichen Faktoren, den Lebensbedingungen, den Verhaltens- und Denkgewohnheiten, also z.B. auch dem Rollenrepertoire und den Vorurteilen ab. Meine Sicht der Zusammenhänge unterscheidet sich hier letztlich wohl nicht von dem Life-Style-Modell der WHO. Ich sehe besonders wenig Veränderungsmöglichkeiten bei der folgenden Konstellation:

Alt, arm, ungebildet, ängstlich, enttäuscht, kleinlich, vorurteilsbehaftet, alleinstehend, subjektiv, bedürfnislos.

Die gegenteilige Konstellation kommt m.E. heute besonders häufig bei Frauen vor:

Relativ wohlhabend, jünger, gebildet, unternehmend, risikobereit, offen, mit Angehörigen, starke unerfüllte Bedürfnisse.

Bei dieser Darstellung habe ich den Faktor mit dem stärksten Einfluß auf die Wirksamkeit von Gesundheitserziehung noch gar nicht genannt.

Es ist der Faktor "gesund/krank".

Gesunde wollen vom Gesundheitserzieher meist nicht viel wissen, Kranke (vor allem solche mit schweren lebensbedrohlichen Erkrankungen, z.B. Krebs) haben oft viel mehr Fragen als die Gesundheitserziehung beantworten kann.

Alle Erfahrung lehrt, daß die meisten Menschen sich nicht in ein präventives Konzept einbinden lassen, solange sie gesund sind. Es fehlt ihnen an Bedürfnissen oder Problemen, die sie entsprechend handeln ließen.

Auch der Stand der Erkenntnisse ist nicht so, daß man durch Einsicht gezwungen würde, bestimmte Konsequenzen zu ziehen. Das gilt selbst für den Umgang mit Tatsachen, wie die der Schädlichkeit des Rauchens, die wirklich gut belegt sind.

Die Schlußfolgerung aus dieser Analyse sollte aber nicht die sein, daß Gesundheitserziehung mit primärpräventiver Zielsetzung sinnlos sei. Sie wollte ein wichtiger Bestandteil der Elternbildung bleiben, wo sie wirklich Bedürfnisse befriedigt, und auch in Schule und Kindergarten ihren Platz behalten. Auch die Propagierung des Nichtrauchens, gesunder Ernährung, vernünftigen Umgangs mit Alkohol und ausreichender Bewegung durch Massenkommunikation behalten ihren Wert.

Hier ist ein Einfluß auf gesellschaftliche Trends und die allmähliche Änderung gesellschaftlicher Normen möglich. Auch ist es nach meiner Meinung sinnvoll, Bedürfnisse zu verstärken, die sich gesundheitsförderlich auswirken (Bewegung z.B.). Ein wesentlich höherer Mitteleinsatz als bisher könnte sich hier lohnen.
Eine saubere Trennung von primärpräventiver, von sekundär- oder tertiärpräventiver Gesundheitserziehung ist in der Realität nicht möglich, weil Maßnahmen mit, z.B., sekundärpräventiver Zielsetzung, auch primärpräventive Wirkungen haben können. So hat z.B. eine sekundärpräventiv gemeinte Raucheraufklärung auch primärpräventive Wirkungen und die

Erfahrungen von Krankheit hat Auswirkungen auch auf das Gesundheits-handeln von gesunden Bezugspersonen.

Auf die Beiträge, die Gesundheitserziehung in der sekundären und tertiä-ren Prävention leisten kann, möchte ich besonders hinweisen.

Wissensvermittlung (z.B. was man selbst zur Vorbeugung von Krebs tun kann), Einstellungsänderungen (z.B. Enttabuisierung der Krebskrankheit) und Verhaltensänderungen (z.B. seelische Verarbeitung psycho-sozialer Belastungen) sind hier gleichermaßen möglich. Bedürfnisse und Interessen der Betroffenen kommen der Aufklärung entgegen.
Die gesundheitliche Aufklärung ist aber sicher nicht in jedem Fall gleichzeitig ein Beitrag zur Kostensenkung im Gesundheitswesen.

Zu welchem meßbaren Erfolg soll es z.B. führen, wenn gesundheitliche Aufklärung durch eine Förderung der seelischen Verarbeitung psychosozia-ler Belastung Krebskranken hilft, ihre Krankheit besser zu bewältigen?
Ob sich so etwas in einer statistischen Verlängerung der Überlebenszeit auswirkt oder (lediglich) darin, daß Kranke und Angehörige lernen, die Krankheit besser zu ertragen? Ich möchte nicht sagen, daß das letztere weniger wert wäre.

Was ich an anderer Stelle über die Voraussetzungen erfolgreicher Kommunikation gesagt habe, gilt in der tertiären Prävention und in unserem Beispiel erst recht: die Veränderungsspielräume sind bedingt und begrenzt. Aber die Sperre gegen eine Veränderung liegt hier sehr oft nicht beim Betroffenen, z.B. dem Krebskranken, sondern bei seinen Bezugspersonen. Da sind Angehörige und Freunde, die verzweifelt die Alltagsspielregeln des Verschweigens schwieriger Wahrheiten weiterspie-len. Der Kranke ahnt die Wahrheit, wagt aber nicht zu fragen oder er weiß sie, will sie seinen Angehörigen aber nicht sagen, um sie nicht zu belasten. gesundheitliche Aufklärung kann dann heißen, etwas zu unter-nehmen, um eine verzweifelte Einsamkeit zu beenden.

Daß dies nur mit sehr viel Einfühlungsvermögen in die Bedürfnisse der Betroffenen eine wirkliche Hilfe sein kann, versteht sich von selbst.

Es sollten eben die Probleme sein, die den Charakter der Maßnahmen und damit auch den Sinn von Gesundheitserziehung bestimmen.
Es gibt bisher kein theoretisch stimmiges Konzept von Prävention, aus welchem sich Maßnahmen ableiten lassen, die für jede Realität vernünftig sind.

III. Prävention in der Gesetzlichen Krankenversicherung

Rainer Müller, Karl-Detlef Fuchs, Fred Schwarz, Horst Weisbrod

Forschung mit Prozeßdaten der Gesetzlichen Krankenversicherung als Informationsbasis und Impuls für eine präventive Gesundheitspolitik in der Arbeitswelt

1. Zersplitterung und Abschottung der Akteure und Institutionen im sozialen Sicherungssystem

Betrachtet man die Akteure und Institutionen der Behandlung und Verhütung von Erkrankungen in der Bundesrepublik, so findet man untereinander strenge Aufgliederungen und gegenseitige Abschottungen. Zunächst ist die gesetzliche Krankenversicherung zu nennen. Sie ist für die kassenärztliche Behandlung bei einer Erkrankung und für die Bereitstellung von Arznei-, Heil- und Hilfsmittel sowie für das Krankengeld zuständig. Handelt es sich bei einer arbeitsbedingten Erkrankung um eine solche Krankheit, die in der Liste mit 55 Berufskrankheiten genannt wird, so gewährt hier die gesetzliche Unfallversicherung Übergangsgeld, medizinische und berufliche Rehabilitation und eine Verletztenrente. Führt eine arbeitsbedingte Erkrankung zur Berufs- oder Erwerbsunfähigkeit, so kommt hingegen die gesetzliche Rentenversicherung für medizinische und berufliche Rehabilitation, für Renten wegen Berufs- und Erwerbsunfähigkeit und für Altersruhegeld auf. Wenn aufgrund einer Erkrankung jemand körperlich, seelisch oder geistig behindert ist und infolge seiner Behinderung in seiner Erwerbsfähigkeit nicht nur vorübergehend um mindestens 50% gemindert ist (§ 1 SchwbG), so gehört es schließlich zur Aufgabe der Versorgungsämter, eine vorliegende Behinderung, die Schwerbehinderteneigenschaft, die dadurch bewirkte Minderung der Erwerbsfähigkeit sowie die weiteren Vergünstigungsmerkmale festzustellen. Hauptfürsorgestellen und die Arbeitsämter dagegen sind für die berufliche Eingliederung und den Kündigungsschutz zuständig.

Die Sozialleistungsträger sind alle rechtlich selbständige Körperschaften oder Anstalten des öffentlichen Rechts bzw. Behörden. Sie sind untereinander rechtlich nicht verbunden, nicht wechselseitig entscheidungs- oder weisungsbefugt und auch nicht einer gemeinsamen zentralen Oberbehörde unterstellt. Die rechtliche Selbständigkeit der einzelnen Sozialleistungsträger hat zur Konsequenz, daß jeder Versicherungsträger selbständig und ohne Verbindlichkeit für andere darüber entscheidet, welche Leistungen für eine einzelne Person zu erbringen sind. Aus diesem Grunde sind vielerlei divergierende Entscheidungen möglich, z.B. zwischen verschiedenen Unfallversicherungsträgern über die Entscheidung eines bestimmten Arbeitsunfalls, zwischen Kranken-, Unfall- und Rentenversicherungsträgern sowie Krankenkassen, Versorgungs- und gegebenenfalls Arbeitsamt über Leistungen zur medizinischen oder beruflichen Rehabilitation.

Die einzelnen Personen, um deren existentielle Sicherung es eigentlich geht, geraten nur in Form von Fällen, Ereignissen, Leistungen und Geldgrößen in das Blickfeld. Bei einer derartig ausschließlichen Fallorientierung spielt die biographische Dimension keine Rolle, biographiebezogene sozialpolitische Strategien werden nicht entwickelt.

Kann man einerseits also eine starke Zergliederung der außerbetrieblichen Träger eines medizinischen Versorgungssystems feststellen, so findet man eine weitere Zergliederung und Abschottung dieser außerbetrieblichen Träger des medizinischen Versorgungssystems in dem Verhältnis zu den betrieblichen Arbeitsschutzakteuren. Zu den letzteren zählen Betriebsärzte und Sicherheitsfachkräfte, zu deren Bestellung die Arbeitgeber seit 1974 durch das Arbeitssicherheitsgesetz verpflichtet sind. Zu den Aufgaben der Betriebsärzte gehört die Prävention arbeitsbedingter Erkrankungen. Empirische Untersuchungen zum betrieblichen Arbeitsschutz (F. Hauß 1983a, H. Kühn 1982, R. Rosenbrock 1982), haben ergeben, daß deren Aktivitäten sich schwerpunktmäßig auf solche gesundheitsgefährdenden Arbeitsbelastungen konzentrieren, die zu Arbeitsunfällen und Berufskrankheiten führen können. Damit bleiben wichtige Belastungskonstellationen und -kontexte, die für die Entwicklung der modernen Volkskrankheiten von Bedeutung sind, aus dem Handlungsspektrum der Betriebsärzte ausgespart. Als einen generellen Zug der Arbeitsschutzpolitik wurde in den oben erwähnten Untersuchungen eine Problemverkürzung festgestellt. Das Arbeitsschutzsystem besitzt die Eigenschaft, bereits durch seine Strukturen die Definition, Erforschung, Normierung und praktische Bewältigung arbeitsbedingter Erkrankungen auf nur einige Teilprobleme einzuengen und somit die für die modernen Volkskrankheiten relevanten Arbeits- und Lebensbedingungen für Krankheitsentstehung und -verlauf auszublenden. Während die Arbeitsbedingungen in ihrer stofflichen, ökonomischen und sozialen Dimension auf vielfache Weise in Zusammenhang mit der Gesundheit stehen, beschränken sich Problemsicht und Praxis des Arbeitsschutzes weitgehend auf technische Bedingungen des Arbeitsunfalles und auf die pathogenen Faktoren der wenigen entschädigungspflichtigen Berufskrankheiten. Eine zweite generelle Tendenz wurde in der einseitigen Maßnahmegewichtung konstatiert. Arbeitsschutzmaßnahmen konzentrieren sich - nicht ausschließlich, jedoch im Schwerpunkt - auf das Verhalten der Beschäftigten und hier vorwiegend auf Vermeidungsverhalten statt auf Veränderungsverhalten. Dabei geht es um Ausstattung mit persönlichen Körperschutzmitteln und um medizinische Untersuchungen. Durchgreifende, z.B. arbeitsorganisatorische Veränderungen treten dahinter zurück.

Eine notwendige, wenn auch nicht hinreichende Voraussetzung, die Aufgaben der verschiedenen Akteure und Institutionen auf eine Verhütung von arbeitsbedingten Erkrankungen zu lenken, liegt in der Entwicklung eines arbeitsweltbezogenen Gesundheitsberichtswesen. Die in den einzelnen Sozialversicherungsbereichen anfallenden Routinedaten sind hierfür aufzubereiten. Sollten die einzelnen Sozialversicherungen ihre Informationen über Beruf und Krankheit nach wissenschaftlichen Kriterien und sozialepidemiologischen Verfahren auswerten, so würde die gesellschaftliche Brisanz der sozialen Ungleichheit vor Krankheit und Tod öffentlich dokumentiert. Eine systematische Auswertung der Daten könnte unter Umständen dahin wirken, daß sich die einzelnen Akteure und Institutionen in den eigenen Arenen stärker als bisher auf die Prävention von arbeitsbedingten Erkrankungen konzentrieren und daß zwischen den verschiedenen Institutionen innerhalb des gesamten sozialen Sicherungssystems die Auseinandersetzung über dieses Thema beträchtlich zunimmt.

2. Funktion und Struktur eines arbeitsweltbezogenen Berichtswesens

Für eine Wahrnehmung, Thematisierung, Bewältigung und Verhütung von arbeitsbedingten Erkrankungen ist ein arbeitsweltbezogenes Gesundheitsberichtswesen zwar keine hinreichende, aber dennoch eine notwendige Voraussetzung. Notwendig insofern, als nur dadurch in repräsentativer Systematik die Vielfalt der beruflichen Tätigkeiten, die Vielzahl der beruflichen Risiken, deren vielfältige Folgeerscheinungen in den Biographien und Patientenkarrieren und die verschiedenen Beteiligten im betrieblichen und überbetrieblichen Arbeitsschutzsystem sowie in dem Sozialpolitikfeld insgesamt ins Blickfeld kommen.

Die Struktur und Differenzierung eines solchen Berichtswesens hat von den existierenden Institutionen, den Regelungen und anfallenden Routinedaten auszugehen. Es hat die Zusammenhangsfragen von beruflicher Tätigkeit und Krankheit bzw. vorzeitigem Tod aufzuwerten. Gleichzeitig kann mit diesem Instrument die Effektivität und Effizienz der Institutionen, Regelungen und Maßnahmen überprüft werden. Allerdings muß an dieser Stelle ausdrücklich festgestellt werden, daß es nicht nur um die Aktivierung und Verbesserung bereits bestehender Einrichtungen, Rechte und Maßnahmen geht. Darüber hinaus wird es notwendig sein, bisher unterschlagene Fragestellungen einzubeziehen und neue Perspektiven, Regelungsmechanismen und Initiativen zu eröffnen.

Die Berichterstattung sollte sich nicht nur auf eingetretene Schädigungen und Folgeprobleme beschränken, sondern in präventiver Absicht die Gestaltung von Arbeitsbedingungen einbeziehen. Denn einem Berichtswesen kommt neben der Signalwirkung auch eine handlungsleitende Funktion zu. Um diese Doppelfunktion optimal ausfüllen zu können, ist nicht nur das Verhältnis der verschiedenen Institutionen (Betrieb, Sozialversicherung, Arbeitsschutzsystem) untereinander, sondern auch das Verhältnis von betroffenen Arbeitnehmern, deren Interessenvertretern, Unternehmern und den arbeitswissenschaftlichen Experten in den Institutionen zu entwickeln und eventuell neu zu bestimmen. Vorliegende Studien (F. Hauß 1983b, R. Rosenbrock 1982, 1984, B. Volmerg u.a. 1983, W. Fricke u.a. 1982, W. Pöhler, G. Peter 1982) verweisen gerade auf die großen Defizite in diesem Beziehungsgeflecht. Vorhandene Wissens- und Handlungspotentiale insbesondere bei den Arbeitnehmern und deren Interessenvertretungen werden durch die überstarke Expertenorientierung nicht oder falsch genutzt. Die hohe Arbeitsteilung und Formalisierung zwischen den Kranken-, Renten- und Unfallversicherungen sowie der staatlichen Gewerbeaufsicht verhindert geradezu die Wahrnehmung und Thematisierung des Gruppen- und Prozeßcharakters von arbeitsbedingten Erkrankungen.

Weiterhin muß die Rolle von Wissenschaft in diesem Feld bestimmt werden. Wissenschaft hat den öffentlichen Auftrag, Innovationen zu bewirken, an der Lösung von Problemen mitzuwirken und kontrollierend Entwicklungen zu analysieren und Widersprüche bzw. Fehlleistungen aufzuzeigen. Um diesen Auftrag wahrnehmen zu können, muß sie unabhängig sein, Zugang zu den verschiedenen Feldern haben und so ausgestattet sein, daß ein Pluralismus der wissenschaftlichen Disziplinen und der wissenschaftstheoretischen Positionen gewährleistet ist. Eine Wissenschaftspolitik auf dem Gebiet der Prävention und Bewältigung von arbeitsbedingten Erkrankungen hat diesen öffentlichen Auftrag von Wissenschaft zu betonen und explizit zu fördern. Sie hat dabei hegemoniale Ansprüche hinsichtlich der Indienstnahme durch private Interessen

und auch in bezug auf den Kompetenzanspruch von Wissenschaftsdiszipli-
nen und -schulen abzubauen bzw. abzuwehren.

Das jetzige Arbeitnehmerschutzsystem hat ein so umrissenes Berichtswesen nicht entwickelt. Generell muß man bereits eine unzulängliche
Medizinalstatistik in der Bundesrepublik beklagen. In den wenigen
entsprechenden Verwaltungsstatistiken fehlt der Bezug zur Arbeitswelt.
Diejenigen Publikationen, die den Anspruch eines arbeitsweltbezogenen
Berichtswesens erheben, wie der Unfallverhütungsbericht der Bundesregierung oder die Publikationen der Berufsgenossenschaften, bleiben auf
Unfälle und Berufskrankheiten beschränkt. Selbst in einer solchen sehr
stark verkürzenden und verengenden Perspektive der industriellen
Pathologie sollte nach 100 bzw. 60-jähriger Praxis (1925 Berufskrankheitenverordnung) und bei mittlerweile auch hoch entwickelter Informationstechnologie die Berichterstattung auf einem weitaus differenzierteren und
selbstkritischeren Niveau etabliert sein, als sie sich derzeit darstellt.
Fragen nach Dunkelziffern, Langzeitfolgen (von angezeigten, dem Grunde
nach anerkannten und erstmals entschädigenden Berufskrankheiten),
Kosten von z.B. Berufskrebserkrankungen bleiben unbeantwortet. Eine
Verknüpfung des Berufskrankheiten- und des Unfallverfahrens mit einer
systematischen deskriptiven und analytischen Epidemiologie, die über die
jetzige Zählstatistik der Fälle hinausgeht, ist bisher unterblieben. Zu
gerne wüßte man z.B. mehr über die angezeigten aber nicht anerkannten
Berufskrankheitenfälle oder über Alter und Diagnose der Todesfälle von
Personen mit anerkannten Berufskrankheiten bzw. Unfällen. Auch wäre es
wünschenswert, mehr über die Barrieren der Inanspruchnahme des Berufs-
krankheitenverfahrens zu wissen. Doch eine epidemiologische Forschungs-
kompetenz wurde in den Berufsgenossenschaften und in der staatlichen
Gewerbeaufsicht nicht entwickelt.

Ein arbeitsweltbezogenes Berichtswesen, das bewußt die angesprochene
verkürzende Perspektive und unzulängliche Transparenz überwinden will,
hat auf allen vorhandenen Wissensbestände aufzubauen: Wissen der betroffenen Arbeitnehmer, der Arbeitsschutzexperten, der Wissenschaftler
und auch der Einrichtungen und Organisationen, insbesondere hier der
Sozialversicherungen. Die jeweiligen Wissensbestände unterscheiden sich
zwar in Qualität und Quantität, müssen aber als sich gegenseitig
ergänzende Quellen angesehen werden. Die Aktivierung und Systematisierung der einzelnen Wissensbestände verlangt spezifische Verfahren und
Bezugsgrößen. Eine wesentliche Aufgabe bei der Entwicklung eines
Berichtswesens zur industriellen Pathologie wird darin bestehen, einen
theoretischen bzw. kategorialen Bezug herzustellen zwischen dem Alltags-

wissen und der Alltagserfahrung der betroffenen Arbeitnehmer, den wissenschaftlichen Konzepten und Methoden der verschiedenen arbeitswissenschaftlichen Disziplinen sowie zwischen den rechtlichen und sozialmedizinischen Begriffen einschließlich der Vorstellungen der Experten.

Neben den "Sprachbarrieren" müssen, wie gesagt, auch die strukturellen Blockaden zwischen den Beteiligten im ganzen überwunden bzw. abgebaut werden. Die schwerwiegendste Barriere bzw. Blockade besteht darin, daß die Arbeitnehmer und ihre betrieblichen Interessensvertreter hinsichtlich des Gesundheitsschutzes über keine Initiativfunktionen und über kein von ihnen getragenes bzw. kontrolliertes Berichtswesen verfügen.

3. Revision des überholten medizinischen Krankheitsbegriffs

Eine Politik, die ernsthaft eine Primärprävention betreiben will, hat sich von dem verkürzenden und verengenden Krankheitsbegriff der herrschenden Medizin (einschließlich der Arbeitsmedizin) zu befreien und ein umfassenderes Verständnis von Krankheitsverursachung und Krankheitsausbildung zu entwickeln. Ein entwickelter Ansatz eines solchen komplexeren Krankheitsverständnisses wurde innerhalb der Streßforschung bzw. Sozialepidemiologie formuliert. In diesem Modell wird von einem interagierenden Prozeß zwischen Individuum und Umwelt ausgegangen. Hierdurch gelingt es, die strukturellen Bedingungen in der Umwelt und im Individuum mit der Verhaltensdimension im einzelnen zu verknüpfen und die sowohl krankheitsbegünstigenden bzw. -verursachenden als auch die krankheitshemmenden Faktoren in den Blick zu bekommen. Es erlaubt zwischen direkten und indirekten sowie zwischen spezifischen und unspezifischen Einflüssen zu unterscheiden (J.R. Nitsch 1981). Das Person-Umwelt-Verhältnis wird, bezogen auf den Erkrankungsprozeß somit als eine funktionale Verschränkung (F. Friczewski 1982, 1983) verstanden. Es betont den dominierenden Einfluß des Risikomilieus der Umwelt auf die Krankheitsentstehung. Ein derartig begründetes Krankheitsmodell macht deutlich, wo eine Politik der Verhinderung und Bewältigung von Krankheit erfolgreich ansetzen kann und soll. Mit ihm wird zugleich eine weitere wichtige Voraussetzung einer präventiven Politik angegangen, nämlich die Frage nach der Gestaltbarkeit der Umwelt einschließlich der Arbeitswelt. Präventive Politik ist auf dieser Grundlage möglich und heißt dann, auf die Lebens- und Arbeitsbedingungen, d.h. auf die externen Handlungsressourcen und -bedingungen so einzuwirken, daß die Schädigungen vermieden werden. Präventive Interventionen haben an den Umweltbedingungen anzusetzen und nicht an der einzelnen Person. Verhaltensbezogene Präventionsstrategien, auch bezogen auf Personengruppen, stehen in der Gefahr, die Prinzipien von Freiwilligkeit, Wahlfreiheit und umfassender Information nicht zu gewährleisten (R. Müller 1958).

Mit konsequenter Entschiedenheit muß an den Grundprinzipien von Public-Health (öffentliches Gesundheitswesen) festgehalten werden:

- Die Zusammenhänge von Erreger und Wirt, von Noxe und Wirt oder allgemein von Umwelt und Individuum sind aufzuklären.
- Häufigkeit und Verteilung von Erregern, Noxen und Umweltrisiken sind offenzulegen und ihre Auswirkungen auf Individuen und Gruppen zu analysieren.
- Erreger, Noxen und Milieurisiken sind zu bekämpfen.

Der Einsatz von Screening-Verfahren naturwissenschaftlicher bzw. sozialwissenschaftlicher Art zur Auslese von leistungsstarken, widerstandsfähigen und anpassungsbereiten Individuen stellt das genannte Public-Health-Prinzip auf den Kopf. Interventionen haben an der Noxe, der Umwelt bzw. dem Risikomilieu anzusetzen und nicht an der Person. Personenbezogene Maßnahmen müssen uneingeschränkt auf dem Prinzip der Freiwilligkeit beim Ersuchen um Hilfe, Rat und Unterstützung beruhen. Für die Medizin bzw. Ärzte heißt dies, die Schutzfunktion des Arzt-Patient-Geheimnisses gegenüber Staat, Unternehmen und auch fragwürdigen Parolen wie "der richtige Mann auf den richtigen Platz" unbedingt ernst zu nehmen.

4. Aktivierung und Nutzung von Wissensbeständen und Erfahrungen

Die Begründung für die anvisierte präventive Politik liegt unter anderem in folgenden Sachverhalten: Das Sozialversicherungssystem und das Medizinsystem sind auf Fälle und Schadensereignisse bei markt- und geldförmiger Kompensation in hochgradiger Arbeitsteilung zentriert. Sie haben sich als untauglich erwiesen, die soziale Ungleichheit sowohl vor Krankheit und Tod als auch hinsichtlich der Inanspruchnahme von medizinisch-ärztlichen und sozialen Dienstleistungen zu beseitigen - trotz enorm gestiegener finanzieller, personeller und technisch-organisatorischer Aufwendungen. Chronische Volkskrankheiten, die überragende Krankheitsform in der Morbidität und Mortalität, lassen sich nicht heilend, sondern nur lindernd behandeln. Grundsätzlich kann man nur präventiv wirksam gegen sie vorgehen. Für präventive Politiken spricht auch das vorhandene Wissen über Präventionsstrategien. Wir verfügen über tragfähige Erfahrungen, Erkenntnisse und Handlungsmöglichkeiten zur Krankheitsverhütung. Weiterhin liegen in den Sozialversicherungssystemen politische, rechtliche und faktische Handlungskapazitäten für eine präventive Gesundheitspolitik brach. Diese wissenmäßigen und institutionellen Ressourcen gilt es zu aktivieren.

Im folgenden geht es daher darum aufzuzeigen, wie Wissen in der Sozialversicherung aufbereitet und als Basis für ein arbeitsweltbezogenes Krankheitsberichtswesen entwickelt werden kann. Die nachfolgende Übersicht 1 gibt einen Überblick über die aktivierbaren Wissensbestände in diesem Feld. Ein besonderes Augenmerk wird auf die weitgehend epidemiologisch ungenutzten Datenbestände in den einzelnen Sozialversicherungen gelegt. Bei den Versicherungen fallen nicht nur Daten über die medizinisch/ärztlichen Leistungen an. Es liegen dort auch personenbezogene Informationen über eine Reihe von sozialen Merkmalen einschließlich Beruf, Wirtschaftszweig und Betrieb vor.

Sehr ausdrücklich muß hier unterstrichen werden, daß es nicht darum geht, die verschiedenen Datenbestände personenbezogen zu vernetzen, damit die "polizeiliche" Erfassung des Schicksals und des "abweichenden Verhaltens" einzelner Versicherter bzw. von Versichertengruppen vervollständigt wird. Mit der Einführung der Informationstechnologie bei den Sozialversicherungen und den betriebsärztlichen Dienststellen wird nämlich eine weitreichende Computerisierung des Sozialbürgers betrieben. Hiermit ist ein Trend verbunden, der dazu führen kann, daß in der Medizin (Diagnostik, Therapie, Begutachtung), in der Dienstleistung und eben auch in der epidemiologischen Forschung nicht mehr mit dem einzelnen Menschen, sondern mit seinem technologischen Abbildung umgegangen wird. Der Patient bzw. der Versicherte kann zum epidemiologischen Profil werden, dessen sozialversicherungsrechtliche Ansprüche oder soziale "Entgleisungen" (z.B. von Ärzten angestoßener Medikamentenmißbrauch) durch informationstechnologischen Abgleich überprüft werden können. Damit kann dann die Verdatung der Sozialversicherten zu einem Potential von Kontrolle und Beherrschung werden. Allerdings bleibt zu betonen, daß es sich zunächst um ein Kontrollpotential und nicht um Kontrolle selbst handelt. "Das auch gesundheitspolitisch wichtige Problem besteht darin, ob der Übergang von der (potentiellen) Kontrolle durch Daten zu der (tatsächlichen) Kontrolle durch Taten politisch kontrolliert

Übersicht 1

Quellen einer arbeitsweltbezogenen Berichterstattung

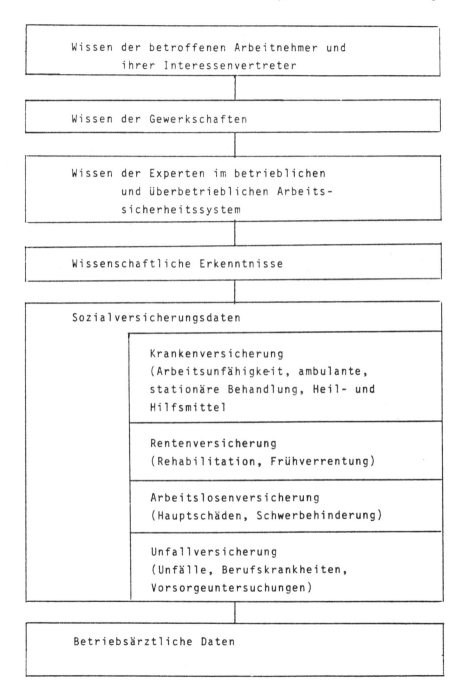

Wissen der betroffenen Arbeitnehmer und
ihrer Interessenvertreter

Wissen der Gewerkschaften

Wissen der Experten im betrieblichen
und überbetrieblichen Arbeits-
sicherheitssystem

Wissenschaftliche Erkenntnisse

Sozialversicherungsdaten

Krankenversicherung
(Arbeitsunfähigkeit, ambulante,
stationäre Behandlung, Heil- und
Hilfsmittel

Rentenversicherung
(Rehabilitation, Frühverrentung)

Arbeitslosenversicherung
(Hauptschäden, Schwerbehinderung)

Unfallversicherung
(Unfälle, Berufskrankheiten,
Vorsorgeuntersuchungen)

Betriebsärztliche Daten

werden kann." (R. Rosenbrock 1985, S. 3) Die Erforschung der industriellen Pathologie wird auf die arbeits- und sozialepidemiologische Analyse der Sozialversicherungsdaten nicht verzichten können. Die Respektierung des vom Bundesverfassungsgericht formulierten Rechts auf informationelle Selbstbestimmung vor Staat, Unternehmer und Sozialbürokratie wird wesentlich die Akzeptanz einer epidemiologischen Forschung mit den Versicherungsdaten bestimmen (W. Steinmüller 1983). Dabei wird sich zeigen, welcher Grad an Liberalität vorhanden ist, die personenbezogenen Daten in den Versicherungscomputern auch für den Nachweis der industriellen Pathologie zu benutzen. Ohne massive Kontrolle seitens der Gewerkschaften und Gewerkschaftsmitglieder insbesondere in den Selbstverwaltungen der Sozialversicherung wird letzteres nicht möglich sein.

In diesem Zusammenhang soll angemerkt werden, daß Unterlagen von Krankenkassen über berufliche Tätigkeit und Erkrankung der Versicherten seit Bestehen von Krankenversicherungen für eine "Gewerbemedizinalstatistik" (S. Neumann) genutzt werden (R. Müller 1984). An herausragenden Leistungen sind zu nennen: die Berichte S. Neumanns über den Gesundheitspflegeverein der Berliner Arbeiterverbrüderung von 1849 - 1853, die bisher umfangreichste Auswertung von Kassenmaterial und zwar die der Leipziger Ortskrankenkasse für den Zeitraum 1887 - 1905 und die Arbeiten von Ludwig Teleky (Landesgewerbearzt in Düsseldorf von 1921 - 1933) basierend auf Informationen rheinischer Ortskrankenkassen der zwanziger Jahre.

Krankenkassendaten wurden für eine Gewerbemedizinalstatistik dann genutzt, wenn die Kassen in der alleinigen Selbstverwaltung der Arbeitnehmer standen, eine staatliche Reformpolitik derartige Initiativen stützte und sich gewerkschaftliche Aktivitäten mit wissenschaftlicher Qualifikation sowie gewerbehygienischer Intention verband.

5. Möglichkeiten und Rechtsgrundlagen eines Informationssystems der Krankenversicherung

Die gesetzliche Krankenversicherung verfügt für jeden Versicherten über eine Reihe von Angaben: soziale Merkmale wie z.B. Alter, Geschlecht, Familienstand, Kinder, Arbeiter, Angestellter, Nationalität, Qualifikation, Einkommen, Beruf, Stellung im Beruf, Arbeitgeber (Wirtschaftszweig), Art der Versicherung; sozialversicherungsrechtliche Daten wie z.B. arbeitslos,

136

Rentner; Informationen zur Arbeitsunfähigkeit aus Krankheitsgründen (Diagnose, Beginn, Ende); Leistungen durch das medizinisch-ärztliche System. Diese Informationen werden personenbezogen registriert. Sie erlauben also von daher fortlaufende Untersuchungen von identischen Individuen. Die dynamischen Prozesse von Berufsverlauf und Krankheitskarriere lassen sich insofern prinzipiell in Langzeitstudien analysieren.

Zunehmend haben die Krankenversicherungen die Daten auf EDV gespeichert und verfügen über komfortable Rechensysteme. In den jeweiligen Krankenkassenverbänden wurden mehr oder weniger einheitliche Informationssysteme festgelegt. Informationsmäßig und datentechnisch sind die einzelnen Kassen also im Stande, ein arbeitsweltbezogenes Informationssystem aufzubauen.

Die nachfolgenden Übersichten 2 und 3 geben einen Überblick über Rechtsgrundlagen der Krankenkassen, die Gestaltungsmöglichkeiten aufgrund der Auswertung von Arbeitsunfähigkeitsdaten eröffnen.

Exemplarisch sollen hier zwei Rechtsgrundlagen angesprochen werden:

Eine Möglichkeit der GKV, zur Verhütung gesundheitsbeeinträchtigender Arbeitsbedingungen zu intervenieren, stellt § 343 RVO dar. Danach ist der Vorstand der Kasse verpflichtet, dem Gewerbeaufsichtsbeamten auf Verlangen Auskunft über Zahl und Art der Erkrankungen zu erteilen. Der vom Gesetzgeber ursprünglich intendierte Zweck dieser Vorschrift war es, Berufs- und Gewerbekrankheiten festzustellen, damit aus Zahl und Art der Erkrankungen Maßnahmen zur Krankheitsverhütung abgeleitet werden konnten. Insoweit könnte diese Vorschrift auch heute noch eine präventive Bedeutung haben, was aber nach dem Wortlaut eine Initiative von Seiten des Gewerbeaufsichtsamtes voraussetzen würde.

Gemäß § 369b RVO soll der Vertrauensärztliche Dienst auf Veranlassung der Krankenkasse auch die Arbeitsunfähigkeit begutachten, wenn es zur Sicherung des Heilerfolgs oder zur Beseitigung von begründeten Zweifeln einer Arbeitsunfähigkeit erforderlich erscheint, und die Einleitung von Maßnahmen zur Rehabilitation im Benehmen mit dem behandelnden Arzt veranlassen. Da festgestellt wurde, daß die Vertrauensärzte meist das bestätigen, was der Kassenarzt zuvor attestiert oder verordnet hat, wird die kritische Frage gestellt, ob der Vertrauensarzt mit den "richtigen" Patienten sinnvoll ausgelastet ist. Je mehr also das Moment der Kontrolle im vertrauensärztlichen Dienst in den Hintergrund tritt, um so mehr wird die Forderung laut, daß der vertrauensärztliche Dienst verstärkt bei

Übersicht 2

Rechtsgrundlagen der Krankenkassen für Gestaltungsmöglichkeiten in bezug auf verschiedene
Adressaten aufgrund der Auswertung von Arbeitsunfähigkeits-Daten

Gestaltungsfelder \ Adressaten	1. Selbst-verwaltung	2. GAA-Gew.arzt	3. UVV-Träger	4. VÄD	5. Arbeit-geber	6. Be-triebs-arzt	7. Si-cher-heits-fach-kraft	8. Be-triebs-rat Perso-nalrat	9. Ar-beits-amt	10. Renten-versi-cherung	11. Versorg-ungsamt	12. Kassen-ärztl. Verei-nigung	13. Zentr.-staatl. Instan-zen	14. (Ge-mein-nütz. freie Träger	15. behan-deln-der Arzt	16. Ver-sicher-te
1. Aufklärung Beratung Auskunft Information	§ 1111 u.4VO U.d. Haushaltsw. i.d. Soz.-Vers.	§ 343	§ 1501 ff		aufgr. von § 384 als rechtl. "Minus"	mittelbar U. Informationen d. Arb.-gebers aufgr. § 384	mittelbar U. Informationen d. Arb.-gebers aufgr. § 384	mittelbar U. Informationen d. Arb.-gebers aufgr. § 384							§ 223 (nur im Einzelfa1lG	13, 14, 15, 39111SGB1 369 51 + III RehaAngIG
2. Vermittlung und Bereitstellung von Sach- und Dienstleistungen	§§ 171SGB1 187 Nr.2 3641 111Reha AngIG			§ 369 I								§ 368II + III				10, 33SGB1 18211, 368e 368s
3. Überprüfung u. Kontrolle v. Leistungen Kosten u. Zielerreichung	§ 223 69III SGB4			§§ 369a 369bI 223								§ 223		§ 223 (nur i. Einzel fall)		369a 369b 18211 368e
4. Planung Steuerung Koordination und Bedarfsermittlung	§§ 17.1SGB1 364 368fIV2 405dI 351IISGB4		§§ 1501ff 171 SGB1 51Reha AngIG						§§ 5 1Reha AngIG 171I SGB1	§§ 51Reha AngIG 171I SGB1	§§ 51Reha AngIG 171I SGB1	171ISGB1 auf Verbands-ebene: §§ 368IV 368g,P 4071 Nr.2 414eS.2 c	791 SGB4 auf Verbands-ebene: § 405a	§ 171I SGB1	63V SGB4	17SGB1 368g
5. Datentransfer	§ 343											§369II				
6. Interventive Maßnahmen					§384											

1) §§ ohne Bezeichnung sind solche der RVO

Übersicht 3

Rechtsgrundlagen, die verschiedene Adressaten ermächtigen, aufgrund der von den Krankenkassen zur Verfügung gestellten Daten Präventionsleistungen zu erbringen

Akteure / Gestaltungsfelder	Kranken-kasse	Gewerbe-aufsicht	UVV' Träger	VAD	Arbeit-geber	Be-triebs-arzt	Sicher-heits-fach-kraft	Betriebs-rat Personal-rat	Arbeits-amt	Renten-versi-cherung	Versor-gungs-amt	Kas ärztl	Zentral-staatl. Instan-zen	Staatl. Gesund-heits-dienst	Wohnungs-wesen Raum-ordnung	Verkehrs-wesen	Umwelt-schutz
1. Aufklärung Beratung Information Auskunft	369RVO 343RVO 1501ff RVO 384RVO 368sRVO (Ver-bände)		537RVO i.V.m. 712,714 RVO 720	369b Nr. 1 u.3 RVO	81 BetrVG	3S.2 Nr. 1, 2 3 u.4 ASiG 3IIASiG	6S.2 Nr. 1, 2 u. 4 ASiG	80ff BetrVG	3IIZiff.1 25,31 56ffAFG 13,14,15 SGB 1	13,14,15 SGB 1				10 ff B Seuchen G	3 ff StBau FG 2 Ziff 1-3 Raum OrdG 1 Wo BauG		
2. Einwirkung auf gesundheitsge-fährdende Be-lastungsstruk-turen der Ar-beits- und Lebenswelt	384RVO	120dGewO 120e i.V.m. 120fGewO i.V.m. versch. Arbeits-schutz-vorschr. (z. B. Arbstoff V, Arb-stättV)	537RVO 708RVO UVV'en 712RVO i.V.m. versch. Arbeits-schutz-vorschr. (z.B. Arbstoff V, Arb-stättV)		120a-c GewO i.V.m. versch. Arbeits-schutz-vorschr. (z. B. Arbstoff V, Arb-stättV)	3ASiG	719ASiG (Sicher-heitsbe-auf-tragte) 6ASiG	801 Nr. 1, 2 871 Nr. 7 88 Nr. 1 89BetrVG	11RehaG	11RehaG 1237a RVO 14aAVG	12 ff SchwbG						
3. Koordination mit und Ein-wirkung auf andere Akteure	368s, 368IV, 405a, 368g, 407I Nr. 2, S. 2 lit c RVO;§IRe-ha AnglG 791 SGB4	343RVO	§I Reha AnglG 717RVO Unter-stützungs-pflicht Bestim-mung v. 1936	369b Nr. 3 RVO	26 SchwbG	10ASiG 11ASiG 91ASiG	10ASiG 11ASiG 91ASiG	801 Nr. 1, 2 871 Nr. 7 88 Nr. 1 89, 80 BetrVG 26 SchwbG	5RehaG 30 SchwbG 17 SGB 1	5RehaG 17 SGB 1	28,29 SchwbG 17 SGB 1 5 I Reha AnglG	12ff 20-Ärzte RVO 368 IV 5 BekV	32 SchwbG				
4. Planung und Steuerung des eigenen Poli-tikfeldes	363RVO 364RVO 5RehaG		5RehaG			11ASiG 3 ASiG	11ASiG 6 ASiG	80ff BetrVG	6,7, 32 AFG 5RehaG	5RehaG		12ff 20-Ärzte 368 RVO	722RVO		3 StBau FG 2 Ziff 1-3 RaumOrdG		50 BImSchG
5. Zielgruppen-spez. Schwer-punktsetzung	187S.1 Nr. 1 u.2 RVO; 384RVO		537 i.V. m. 712, 714RVO 725IRVO			3S.2 Nr. 2 u. 3c	6S.2 Nr. 3c	80ff BetrVG	2, Ziff.4 u. 6AFC 4ff AFG 30SchwbG	11RehaG 1237a RVO 14aAVG		12ff 20-Ärzte	30 SchwbG				
6. Wirksamkeits-kontrolle eigener Maßnahmen	1,17SGB1 405aRVO (Verb.-ebene) 223RVO 369RVO					3S.2 Nr. 2 u. 3c	6S.2 Nr. 3c						722RVO				
7. Erbringung v. Sach- u. Dienstleist.	364RVO 211SGB1 i.V.m. 181-181b 184a,187 §IRVO 9ffRehaG		537Nr.2 547fRVO 9ffRehaG		719aRVO 3ASiG	719aRVO 3ASiG	719aRVO 6ASiG		25ff 56ffAFG 9ffRehaG	1236ff RVO 9ffRehaG 23 I Ziff 1a SGB 1	24 I Ziff 1 SGB 1 29 SGB 1		9 SchwbG				

139

der Rehabilitation mitwirken und sich systematisch um die Aufdeckung von Berufskrankheiten und arbeitsbedingten Erkrankungen kümmern soll.

6. Ergebnisse von Forschungen mit Informationssystemen der gesetzlichen Krankenversicherungen

Mit der Möglichkeit, Routinedaten der gesetzlichen Krankenversicherung als Teil eines arbeitsweltbezogenen Berichtswesens zu nutzen, haben sich in den letzten Jahren einige Forschungsgruppen beschäftigt. Die zentrale Absicht dieser Forschungsprojekte bestand darin, die bisher nicht genutzte Kompetenz der gesetzlichen Krankenversicherung für die Thematisierung von Gesundheitsgefährdungen aufzuzeigen. Die Thematisierungskompetenz der Kasse besteht in folgenden Bedingungen (R. Rosenbrock 1985):

- Die Krankenversicherung verfügt für jeden Versicherten über hinreichende Informationen zur Erwerbstätigkeit und der Erkrankungssituation.
  Die Kasse hat eine rechtliche Kompetenz, diese Daten für ein arbeitsweltbezogenes Berichtswesen aufzubereiten.
- Die gesetzliche Krankenversicherung liegt als Institution an der Schnittstelle von Arbeitswelt und Medizinsystem und ist formalrechtlich auch mit den betrieblichen und überbetrieblichen Arbeitssicherheitssystemen verbunden.
- In der Selbstverwaltung der gesetzlichen Krankenversicherung sind Unternehmer als Verantwortliche für die Verhütung von arbeitsbedingten Erkrankungen und Versicherte als die Interessensvertreter der Arbeitnehmer versammelt.
- In der Institution des Vertrauensärztlichen Dienstes besitzen die Krankenversicherungen eine sozialmedizinische und eine z.T., allerdings kaum entwickelte, arbeitsmedizinische Beratungs- und Bewertungsqualifikation.
- Eine Beziehung zwischen Krankenkasse und Betriebsärzten wurde zumindest für die Betriebskrankenkassen mit dem Verband deutscher Betriebs- und Werksärzte vom 4.10.1984 beschlossen.

Zunächst wurde mit den Routinedaten eine erweiterte Krankenstandsforschung betrieben. Es wurden Datensätze von einzelnen Krankenversicherungen so aufbereitet, daß Indikatoren zur Arbeitsunfähigkeit, einschließlich von Krankheitsangaben, Berufen und Wirtschaftszweigen zugeordnet werden konnten (R. Müller u.a. 1981, 1983, M. Oppen u.a. 1984, F. Hauß u.a. 1983). Es ließ sich ein berufsspezifischer Krankenstand nachweisen. Diese Analysen belegen ebenso die soziale Ungleichheit hinsichtlich des Erkrankungsrisikos.

In weiteren Forschungsarbeiten wurde darüber hinaus die Verbindung zwischen Informationen der Krankenkasse über Arbeitsunfähigkeit (Zeiten, Diagnosen) mit Befragungsangaben über Belastungen am Arbeitsplatz hergestellt. Neben der individuumbezogenen Koppelung zweier Informationsbereiche liegt der Fortschritt dieses Verfahrens zur Wahrnehmung und Thematisierung von arbeitsbedingten Erkrankungen darin, den Prozeßcharakter von Berufsverlauf und Krankengeschichte angehen zu können (Ch. v. Ferber 1982). Allerdings besteht der Nachteil dieses Ansatzes darin, daß er nur auf einen Betrieb bezogen ist, d.h. berufliche Mobilität aus dem Betrieb heraus in die Arbeitslosigkeit, zu einem anderen Arbeitgeber, in einen anderen Beruf u.ä. kommt durch dieses Verfahren nicht in den Blick. Aber gerade die Personen, die eine erhöhte Mobilität aufweisen, sind, bezogen auf das Gesundheitsrisiko, von großem Interesse.

Ein Zusammenhang zwischen Arbeitsbelastungen und den Arbeitsunfähigkeitsdaten von Betriebskrankenkassen wurde ebenfalls in einer Studie des Bundesverbandes der Betriebskrankenkassen hergestellt (A. Georg u.a. 1981, 1982). Allerdings wurden hier die Arbeitsbelastungen mit den Erkrankungen nicht individuenbezogen, sondern über Arbeitsbereiche (z.B. innerbetrieblicher Transport oder Montage) zusammengebracht. Die durchschnittliche Belastung in den Arbeitsbereichen (homogene Belastungsstruktur) wurde von betrieblichen Arbeitsschutzexperten geschätzt. Die Arbeitsunfähigkeitsindikatoren wiederum wurden den jeweiligen Beschäftigten in diesen Arbeitsbereichen nach den Unterlagen der Betriebskrankenkassen zugerechnet. Der Vorteil dieser Studie besteht darin, daß sie nicht auf einen einzigen Betrieb mit einer einzigen Betriebskrankenkasse beschränkt blieb, sondern sich auf 79 Betriebe mit jeweiliger Kasse erstreckte und für ein Jahr (April 1979 bis März 1980) 180.000 Pflichtversicherte umfaßte. Derartige Populationsstudien sind in der Lage, Zusammenhänge zwischen Stärke und Struktur von Arbeitsbelastungen mit Arbeitsunfähigkeitsindikatoren auch hinsichtlich der Krankheitsarten aufzuzeigen. Sie machen es möglich, Risikopopulationen aufzuspüren und deren Belastungs- und Beanspruchungskontext darzustellen. (B. Braun u.a. 1984, S. 143). Hierdurch werden Hinweise für Präventionsmöglichkeiten gegeben.

Die Routinedaten der Krankenversicherung bieten eine gute Möglichkeit, Studien über die Häufigkeit und Verteilung von Unfällen einschließlich Arbeitsunfällen durchzuführen (R. Müller u.a. 1983). Es lassen sich Unfallschwerpunkte in Wirtschaftszweigen, Berufen und in Betrieben verorten. Ebenso kann man mit den Kassendaten Folgeereignisse von Unfällen hinsichtlich Behandlung, Rehabilitation und Kosten erfassen. In prospektiven Längsschnittanalysen können die Arbeitsmarktschicksale von verunfallten Arbeitnehmern untersucht werden.

Die Routinedaten der Gesetzlichen Krankenversicherung sind als Basis für eine systematische Beobachtung des Krebsgeschehens bzw. Berufskrebsgeschehens bei den Versicherten einer Kasse geeignet. Der Vertrauensärztliche Dienst sollte dafür sowohl die Diagnose abklären als auch die Angaben über evtl. berufliche Noxen/Belastungen durch eine sorgfältige Arbeitsanamnese einholen (R. Müller u.a. 1983).

Die Eignung der Routinedaten der gesetzlichen Krankenversicherung für oben angesprochene Längsschnittanalysen von großen Populationen wurde bei der Auswertung von Daten einer Kasse unter Beweis gestellt. Etwa 30.000 männliche deutsche Arbeitnehmer, die am 31.12.1973 pflichtversichert waren, wurden hinsichtlich bestimmter Merkmale zur beruflichen Mobilität, zur Arbeitsunfähigkeit (chronische Erkrankung), Rehabilitation, Frühinvalidität und Tod individuenbezogen bis Ende 1978 verfolgt (R. Müller u.a. 1983, V. Volkholz, F. Schwarz 1984).

In dieser Studie ließen sich zwar die Angaben über Erkrankungen nicht mit Belastungsdaten verknüpfen, ihr Vorteil liegt jedoch darin, daß auf diese Weise der Zusammenhang von Tätigkeitsdauer, Berufs- und Arbeitgeber-Wechsel, Arbeitslosigkeit mit der gesundheitlichen Verfassung über einzelne Betriebe hinausgehend studiert werden kann. Die Ergebnisse haben weitere Argumente für die These der Kumulation von Gesundheits- und Lebensrisiken bei bestimmten Arbeitnehmergruppen erbracht. Wo Abfolgemuster von Arbeitsunfähigkeiten mit entsprechenden Diagnosen im Zusammenwirken mit dem Berufsverlauf und z.B. Rehabilitationsmaßnahmen dargestellt werden können, ergeben sich weitere wichtige Hinweise auf frühzeitige Präventionsmöglichkeiten (M. Schmidt 1983).

Die vorliegenden Forschungsergebnisse haben gezeigt, daß Prozeßdaten der gesetzlichen Krankenversicherung als Informationsbasis geeignet sind, um gesundheitliche Problemgruppen unter den Arbeitnehmern zu verorten, Häufigkeit und Verteilung von arbeitsbedingten Erkrankungen nach Belastungskonstellationen, Berufen und Wirtschaftszweigen darzustellen sowie die Zusammenhänge von beruflicher Mobilität und gesundheitlicher Erfassung aufzuzeigen.

Durch solche Einsichten können für die gesundheitspolitischen Akteure einschließlich der Arbeitsschutzinstanzen und der Krankenkassen Anregungen und Impulse für eine arbeitsweltbezogene präventive Gesundheitspolitik gegeben werden.

Forschungen mit Prozeßdaten der gesetzlichen Krankenversicherung im Kontext eines Berichtswesens über berufliche Tätigkeit und Krankheit in der Regie einzelner Kassen könnten ein Medium zur Integration der zahlreichen, bisher nicht miteinander verkoppelten Institutionen auf dem Gebiet einer arbeitsweltbezogenen Gesundheitspolitik darstellen.

Literatur

Braun, B. u.a.: Die Notwendigkeit der Analyse arbeitsbedingter Erkrankungen zum Zwecke der Gesundheitssicherung. - In: Arbeitsmedizin, Sozialmedizin, Präventivmedizin, 6, 1984, S. 143-146
Ferber, Ch.v./Ferber, L.v./Slesina, W.: Medizinsoziologie und Prävention. Am Beispiel der Gesundheitsvorsorge am Arbeitsplatz. - In: Soziale Welt, Sonderband 1: Soziologie und Praxis, hg. v. Beck, U. 1982, S. 277-306
Fricke, W./Peter, G./Pöhler, W. (Hg.): Beteiligen, Mitgestalten, Mitbestimmen. Arbeitnehmer verändern ihre Arbeitsbedingungen. - Köln 1982
Friczewski, F. u.a. (Hg.): Arbeitsbelastung und Krankheit bei Industriearbeitern. - Frankfurt/M., New York 1982
Friczewski, F./Maschewsky, W./Naschold, F./Wotschak, P./Wotschak, W.: Herz-Kreislauf-Krankheiten und industrielle Arbeitsplätze. Forschungsbericht. - Berlin 1983
Georg, A./Stuppardt, R./Zoike, E.: Krankheit und arbeitsbedingte Belastungen. - 2 Bde. Essen 1981, 1982
Hauß, F. (Hg.): Arbeitsmedizin und präventive Gesundheitspolitik. - Frankfurt/M., New York 1982
Hauß, F.: Arbeitsbelastungen und ihre Thematisierung im Betrieb. - Frankfurt/M., New York 1983a
Hauß, F./Müller, R./Oppen, M. u.a.: Krankenstand zwischen Unternehmerpolitik und Gesundheitsinteresse. Berlin 1984b

Knake-Werner, H.: Der Vertrauensärztliche Dienst. Kontrollinstrument in der Krise oder Instrument der Prävention? - In: Elsner, G. (Hg.): Was uns kaputt macht. - Hamburg 1984, S. 168-173

Kühn, H.: Betriebliche Arbeitsschutzpolitik und Interessenvertretung der Beschäftigten. - Frankfurt/M., New York 1982

Milles, D./Müller, R. (Hg.): Berufsarbeit und Krankheit. Ein verdrängtes soziales Problem zwischen Arbeitnehmerschutz und Sozialversicherung. Frankfurt/M., New York 1985

Müller, R./Bergmann, E./Musgrave, A./Preiser, K.: Berufliche, wirtschaftszweig- und tätigkeitsspezifische Verschleißschwerpunkte. Analyse von Arbeitsunfähigkeitsdaten einer Ortskrankenkasse, herausgegeben vom Bundesminister für Arbeit und Sozialordnung, Bonn 1981

Müller, R./Schwarz, F./Weisbrod, H.: Unfälle und Arbeitsunfähigkeit bei Hafenarbeitern, Forschungsbericht, herausgegeben von der Bundesanstalt für Arbeitsschutz und Unfallforschung, Dortmund 1983

Müller, R./Fuchs, K.-D./Schwarz, F./Weisbrod, H.: Verlauf und Verteilung von Arbeitsunfähigkeit aus Krankheitsgründen. Forschungsbericht GKV 09 für den Bundesminister für Forschung und Technologie, Bremen 1983

Müller, R./Fuchs, K.-D./Schwarz, F./Weisbrod, H.: Möglichkeiten der Berufs-Krebs-Forschung auf der Basis von Kassendaten, Forschungsbericht GKV 09 für den Bundesminister für Forschung und Technologie, Bremen 1983

Müller, R./Fuchs, K.-D./Schwarz, F./Weisbrod, H.: Langzeit-Arbeitsunfähigkeit aus Krankheitsgründen mit einer Dauer von 6 Wochen und länger und ihre Bedeutung für Frühverrentung sowie Tod bei Versicherten einer Ortskrankenkasse, Forschungsbericht GKV 09 für den Bundesminister für Forschung und Technologie, Bremen 1983

Müller, R.: Die Verhinderung einer Gewerbemedizinalstatistik in Deutschland. - In: R. Müller/D. Milles (Hg.): Beiträge zur Geschichte der Arbeiterkrankheiten und der Arbeitsmedizin in Deutschland. - Bremerhaven 1984, S. 50-82

Müller, R.: Arbeitsbedingte Erkrankungen, ihre Wahrnehmung, Thematisierung und Bewältigung als Aufgabe der betrieblichen und überbetrieblichen Arbeitssicherheit. - In: H. Krause/R. Pillat/E. Zander (Hg.): Arbeitssicherheit. Handbuch für Unternehmensleitung, Betriebsrat und Führungskräfte. - Dezember 1984, S. 161-194

Müller, R.: Social responsibility of occupational physicians. - In: Müller, R. u. A.: Arbeitsmedizin in sozialer Verantwortung. Studien zur Epidemiologie und Bewältigung der Industriellen Pathologie. Bremen 1985, S. 699-716.

Nitsch, J.R. (Hg.): Streß, Theorien, Untersuchungen, Maßnahmen. - Bern, Stuttgart, Wien 1981

Oppen, M./Burkhard, D./Schneider, H.: Verteilung von Arbeitsunfähigkeits-risiken in der Erwerbsbevölkerung. Berliner Krankenstand im interregionalen Vergleich. - München: Ges. f. Strahlen- und Umweltforschung, 1984

Pöhler, W./Peter, G.: Erfahrungen mit dem Humanisierungsprogramm. Von den Möglichkeiten und Grenzen einer sozial orientierten Technologiepolitik. - Köln 1982

Rosenbrock, R.: Arbeitsmediziner und Sicherheitsexperten im Betrieb. - Frankfurt/M., New York 1982

Rosenbrock, R.: Primärprävention durch GKV. Dreizehn Thesen und Gegenthesen. - In: Soziale Sicherheit 1, 1985, S. 1-9

Rosenbrock, R./Abholz, H.-H.: Streßprävention durch Arbeitsschutz. - In: Jahrbuch für Kritische Medizin 10, Argument Sonderband 119, Berlin 1984, S. 85-108

Schmidt, M.: Arbeitsunfähigkeit und Erkrankung des Bewegungsapparates. Zur Nutzung von Routinedaten der Gesetzlichen Krankenversicherung für Prävention, Therapie, Rehabilitation und ursachenorientierter Erforschung von Erkrankungen des Bewegungsapparates. Forschungsbericht GKV 09 für den Bundesminister für Forschung und Technologie, Bremen, Frankfurt/M. 1983

Steinmüller, W.: Personenkennzeichen, Versichertennummer und Personalausweis. Eine systematische und verfassungsrechtliche Studie zu Datenverbund und Datenschutz im Sozial- und Sicherheitsbereich. - In: Datenverarbeitung im Recht, 3/4, 1983, S. 205-318

Volkholz, V./Schwarz, F.: Längsschnittanalyse von Mobilität und Krankenstand. Annäherung an sozialwissenschaftliche Verlaufsanalysen mit Hilfe von Krankenkassendaten, Forschungsbericht der Bundesanstalt für Arbeitsschutz, Dortmund 1984

Volmerg, B./Senghaas-Knobloch, E./Leithäuser, Th.: Erlebnisperspektiven und Humanisierungsbarrieren im Betrieb. Ergebnisse einer sozialpsychologischen Untersuchung über die subjektive Bedeutung der Arbeit in sozialen Problemsituationen. - Unveröff. Forschungsbericht Bremen 1983

Kurt Friede

Prävention durch GKV - Anspruch und Grenzen

Wenn ich die Aufforderung erhalten habe - der ich gern nachkomme -, aus dem Bereich der Krankenkassen etwa in der Mitte der Tagung zum Konferenz-Thema Ausführungen zu machen, so verweise ich zunächst auf das Einladungsschreiben des WZB vom 2.10.1984, in dem das Forschungsprojekt "Betriebskrankenkassen und Prävention" angesprochen worden ist. Ich bin dankbar, daß dieses Projekt im Bereich der Betriebskrankenkassen durchgeführt werden konnte. Wir werden wichtige Erkenntnisse daraus ziehen. Vielleicht legitimiert mich dieses Projekt auch ein wenig für mein Auftreten hier und heute. Erwähnen möchte ich noch, daß wir ein spezielles Forum für den Bereich der Prävention anläßlich unseres BKK-Tages 1986 vorsehen. Für meinen Verband und mich hat also die Prävention einen hohen Stellenwert. Ich bin sicher, daß das für alle Verbände in der GKV der Fall ist, um keine Unklarheiten aufkommen zu lassen.

Ich bitte um Verständnis, wenn ich das mir zugedachte Thema in einer mehr thesenhaften Form abhandle, wobei ich allerdings hoffe, daß dadurch der notwendige "Tiefgang" nicht leidet. 15 Gesichtspunkte möchte ich ansprechen.

1. Dem gesetzlichen Auftrag und insbesondere auch dem Selbstverständnis der gesetzlichen Krankenversicherung entsprechend müssen Anspruch und Ziel jeglichen Kassenhandelns am **Wohle der Versicherten** ausgerichtet sein. Das ist keine Binsenwahrheit, sondern bedarf immer wieder der klaren Aussage. Die Kasse als Institution ist also kein Selbstzweck. Ich möchte mit Bedacht anfügen, daß sie auch nicht nur Zahlstelle ist, wie wohl einige Leistungserbringer meinen.

2. Dieser eben genannte Grundsatz gilt auch und gerade für **präventive Leistungen** der GKV, auch wenn der Bereich Prävention nur teilweise gesetzlich festgeschrieben ist, wobei diese Tatsache möglicherweise sogar förderlich ist.

3. In zunehmendem Maße übernehmen es die Krankenkassen, im Rahmen der gesetzlich eingeräumten Möglichkeiten als **Mehrleistungen** Maßnahmen zur Verhütung von Krankheiten und zur Erhaltung der

146

Gesundheit ihren Versicherten anzubieten. Diese Aussage soll weder genugtuerische Zufriedenheit mit dem Ist-Zustand bekunden noch Abwehr kritischer Betrachtungen von draußen zum Inhalt haben. Kritische Hinweise sind für uns absolut notwendig.

4. Nicht nur aufgrund der Diskussion um die Grenzen der finanziellen Belastbarkeit der gesetzlichen Krankenversicherung, die uns viel Sorge bereitet, sondern auch aus humanitären Gesichtspunkten wächst die Einsicht, daß eine Versicherung für den Krankheitsfall in ihrem eigenen Interesse - und das ist gleichbedeutend mit dem Interesse der Mitglieder, also der Versicherten - an vorderster Stelle mit dafür Sorge zu tragen hat, daß der Versicherungsfall möglichst gar nicht, oder wenn schon, dann weitgehend reparierbar eintritt.

5. Bei genauerer Betrachtung und Analyse des neuzeitlichen Krankheitsspektrums wird deutlich, daß eine große Zahl der sogenannten modernen Volkskrankheiten mit den klassischen Mitteln der Medizinwissenschaft und das heißt eben auch mit dem klassischen Leistungskatalog der gesetzlichen Krankenversicherung nicht mehr oder allenfalls unzureichend zu behandeln ist. Auch diese Erkenntnis ist natürlich nicht neu, sie gehört aber m.E. zu unserem Thema als Petitum.

6. In Kooperation und Abstimmung mit den anderen Institutionen und Einrichtungen des Gesundheitswesens obliegt es auch der gesetzlichen Krankenversicherung, den deutlich zutage tretenden Wandel im Krankheitsspektrum sorgfältig zu beobachten, die differenzierten Entstehungsbedingungen und komplexen Verursachungszusammenhänge von Zivilisationskrankheiten zu analysieren und darauf aufbauend den Versicherten Ratschläge und Hilfestellungen zur Erhaltung bzw. Wiederherstellung ihrer Gesundheit zu geben. Dabei verkennen wir nicht die hohe Bedeutung des Arzt-Patientengesprächs. Daneben oder zusätzlich haben aber auch die Krankenkassen tätig zu werden. Ich möchte das so ausdrücken: unsere Beziehungen zu den Ärzten dürfen sich nicht allein darin erschöpfen, Honorare - und das nach Ansicht der Ärzte in stets ansteigendem Verhältnis - auszuhandeln. Zweifellos sind bisher diese medizinisch/versicherungsrechtlichen Grundfragen in den Gesprächen zu kurz gekommen.

7. In jenen Fällen, wo gesundheitsriskante Lebensweisen und Erkrankungen auch auf Ursachen im sozialen Umfeld des einzelnen zurückzuführen sind, sollte es Aufgabe der gesetzlichen Krankenkassen sein,

ihre Erkenntnisse über Gesundheitsrisiken und Mißstände mitzuteilen und in angemessener Weise auf Abhilfe zu drängen. Das gilt auch im Hinblick auf **arbeitsplatzbezogene Maßnahmen.** Gerade mit diesem Feld haben sich bekannterweise Mitarbeiter meines Hauses besonders beschäftigt und werden das auch weiterhin tun. Es wäre gut, wenn derartige Untersuchungen von allen Seiten mit Interesse und Aufgeschlossenheit verfolgt würden, um Konsequenzen daraus zu ziehen und nicht von vornherein mit Mißtrauen begleitet würden. Auch erscheint es mir wichtig, wenn die Ärzte genauere Kenntnisse über die Beschaffenheit der Arbeitsplätze ihrer Patienten erwerben würden, um daraus zusätzliche Erkenntnisse ziehen zu können.

Lassen Sie mich an dieser Stelle noch darauf hinweisen, daß mein Verband, der BdB, vor kurzem eine neue Vereinbarung zur Zusammenarbeit zwischen Betriebskrankenkassen und Betriebsärzten abgeschlossen hat.
Darin heißt es u.a.: Zusammenwirken in allen Fragen der Prävention, um gesundheitliche Schäden auch unter Berücksichtigung arbeitsbedingter Belastungen zu vermeiden, ist insbesondere
- bei der Entwicklung und Durchführung freiwilliger PräventionsProgramme,
- bei der Früherkennung von Risikofaktoren oder gesundheitlichen Schäden (in Abstimmung mit arbeitsmedizinischen Vorsorgeuntersuchungen),
- bei der rechtzeitigen Einleitung der Frührehabilitation unter Einschluß von Kuren der BKK oder anderer Sozialleistungsträger,
- bei der Gestaltung der Arbeitsplätze und Arbeitsabläufe, soweit unter Berücksichtigung präventiver Gesichtspunkte erforderlich.

8. Es ist somit festzuhalten: in der gesetzlichen Krankenversicherung wächst in zunehmendem Maße die Einsicht in die Verpflichtung, auf **eine umfassendere Gesundheitssicherung** der Versicherten hinzuwirken. Die gesetzlichen Krankenkassen sind im Rahmen ihrer Möglichkeiten bereit und in der Lage, dabei den an sie gestellten Ansprüchen aus dem Gesamtprogramm gerecht zu werden und mit anderen Leistungserbringern eng zusammenzuarbeiten. Ich wende mich damit gegen eine Gesamtübertragung aller Maßnahmen auf die GKV, plädiere aber nachdrücklich für volles Engagement im Rahmen der ihr zukommenden Anteilsrolle, die sich aus ihrer Aufgabe heraus ergibt.

9. Daß der vorgenannte Anspruch an die Prävention durch gesetzliche Krankenkassen bisher **in der Praxis** im besten Falle nur annähernd eingehalten wurde, ist nicht zu leugnen. Die Ausgaben auf diesem Gebiet, wenn man sie einmal als Maßstab nimmt, sind recht bescheiden. Bei meiner Kassenart z.B. belaufen sich die Ausgaben 1983 für Gesundheitsvorsorge auf 1 v.H. der Gesamtausgaben. Man muß diese Zahl aber im Zusammenhang sehen mit den gestiegenen Anteilen, insbesondere für Krankenhauspflege, den Zahnersatz und die Heil- und Hilfsmittel.

Es wäre nun allerdings zu einfach zu behaupten, Schuld an der zögerlichen Entwicklung des Arbeitsbereiches Prävention bei der gesetzlichen Krankenversicherung hätten allein bürokratische Strukturen dieser selbst. Vielmehr sollte auch beachtet werden, daß das Thema Gesundheitsvorsorge und Früherkennung sowohl in der wissenschaftlichen wie auch in der politischen Diskussion in der Bundesrepublik erst reichlich spät aufgegriffen wurde und auch nach wie vor reichlich umstritten ist. Das gilt auch für die fachmedizinische Seite. Diese Unsicherheit hat sich deutlich im Verhalten aller Beteiligten, eben nicht nur der Krankenkassen, niedergeschlagen. Ich meine damit auch die Versicherten. Wir stoßen bei diesen oft auf Ratlosigkeit etwa im Hinblick auf Pressemeldungen aus dem ärztlichen Sektor. Diese Verunsicherungen sind abträglich.

10. Ich meine nun, es ist das bisher Erreichte, es sind die bisherigen Aktivitäten der Krankenkassen auf diesem Gebiet keineswegs so gering einzuschätzen, wie mancher Kritiker es glauben machen möchte. Abgesehen von den nach heutigen Maßstäben sicherlich überprüfungswürdigen und nur ungenügend in Anspruch genommenen Leistungen zur Früherkennung von Krankheiten nach § 181 RVO (die bekanntlich nach Modellversuchen besonders auch im Bereich der betrieblichen Krankenversicherung bereits im Jahre 1971 als Regelleistungen der GKV aufgenommen wurden), gibt es eine unüberschaubare Vielzahl von **zusätzlichen Mehrleistungen**, die gesetzliche Krankenkassen zur Erhaltung und Sicherung der Gesundheit ihrer Mitglieder erbringen. Diese Aktivitäten erstrecken sich von punktuellen Aufklärungskampagnen bis hin zu dauerhaften Einrichtungen von Gesundheitszentren, von Ratschlägen zur gesünderen Ernährung bis hin z.B. zu ausgereiften Suchtpräventionsmaßnahmen, von Zahnprophylaxe im Kindesalter bis hin zu Aufklärungskampagnen für ältere Menschen im Straßenverkehr, von Handzetteln und Aufklebern bis hin zu grundlegenden Forschungsaktivitäten. Für manche sieht das nach

Verzettelung, nach Alibifunktion oder nach purem Wettbewerbsstreben aus. Man hüte sich aber doch vor Verallgemeinerungen derartiger Betrachtungsweisen, da sie wenig hilfreich sind.

11. Ich gebe aber zu, daß unter den strukturellen Gegebenheiten der Krankenversicherung einerseits und den zu beobachtenden, auch fachlichen Schwierigkeiten des Themas andererseits auch unvollständige oder gar falsche Schritte nicht auszuschließen oder sogar zu beobachten sind; aber auch solche Einzelfälle sollten nicht generalisiert werden. Natürlich müssen sie erkannt, abgestellt und andere von gleichen Fehlern bewahrt werden.

12. Bedauerlich ist für meine Begriffe, daß derzeit wohl viele richtige, zukunftsweisende Aktivitäten einzelner Kassen oder Kassenarten nicht auf alle Krankenkassen anwendbar sind oder nicht angenommen werden. In diesem Zusammenhang ist dann berechtigt zu fragen, wo möglicherweise selbstverschuldete oder wo systemimmanente Grenzen präventiver Aktivitäten der GKV liegen?

13. Grenzen, die die Rezeption des Themas Prävention durch die GKV zumindest erschweren, liegen zunächst in übergeordneten politischen, rechtlichen und finanziellen Rahmenbedingungen: die klassische Gesundheitspolitik und damit eben auch das traditionelle Selbstverständnis der gesetzlichen Krankenversicherung und die überkommene Aufgabenzuweisung an diese haben im Laufe der Jahrzehnte bestimmte Strukturen festgeschrieben, die für eine adäquate Umsetzung präventiver Aktivitäten zum Teil aufgeweicht oder mehr oder weniger abgelöst werden müssen. Dieser Prozeß erweist sich in der praktischen Arbeit als außerordentlich schwierig und aufwendig, er ist sehr wahrscheinlich allein durch die GKV nicht zu lösen. Ich denke zum Beispiel hierbei an die zahnmedizinische Prophylaxe. Ersparen Sie es mir, die Story hierzu im einzelnen darzulegen.

Es gibt übrigens zwischen den Kassenarten zumindest auf der Bundesebene noch keinen Austausch über Maßnahmen der Prävention. Das mag zum einen daran liegen, daß andere Themen bisher immer im Vordergrund standen, zum anderen aber wohl auch darin begründet sein, daß man sich auf diesem Felde des Wettbewerbs nicht in die Karten schauen lassen möchte. Ich meine, hier müßte es in Zukunft Initiativen geben, ohne damit der Gleichschalterei oder einer "Einheitssoße" das Wort zu reden.

14. An folgenden Beispielen soll gezeigt werden, welche komplexen Probleme und Fragestellungen durch die verstärkte präventive Orientierung der gesetzlichen Krankenkassen nicht nur aufgeworfen, sondern auch beantwortet werden müssen:

a) themenspezifische Probleme, wie etwa mangelnde Kosten-Nutzen- und Effizienzkriterien, ungeklärte Gewichtung zwischen Primär- und Sekundärprävention, Abgrenzung zwischen personenbezogenen und arbeitswelt- bzw. umweltbezogenen Maßnahmen, empirische und methodische Schwachstellen.

b) Begrenzungen des Handlungsspielraumes der GKV durch Versicher- tenverhalten, z.B. Fragen nach der Motivation und Motivierbar- keit der Versicherten, Akzeptanz neuer Angebote der Kranken- kassen durch die Versicherten, Abgrenzungsprobleme wie etwa Schutz von Sozialdaten einerseits und Ansprache bzw. Aktivierung von Risikogruppen andererseits.

c) Verhältnis der GKV zu anderen Leistungserbringern im Gesund- heitswesen, z.B. verstärkte Einbeziehung nicht-traditioneller Gesundheitsberufe in das Leistungsangebot der Kassen, Neuord- nung des Verhältnisses von GKV zu traditionellen Vertragspart- nern, Kooperation und Koordination der Kassentätigkeit mit bereits vorhandenen Angeboten zur Gesundheitsvorsorge vor allem im örtlichen Bereich.

d) Schließlich krankenversicherungs- und kassenarteninterne Grenzen, z.B. durch teilweise scharfe Wettbewerbssituation, strukturelle Unterschiede der Kassenarten untereinander (z.B. Betriebsnähe der BKK), kassenarteninterne Arbeitsorganisation und Arbeitstei- lung, Neudefinition des Selbstverständnisses der gesetzlichen Krankenversicherung und damit gleichzeitig Abgrenzung der Zuständigkeit von Krankenkassen von den Aufgabengebieten anderer Einrichtungen und Institutionen, organisatorische und personelle Veränderungen durch Verstärkung präventiver Aktivitä- ten usw. Wahrscheinlich werden wir in Zukunft viel stärker uns in Richtung multilateraler Aufgabenteilung mit Mischfinanzierungs- systemen bewegen müssen.

15. Diese sicherlich nicht vollständige Aufzählung der Grenzen präventi- ver Aktivitäten von Krankenkassen soll keineswegs auf bessere Zeiten vertrösten und derzeitige Unzulänglichkeiten rechtfertigen: es steht

außer Zweifel, daß bereits unter den gegebenen Bedingungen Handlungsspielräume hinsichtlich einer stärkeren präventiven Orientierung vorhanden sind und genutzt werden können. Zahlreiche funktionierende und sehr positive Beispiele präventiver Aktivitäten von Krankenkassen beweisen dies. Gleichzeitig wird in einigen dieser Fälle auch deutlich, daß sich bestimmte Probleme und Hemmnisse in der Praxis und unter den jeweiligen Bedingungen der Kasse vor Ort einfacher lösen lassen als zunächst gedacht. Es erscheint daher abschließend für den Bereich der GKV sinnvoll, in den bereits begonnenen Anstrengungen nicht nachzulassen, vielmehr diese auszubauen, sich zukünftig insbesondere sowohl auf Ebene der Kassen als auch der Verbände um verstärkte Koordination und Kooperation untereinander, aber auch mit allen weiteren Beteiligten zu bemühen - und das auch oder gerade zu einer Zeit, in der auch von der Krankenversicherung alles getan werden muß, damit die Lohnnebenkosten nicht mehr steigen.

Soviel dazu aus meiner Sicht, wobei ich nochmals hervorheben möchte, daß das genannte WZB-Projekt, das wohl noch nicht zur Veröffentlichung freigegeben worden ist, meinem Verband Veranlassung geben wird, auf breiter Front konkrete Anregungen für Kassenprävention "vor Ort" zu geben.

Rolf Rosenbrock

Re-Politisierung der Selbstverwaltung als Voraussetzung und Folge wirksamer Prävention durch Institutionen der GKV
- Einige Ergebnisse aus dem Projekt: BKK und Prävention -

In einigen kurzen groben Zügen möchte ich jene Argumentationslinien hervortreten lassen, die - dies ist ein Teil der Projektergebnisse - auf mögliche Ansatzpunkte im Sinne der Umsetzung hinauslaufen. Es wird also nicht nur über Restriktionen, sondern auch von Möglichkeiten die Rede sein, von Ansatzpunkten, deren Nutzung nicht von vornherein zu nur symbolischer Politik führt.

Wir haben die inneren und äußeren Strukturen der BKK untersucht sowie die Prozesse, die sich im Inneren dieser Strukturen und in weitgehender Abhängigkeit von ihnen vollziehen.

Ich will mit der Struktur anfangen.
Strukturen determinieren Räume, in diesem Fall determinieren rechtliche, ökonomische und politische Strukturen Handlungsräume. Wir haben diese, die Handlungsräume begrenzenden Strukturen schrittweise freigelegt, und zwar von außen nach innen. Da mit jedem Schritt neue Eingrenzungen zutage treten, kann man von einer trichterförmigen Struktur des Handlungsraumes sprechen, den man in Anlehnung an ein politikwissenschaftliches Konzept auch als "Arena" bezeichnen kann. Es handelt sich um sieben Verengungen:

- Die erste Einengung stellen die durch Gesetzgebung und staatliche Aufsicht gesetzten Grenzen des Kassenhandelns dar. Nach Zahl der Leistungen, nach Umsatz und nach dem zu ihrer Abwicklung erforderlichen Zeitaufwand binden sie mehr als 90% der Kapazität der Kasse. Die Ausgaben für Prävention betragen unter 2%, insgesamt liegen sie niedriger als die für den vertrauensärztlichen Dienst. Trotzdem bestehen am Ende dieser ersten Verengung des Trichters noch wesentliche, auch für unser Problem relevante Handlungsräume. Diese werden durch die eine relative Autonomie vom Betrieb stiftende Zugehörigkeit der BKK zum Rechtskreis des Öffentlichen Rechts abgesichert.

- Eine weitere Verengung ergibt sich, wenn die BKK als Schnittstelle von Interessen der unterschiedlichen Akteurgruppen im Inneren der Kasse (Unternehmerseite, Versichertenvertreter, Kassenmanagement) analysiert werden. Unter den fallweise auch im Widerstreit untereinander liegenden Interessen der Akteure ist dasjenige an Prävention bzw. dem Spezialfall Prävention in der Arbeitswelt nur eines unter vielen und bei weitem nicht das dominante. Es gibt demnach unter den Akteurgruppen derzeit **keinen geborenen Präventionsanwalt** im Kassengefüge, der dieses Ziel aufgrund seiner eigenen Interessenlage dauerhaft so hoch besetzt oder besetzen kann, daß daraus ein für das Kassengeschehen dominanter (und deshalb prioritäre Bearbeitung erfordernder) Problemdruck entsteht. Andererseits ist die Arena der BKK für die Thematisierung des Problems Arbeit und Gesundheit prinzipiell offen. Jeder Akteur hat dabei ungefähr die gleichen Chancen, das Thema einzubringen.

- Allerdings sehen sich solche interessengeleiteten Bemühungen zunächst einer weiteren Eingrenzung gegenüber: Entwurf und Durchführung von Maßnahmen primärer Prävention berühren oftmals etablierte Interessen und Machtpositionen, vor allem in den Feldern ihrer Intervention und sind deshalb zumindest potentiell stets konfliktiv. Für die Akteure stellt sich deshalb die Frage, ob sie Probleme aus dem Bereich Arbeit und Gesundheit in der BKK oder in anderen Arenen austragen wollen. Im Rahmen des als Sozialsystem verstandenen Betriebes bieten sich als alternative Arenen mindestens die folgenden an: Personalwesen, Technik- und Arbeitsgestaltung, Entlohnung sowie das Arbeitsschutzsystem. Den beiden Sozialparteien in der Selbstverwaltung stehen Wahl und Wechsel der Arena zur Bearbeitung arbeitsbedingter Gesundheitsprobleme in gewissem Umfang frei. Daraus ergeben sich wichtige Weichenstellungen und Verweisungsmöglichkeiten.

- Die innere Struktur der BKK enthält ebenfalls mehr verengende als erweiternde Aspekte:
  - Es gibt keinen organisierten und halbwegs flächendeckenden Transfer von Problemkenntnissen bzw. -wahrnehmungen von den Versicherten in die Kasse.
  - Eine Besonderheit der Struktur der Selbstverwaltung der BKK gegenüber anderen GKV-Kassenarten liegt darin, daß die Unternehmerseite stets die gleiche Anzahl der Stimmen hat wie die Versichertenseite, und zwar unabhängig davon, wieviele Vertreter beider Bänke präsent sind. Dies führt unter Umständen dazu, daß **ein** Unternehmervertreter einer größeren Anzahl von Versichertenver-

tretern gegenübersitzen kann, ohne daß die Unternehmerseite dadurch ihre Durchsetzungs- und vor allem Blockierungsmacht einbüßt. Bankübergreifende Koalitionen sind ausgeschlossen.

- In die gleiche Richtung kann auch der Einfluß wirken, den die Unternehmerseite auf Management und Arbeitsweise der Kassenverwaltung ausübt, indem sie Geschäftsführer und Stellvertreter bestellt und Verwaltungs- und Personalkosten zahlt bzw. bewilligt.

- Überwiegend restriktive Einflüsse auf den Umfang des präventionspolitischen Handlungsraumes ergeben sich aus dem Umstand, daß die Kasse im betrieblichen Umfeld - trotz ihrer relativen rechtlichen Autonomie - kein isoliertes Sozialsystem darstellt, sondern vielfältigen **Einflüssen aus der betrieblichen Sphäre** unterliegt. Auf dieser Stufe werden die Auswirkungen der gesamtwirtschaftlichen Krise wie auch einer schlechten ökonomischen Situation des Trägerunternehmens spürbar. Ein häufig damit zusammenhängender Einfluß ergibt sich aus der Art und Weise, wie Interessengegensätze im Betrieb ausgetragen werden. Die **Größe der Kasse** hat zwar einen erheblichen Einfluß auf die Arbeitsteiligkeit der Organisation und die Verregelung der Beziehungen zwischen Betrieb und Kasse, doch zeigt sich, daß präventionspolitische Ansatzpunkte für jede Betriebs- und Kassengröße bestehen. Empirisch ist festzustellen, daß im Bereich größerer Mittel- und kleinerer Großunternehmen (2.000 bis 10.000 Beschäftigte) ein Schwerpunkt der Aktivitäten zu verzeichnen ist.

- Sogar die Existenz eines gesundheitspolitischen Basiskonsens zwischen den Akteuren über die Notwendigkeit auch arbeitsweltbezogener Prävention würde freilich kaum praktische Konsequenzen haben, wenn die in der sozial- und gesundheitspolitischen Diskussion üblicherweise mit den Begriffen **Ökonomisierung** und **Verrechtlichung** bezeichneten Einengungen tatsächlich einen das Kassenhandeln limitierenden Charakter hätten. Diese Begrenzungen des Kassenhandelns sind in den vergangenen Jahren jedoch auch empirisch zumindest - man denke an die Einstellung von Sozialarbeitern, Errichtung von sozialen Diensten und Gesundheitszentren sowie vorbeugende Programme im Alkohol- und Drogenbereich - porös geworden. Der Handlungsraum ist hier größer, als vielfach angenommen.

- Die letzte und siebte Verengung des präventionspolitischen Handlungsraums besteht darin, daß wegen des faktischen Konsenszwangs in der Kasse nur solche Projekte erfolgversprechend vorgeschlagen oder gar umgesetzt werden können, die die Interessen der jeweils anderen Seite nicht ernsthaft tangieren. Gerade Maßnahmen arbeitsweltbezogener Prävention berühren aber fast immer die **unternehmerische Gestaltungsautonomie** und überschreiten gleichzeitig das vorherrschende **gesundheitspolitische Paradigma.** Damit sind zwei komplexe ökonomische und machtbesetzte Interessenpositionen angesprochen, deren Verteidigung von den jeweiligen Interessenträgern ein hoher Wert beigemessen wird.

Die hier nur angerissenen sieben Faktorenbündel engen den Handlungsraum und damit die Bearbeitungskapazität der Kasse Schritt für Schritt ein. Auf der anderen Seite enthält keines dieser Faktorenbündel Elemente, die die Bearbeitung des Themas "Arbeit und Gesundheit" durch die BKK zwingend ausschließt oder verbietet. Jedoch ist deutlich geworden, wie komplex und sensibel Vorschläge und Projekte arbeitsweltbezogener Prävention konzipiert, eingebracht, verhandelt und gesteuert werden müssen, wenn es trotz dieser Summe von Verengungen zu einem präventionspolitischen Output "am Ende des Trichters" kommen soll.

Wenden wir uns nun kurz den Prozessen zu, die sich innerhalb dieser Strukturen abspielen und dabei natürlich in gewissem Umfang auch auf diese Strukturen zurückwirken können.

Jene Prozesse in der Kasse, die mit arbeitsweltbezogener Prävention im Zusammenhang stehen oder zumindest im Zusammenhang stehen können, stellen wir uns als **Themenkarriere** vor. Damit meine ich den logischen und chronologischen Weg betrieblich generierter Gesundheitsprobleme durch die einzelnen Stufen ihrer Bearbeitung. Dieser Weg führt vom Ort der Entstehung der Gesundheitsprobleme am Arbeitsplatz über eine Reihe betrieblicher Ebenen und Institutionen bis hin zu verschiedenen Bewältigungsinstanzen, von denen die BKK zwar nur eine unter mehreren ist, die aber im Mittelpunkt unseres Forschungsprojektes stand. Stellt man sich einmal modellhaft die Möglichkeiten der Bearbeitung von arbeitsbedingten Gesundheitsproblemen in einem politischen Raum vor, in dem das Interesse überwiegt, so lassen sich zahlreiche erfolgversprechende Interventionen vorstellen bzw. erfolgreich erprobte Modelle aus anderen Bereichen übertragen. Bei der Gestaltung solcher Prozesse könnte die Kasse, immer noch "idealistisch" gesprochen, bei der informellen Fundierung sowie bei der Konzipierung solcher Maßnahmen und bei ihrer Koordination mit dem Medizinsystem eine wichtige Rolle spielen:

Sie könnte die notwendige **Regieinstanz** sein.

Da sich Gesundheitspolitik aber nicht im interessen- und störungsfreien Raum abspielt, sieht die Realität anders aus als die Idealvorstellungen: 85% der befragten Kassen führen nach eigener Einschätzung Maßnahmen des vorbeugenden Gesundheitsschutz durch, ca. 60% erhalten Informationen über gesundheitsrelevante Aspekte der betrieblichen Realität durch direkte Kontakte zum Betrieb bzw. aus Berichten von Versicherten. 46% kennen Arbeitsbereiche im Betrieb mit besonderen Gesundheitsbelastungen, noch 23% können betrieblich-gesundheitliche Problemgruppen mit zumindest ansatzweise epidemiologisch orientierten Kriterien definieren. Dagegen führen nur 7% der Kassen Maßnahmen zu betrieblich arbeitsbedingten Risikofaktoren durch, nur in knapp 5% der Kassen haben solche Aktivitäten die auf Kontinuität hindeutende Form von Programmen angenommen.

Durch welche Faktoren, sei es aus dem Bereich der vorhin erwähnten Strukturen oder sei es aus der Gestaltung der Prozesse in der Kasse selbst, wird diese dramatische Differenz zwischen hohem Programmkonsens und arbeitsweltbezogener Umsetzung in nur einem Siebzehntel der Fälle erklärt?

Die wirtschaftliche Lage spielt einen zwar wesentlichen, aber insgesamt geringeren Einfluß als vermutet werden kann: Es gibt auf dieser Stufe offensichtlich Elemente einer relativen Autonomie und damit Freiheitsgrade für die Gesundheitspolitik der BKK.

Auch an den Informationsmöglichkeiten kann es nicht liegen: es gibt Informationsflüsse zwischen der BKK einerseits und den Versicherten, den Versichertenvertretern, dem Betriebsarzt, den niedergelassenen Ärzten sowie ausgebaute Statistiksysteme andererseits. Das Problem besteht darin, daß diese Quellen nicht systematisch ausgebaut und genutzt und schon gar nicht miteinander verknüpft werden. Aber erst aus ihrer systematischen Nutzung und Verknüpfung könnten sich die Grundlagen für ein **betriebliches Berichtssystem Arbeit und Gesundheit** ergeben.

Der weitere Verlauf der Analyse erbringt Erstaunliches: Der Grad der Informiertheit über betriebliche Gesundheitsprobleme führt keineswegs zwangsläufig zu einem entsprechenden Kenntnisstand, mit anderen Worten: der Informationsinput erfährt keine adäquate Verarbeitung.

Ein hoher Kenntnisstand führt keineswegs auch zu höheren Aktivitäten, mit anderen Worten: es erfolgt keine adäquate Umsetzung vorhandener Kenntnisse.

Die relativ wenigen Fälle von arbeitsweltbezogener Prävention von BKK gründen sich nicht durchweg auf einem entsprechenden Informations- und Kenntnisniveau. Mit anderen Worten: ein großer Anteil der vorfindlichen Aktivitäten erfolgt ohne adäquate informationelle Fundierung.

Für diese Brüche, Verdünnungen und - wie ich gleich zeigen werde - Umleitungen der Themenkarriere ist die Gesamtheit der oben erwähnten strukturellen Faktoren mehr oder weniger stark verantwortlich. Die Wirkung dieser Faktoren sowie des Prozeßablaufs in der Kasse fasse ich mit dem Begriff der **Konsensfalle** zusammen.

Der **Wirkungsmechanismus der Konsensfalle** besteht vor allem darin, daß Kassenakteure, und zwar alle Kassenakteure, dazu tendieren, gesundheitspolitische Vorschläge von vornherein so zuzuschneiden bzw. zu reduzieren, daß sie mit der konsensualen Kassenroutine verträglich bleiben. Dabei gehen die vermuteten bzw. bei früheren Versuchen erfahrenen interessenpolitischen Empfindlichkeiten der anderen Akteure schon in die Struktur und Reichweite der Vorschläge, Projekte und Forderungen ein. Dieses antizipative Kompromißverhalten führt zwar dazu, daß das vorgeschlagene Thema (z.B. Prävention von Streßerkrankungen) überhaupt und zunächst ohne Konflikt in die Kasse (z.B. in die Selbstverwaltung) eingebracht und dort diskutiert werden kann. Es limitiert aber in der Regel zugleich die Reichweite schon der vorgeschlagenen und erst recht der potentiell durchsetzbaren Projekte auf solche Maßnahmen, die mit keiner der letztendlich tangierten Interessenpositionen ernsthaft kollidieren. Wichtig daran ist, daß die Konsensfalle den Verlauf der Themenkarriere bereits auch auf jenen Stufen beeinflußt, auf denen sich die durch mögliche Konfliktivität blockierende Wirkung "eigentlich" noch gar nicht entfalten müßte.

Das wesentliche Ergebnis des Wirkens der **Konfliktfalle** besteht darin, daß die große Mehrzahl der ursprünglich primärpräventiv gemeinten Impulse in der Kasse, aber auch Thematisierungen anderer gesundheitspolitischer Problembereiche zu fünf Typen von Maßnahmen führt, die anstelle arbeitsweltbezogener Prävention durchgeführt werden und als Ersatzhandlungen bezeichnet werden können.

Da der Mechanismus der Konsensfalle nicht nur in den einzelnen Kassen, sondern auf praktisch allen Ebenen der Gesundheitspolitik anzutreffen ist, treten diese fünf Typen von Ersatzhandlungen als Ergebnis des Wirkens dieser Falle nicht nur im Kassenhandeln auf. Vielmehr stellen sie in ihrer

Gesamtheit das dominante Muster zeitgenössischer Gesundheitspolitik dar. Auf der Ebene der Einzelkassen handelt es sich dabei im einzelnen um folgende Ersatzhandlungen als Politikergebnisse:

- **Problemreduktion** liegt vor, wenn die komplexen Entstehungsbedingungen von Krankheiten auf das (falsche) Verhalten der Versicherten zurückgeführt und auf dieser Ebene mit personenbezogen-individualisierender Gesundheitsaufklärung bzw. -Erziehung angegangen werden.
- Liegen die möglichen Ansatzpunkte echter Vorbeugung außerhalb des medizinisch definierten gesundheitspolitischen Grundverständnisses bzw. innerhalb hochbesetzter Interessenfelder, so kann es zu **Umthematisierungen** kommen. Der häufigste Typus sind vermehrte Früherkennungsuntersuchungen, aber auch Finanzierungen bzw. Bezuschussung zusätzlicher Kurmaßnahmen.

- Eine andere Gruppe von Ersatzhandlungen besteht darin, die identifizierten Gesundheitsprobleme an das professionelle Medizinsystem zu **delegieren.** Die Effektivität des Medizinsystems wird dabei meist systematisch überschätzt, die besonderen gesundheitspolitischen Möglichkeiten der Kasse bleiben dagegen ungenutzt.

- Vor allem Geschäftsführer haben sich aufgrund des Dilemmas zwischen begrenzter institutioneller Handlungsfähigkeit und persönlich erlebten Handlungsnotwendigkeiten ein feingesponnenes **System informeller Beziehungen und Maßnahmen** geschaffen, mit dem sie unterhalb der Schwelle öffentlicher Sichtbarkeit und formeller Absegnung durch die Selbstverwaltung und den Betrieb teilweise sehr wirksam gesundheitspolitische Aktivitäten entfalten.

- Oftmals führen auch ursprünglich primärpräventiv gemeinte Impulse aus der Kasse letztlich zur **Kontrolle der Versicherten,** vor allem in bezug auf Arbeitsunfähigkeits-Zeiten und deren Gründe bzw. Berechtigung. Ein ursprünglich belastungsmindernd gemeinter Impuls kann auf diese Weise zu einer eigenständigen Belastung der Versicherten in Form empfundener Diskriminierung, zusätzlicher Hemmungen für die Inanspruchnahme von Versorgungsleistungen sowie in Form von Arbeitsplatzfurcht werden (Wirkungsumkehrung).

Unter dem Gesichtspunkt gesundheitspolitischer Umsetzung ist von besonderer Bedeutung, daß das Wirken der Konsensfalle zumindestens auf den unteren Stufen der Themenkarriere, d.h. vor allem im Bereich der - gegen Mißbrauch zu schützenden - Erhebung und Auswertung betriebsepidemiologischer Daten und ihrer systematischen Zusammenführung mit den authentischen Wahrnehmungen der Betroffenen sowie mit Informationen vom Betriebsarzt und aus dem Medizinsystem der politisch-programmatischen Bearbeitung im Sinne einer Erweiterung des Handlungsraums in gewissen Grenzen offensteht.

Für eine solche Entwicklungshypothese spricht auch der Umstand, daß sich in den letzten Jahren zumindest in Teilgruppen aller drei Akteursysteme - aus teilweise unterschiedlichen Gründen und mit unterschiedlicher Intensität sowie Zielrichtung - eine **Weiterentwicklung der Interessenpositionen** in bezug auf Prävention in der Arbeitswelt abzeichnet bzw. bereits in Gang gekommen ist:

- Eine nicht mehr nur auf Verwaltung, sondern zunehmend auch auf gesundheitspolitische Sachverhalte bezogene Professionalisierung der Kassengeschäftsführung führt zu wachsender Unzufriedenheit mit nur finanztechnischer und bürokratischer Routine im Kasssengeschehen und schafft damit Voraussetzungen für gesundheitspolitische Initiativen.

- Bei den Versichertenvertretern in der Selbstverwaltung ist eine zunehmende Tendenz zur Beschäftigung mit dem Wandel des Krankheitspanoramas und seinen Gründen, sowie - daraus resultierend - ein verstärktes Engagement für Kassenstrategien jenseits der kompensatorischen Krankheitskostenverwaltung zu beobachten.

- Vor allem in größeren und/oder kapitalintensiven Unternehmen deutet sich ein Wandel in der Wertschätzung der menschlichen Arbeitskraft an, der über das Interesse an der aktuellen Leistungsfähigkeit und über eher patriarchalisch begründete Fürsorglichkeit hinausweist und damit - zumindest für Teile der Belegschaft - eine verstärkte Gesundheitspflege der Beschäftigten zum Bestandteil des betrieblichen Interesses werden lassen könnte.

Die systematische Sammlung, Erhebung und Aufbereitung von Informationen über den Zusammenhang zwischen Arbeitsbelastungen und Gesundheit in Form eines betrieblichen Informationssystems "Arbeit und Gesundheit" liegt deshalb im potentiellen Konsensraum für Strategien der Prävention. Solche Projekte stellen eine notwendige, freilich noch keine hinreichende Bedingung für wissenschaftlich fundierte und gezielte Präventionsmaßnahmen dar. Es handelt sich um Projekte, die sowohl so zugeschnitten sind, daß ihr Problembezug zur Arbeitswelt nicht den Mechanismen der De- und Umthematisierung zum Opfer fällt, und die auch die Eigenschaft haben, mit den Interessenpositionen aller drei Akteurgruppen in der Kasse kompatibel zu sein, und die zugleich die Konfrontation mit dem Umfeld der Kasse und der unternehmerischen Gestaltungsautonomie vermeiden.

Für die Aussagekraft und Entwicklungsperspektive eines solchen Informationssystems dürfte entscheidend sein, daß alle Informationsquellen gleichmäßig und gleichwertig aktiviert werden: jede enthält Aspekte, die von den jeweils anderen nicht ersetzt werden können.

Die gesundheitspolitischen Bemühungen aller drei Akteurgruppen in der BKK können sich ohne Verletzung ihrer je eigenen Interessenpositionen in diesem Feld zuwenden. Das gilt unabhängig davon, wer die aus den aufbereiteten Daten zu folgernden Maßnahmen tatsächlich umsetzt: Auch wo die gesundheitspolitische Bearbeitungskapazität der BKK nicht ausreicht, um z.B. präventive Maßnahmen im Betrieb einzuleiten (und diese Aufgabe infolgedessen den Sozialparteien zufällt), ist der Einsatz der Kassen für diesen Zweck sinnvoll und legitim: In jedem Falle wird damit eine notwendige Voraussetzung für "besondere und allgemeine Krankheitsverhütung" (§ 364, I, 1 RVO) produziert.

Die Analyse der Handlungsbedingungen und Interessenlagen ergibt, daß solche Projekte bei den einzelnen Kassen, also dezentral angelagert sein müßten. Die Initiative dürfte regelmäßig von der Versichertenbank der Selbstverwaltung (also in der Regel von Belegschaftsvertretern) ausgehen, denen, weil es um die Gesundheit der von ihnen Vertretenen geht, auch ein bestimmter Einfluß auf die Auswahl der beizuziehenden Experten zusteht.

Von der gezielten sowie fachlich und organisatorisch gestützten Umsetzung solcher Projekte sind beträchtliche Fortschritte sowohl in der Form (**Politikstil**) als auch in den **Ergebnissen** der Problembearbeitung zu erwarten.

In der Form folgt aus solchen Projekten zunächst vor allem eine Veränderung des **Stils der Interessenaushandlung** in der Kasse selbst. Die offene, d.h. nicht durch antizipierte Wirkungen der Konsensfalle reduzierte Thematisierung von arbeitsweltbezogenen Gesundheitsproblemen erfordert die explizite Identifikation der jeweils eigenen und der Interessen der anderen Akteure. Dazu ist es notwendig (und dann auch gestattet), hinter den Worten und Taten der jeweils gegenübersitzenden Akteure ökonomische und politische Interessen nicht nur zu vermuten, sondern auch offen anzusprechen. Es geht also um die Herstellung von gegenseitiger Transparenz der Interessenlagen unter Berücksichtigung der jeweils rollenspezifischen Möglichkeiten und Zwänge der Sozialparteien als Verhandlungs-Partner. In anderen betrieblichen Arenen wird, z.T. sogar über die gleichen Probleme, vielfach bereits in sehr viel größerer Offenheit verhandelt. Ein solches Mehr an Offenheit ist aber Voraussetzung für das Aufspüren von tatsächlich gegebenen Sattelpunkten gemeinsamen Interesses bzw. zur Identifikation von Interessen-Koinzidenzen.

Im Ergebnis tragen sowohl Einzelinitiativen als auch die Schaffung von Informationssystemen zu einem höheren Niveau der Aufmerksamkeit und der Kenntnisse über arbeitsbedingte Erkrankungen bei allen Akteuren, auch den Betroffenen bei. Dieser allgemeine Aspekt der Themenkarriere trifft auf auch heute noch weitverbreitete Defizite in der Artikulation und Thematisierung der Zusammenhänge zwischen Arbeitsbelastungen und Gesundheit und kann somit einen wichtigen Beitrag zu ihrer Behebung leisten. Auch die Arbeits- und Sozialepidemiologie, die in den letzten Jahren wieder den Anschluß an ihren weltweit führenden Stand, den sie in den zwanziger Jahren innehatte, wiederzufinden versucht, könnte sowohl von den Erfahrungen der Ingangsetzung solcher Informationssysteme als auch von den mit ihnen zu gewinnenden Befunden ganz erheblich profitieren.

Gemessen an den gesundheitspolitischen Notwendigkeiten der Primärprävention, gemessen auch an den Hoffnungen, die sich auf eine breite Mobilisierung der GKV und der Selbstverwaltung im Anschluß an die WSI-Studie von 1977 ergeben hatten, mag dieser Vorschlag und mögen diese Perspektiven als Ergebnis der Analyse gering erscheinen. Bezogen auf die vorfindlichen Aktivitäten der BKK würde seine Umsetzung einen beträchtlichen Fortschritt auf dem Wege zu einer arbeitsweltbezogenen Prävention bedenken. Ein Erfolg solcher Bemühungen könnte auch darin bestehen, die BKK als sozialpolitische Institution zur Bewältigung auch von Krankheitsursachen sichtbar zu machen. Dies könnte insgesamt einen - wenn auch bescheidenen - Beitrag dazu leisten, die Beziehungen zwischen Versicherten und Kassen - und damit letztlich zwischen Bürger und Sozialstaat - im Sinne einer Re-Politisierung zu beleben.

Ausführlichere Fassungen dieser Gedanken mit Literatur finden sich in:

Rolf Rosenbrock: Prävention arbeitsbedingter Erkrankungen durch Gesetzliche Krankenversicherung - ein Thema in einer Arena, in: Frieder Naschold (Hg.) Arbeit und Politik - Gesellschaftliche Regulierung der

Arbeit und der sozialen Sicherung, Frankfurt/New York, 1985 S. 367-404

Rolf Rosenbrock: Prävention arbeitsbedingter Erkrankungen durch Betriebskrankenkassen - Möglichkeiten und Grenzen einer strategischen Neuorientierung, in: Die Betriebskrankenkasse, Heft 8 (1985)

Projekt Betriebskrankenkassen und Prävention, Zusammenfassung des Ergebnisbericht (Redaktion: Rolf Rosenbrock), IVIG/dp 85-203, Berlin 1985

Rolf Neuhaus

Mobilisierung zur Gesundheit und ökonomische Anreize für Prävention

Ein Konzept, seine Kritik und Weiterentwicklung

1979 legte die Gesellschaft für Sozialen Fortschritt ein im Auftrag des Bundesministeriums für Arbeit und Sozialordnung erstelltes Gutachten über "Die Rolle der Krankenversicherung in der präventiven Gesundheitspolitik" vor[1]. Neben einer kurzen Bestandsaufnahme der Kassenaktivitäten im Gesundheitsschutzbereich enthielt das Gutachten eine Reihe von Vorschlägen, die auf Sachverständigenäußerungen und einer Umfrage bei Bundesverbänden der Krankenkassen aufbauten und zum Teil über diese Stellungnahmen hinausgingen, um Möglichkeiten für eine Intensivierung der Prävention im Rahmen der Gesetzlichen Krankenversicherung (GKV) aufzuzeigen. Der grundlegende, gar nicht einmal neue und inzwischen häufig reproduzierte Gedankengang des Gutachtens war in Kürze folgender: Prävention darf sich nicht auf die Beeinflussung des gesundheitlichen Lebensstils beschränken, muß vielmehr das Gesundheitsverhalten mit dem materiellen und sozialen Kontext, in dem es entsteht und sich manifestiert, verknüpfen. Die strukturellen Bedingungen von Gesundheit sind von größerer Bedeutung als der individuelle Verhaltensspielraum, weil sie sowohl direkt als Gesundheitsgefährdung wie auch indirekt über Verhaltensprägung auf die Gesundheit einwirken. Eine Beeinflussung der gesundheitlichen Lebensverhältnisse der Versicherten führt aber nicht automatisch auch zu einer Veränderung gesundheitlicher Lebensgewohnheiten. Diese ist jedoch eher zu erwarten, wenn die Versicherten selbst aktiv an der Reduktion gesundheitlicher Belastungen und Gefährdungen mitwirken. Dazu - so wurde unterstellt - können die Krankenkassen die Versicherten mobilisieren, denn: Sie umfassen mehr als 90 Prozent der Bevölkerung, sind selbstverwaltet und im Vergleich zu anderen Sozialversicherungsinstitutionen - etwa den Rentenversicherungsträgern - orts-, betriebs- und versichertennah organisiert, infolge gesetzlicher und selbstverwalterischer Weichenstellungen orientieren sie sich verstärkt in Richtung Gesundheitssicherung, und nicht zuletzt haben sie einen Großteil der Kosten fehlender Prävention zu tragen.

Von den Vorschlägen des Gutachtens seien kurz die wichtigsten genannt: Die Kassen werten das ihnen zur Verfügung stehende Datenmaterial aus, um Informationen darüber zu gewinnen, welche Gesundheitsstörungen in welchen Personengruppen mit welchen sozialen Verhältnissen typischerweise auftreten. Damit ergeben sich Ansatzpunkte für Präventionsmaßnahmen. Dieser Schritt ist bereits von mehreren Kassen und auch vom Bundesverband der Betriebskrankenkassen getan worden. Um das durch Datenanalyse gewonnene Bild über mögliche Ansatzpunkte für Prävention zu vervollständigen, vor allem aber um den angestrebten Mobilisierungseffekt zu erzielen, nehmen Kassenmitarbeiter Kontakt zu solchen Personengruppen auf, die in ihrer besonderen sozialen Lage als gesundheitsgefährdet gelten müssen. Die Mitarbeiter der Kassen schlagen ihnen vor, sich mit organisatorischer und fachlicher Unterstützung der Kassen in Gesprächsgruppen zu organisieren, die sich je nach besonderer sozialer Situation auf bestimmte präventionsrelevante Themen aus den Bereichen Arbeit, Umwelt, Wohnen, Verkehr, Ernährung usw. spezialisieren können[2]. Dieser Vorschlag hat im Forschungsvorhaben "Krankheitsartenanalyse" des Bundesverbandes der Betriebskrankenkassen positive Resonanz gefunden, indem dort für den betrieblichen Bereich die Bildung von Arbeitsgruppen zu gesundheitlichen Belastungen in der Arbeitswelt als eine Möglichkeit zur Intensivierung des betrieblichen Gesundheitsschutzes durch Nutzung des Umsetzungspotentials der Betroffenen genannt worden ist[3]. Das Gutachten der Gesellschaft für Sozialen Fortschritt plädierte des weiteren dafür, daß zwischen solchen Gruppen ein kontinuierlicher Informations- und Erfahrungsaustausch auf örtlicher und überörtlicher Ebene stattfinden, außerdem auf Kassenebene Arbeitsgemeinschaften für Prävention gebildet werden sollten.

Die Kritik, die gegen das Gutachten vorgebracht worden ist, war insofern durchaus verständlich, als in ihm manches, insbesondere manche konkreten Vorstellungen utopisch, realitätsfern anmuteten. Dies spricht jedoch nicht gegen die Vorschläge an sich, es kann auch gegen die Realität sprechen. Mittlerweile - das wird noch deutlicher werden - beginnen die Kritiker die Realität im Sinne des Gutachtens zu verändern. Soweit die Kritiker angesichts der im Gutachten enthaltenen Vorschläge einen Krankenkassen-Überwachungsstaat, eine "Totalkontrolle" der Versicherten durch die Krankenkassen-Bürokratie erblicken zu müssen glaubten, so haben sie die grundlegende Intention des Gutachtens gründlich verkannt[4]. Zuzugeben ist allerdings, daß z.B. der Vorschlag, Kassenmitarbeiter sollten sich im sozialen Umfeld der Versicherten bewegen, um gesundheitliche Probleme zu erkennen und die Versicherten zur Selbsthilfe in Gruppen zu motivieren, auch in Richtung Kontrolle mißdeutet werden konnte. Das Gutachten sollte jedoch Anspruch darauf erheben können, daß seine Einzelvorschläge im Zusammenhang seiner Intention gesehen werden.

Zu dem insbesondere von ärztlicher Seite erhobenen Vorwurf, in dem Gutachten sei ein schreckenerregendes Szenario einer alle gesundheitsrelevanten Lebensbereiche mitgestaltenden Krankenversicherung entworfen worden, ist entlastend auf den Vorsitzenden des Verbandes der niedergelassenen Ärzte (NAV), Erwin Hirschmann, zu verweisen, der eine erheblich verstärkte Einflußnahme auf Arbeitswelt, Umwelt, Wohnungsbau, Verkehrsplanung usw. in präventiver Absicht für erforderlich hält[5]. Allerdings möchte er diese Aufgaben wie auch z.B. die Beratung von Selbsthilfegruppen nicht durch die Krankenkassen, sondern durch Ärzte erfüllt sehen. Angesichts des für die nächsten Jahre zu erwartenden rasanten Anstiegs der Anzahl der Ärzte meint Hirschmann: "Mit Sicherheit wird wohlverstandenen Interessen unserer Bevölkerung am besten entsprochen, wenn die Prävention federführend in der Hand des Arztes in freier Praxis liegt und nicht etwa von staatlichen oder halbstaatlichen Organisationen usurpiert wird. Käme es soweit, ginge dem niedergelassenen Arzt ein wesentlicher Bereich zukünftiger gesundheitlicher Betreuung unserer Bürger verloren"[6]. Im Interesse der Versicherten wird Prävention ärztlicherseits also durchaus für sinnvoll und notwendig gehalten, aber nur, wenn sie von Ärzten dominiert, nicht jedoch, wenn sie von den Organisationen der Versicherten praktiziert wird. Ein Gutteil der Kritik gegen das Gutachten der Gesellschaft für Sozialen Fortschritt dürfte solchen standespolitischen Interessen geschuldet gewesen sein. Sie richtete sich nicht gegen Prävention, sondern gegen die Krankenkassen als Träger von Prävention. Wie der Kampf der ärztlichen Standesorganisationen um die freie Arztwahl als Forderung nach allgemeiner Zulassung der Ärzte zur Kassenpraxis gegen Ende des 19. und Anfang des 20. Jahrhunderts darauf zielte, die "Überfüllung" des ärztlichen Standes abzubauen[7], so kann auch die Aneignung der Prävention durch die Ärzteschaft heute als ärztliche Arbeitsmarktstrategie begriffen werden.

Inzwischen veranstaltet der NAV "Präventionsseminare" zur Vorbereitung von Ärzten und Arzthelferinnen auf die Leitung von Diskussionsgruppen in der ärztlichen Praxis, in denen präventionsrelevante Themen wie Umwelt und Gesundheit, Arbeitswelt, Ernährung usw. mit den Patienten besprochen werden sollen[8]. Unter Federführung des Hartmannbundes ist die "Deutsche Gesellschaft für Präventivmedizin" gegründet worden, die insbesondere die Aus-, Weiter- und Fortbildung von Ärzten und medizinischen Hilfsberufen auf dem Gebiet der Prävention fördern will[9]. Daß die individuelle Gesundheitsberatung als abrechnungsfähige ärztliche Leistung mittlerweile in den Leistungskatalog einer Reihe von Krankenkassen aufgenommen worden ist, dürfte bekannt sein[10]. Der NAV und der "Verband Bildung und Erziehung" haben sich zur "Aktion Schule und Gesundheit - Ärzte und Lehrer für Prävention" zusammengefunden, die Verbindungen zwischen lokalen Schulkollegien und ortsansässigen Ärzten aufbauen will, um - so die "Ärzte-Zeitung" - "praxisnahe 'Keimzellen'" der Gesundheitserziehung zu bilden[11]. Dies alles kann man als durchaus lobenswerte Ansätze zur Intensivierung der Prävention begrüßen; man wird es jedoch nicht als fair bezeichnen können, wenn in dem Moment, in dem die Krankenkassen ein gleiches tun, dies ärztlicherseits als Bevormundung, Indoktrination, Totalkontrolle und dergleichen mehr qualifiziert wird.

Es soll nun eine Frage angeschnitten werden, deren Nichtbehandlung in dem Gutachten keine Kritik hervorgerufen hat, in der gleichwohl eine Möglichkeit zur Ergänzung des Konzepts wie auch zu einer ansatzweisen Überwindung der Entkoppelung von Arbeitswelt und Krankenversicherung gesehen werden könnte. Es handelt sich um die Frage nach finanziellen Anreizen für Prävention, wobei hier eine Beschränkung auf die Arbeitswelt als wichtigen, wenn nicht zentralen Verursachungsbereich von Erkrankungen erfolgen soll. Nach der bekannten empirischen Untersuchung des Wissenschaftszentrums Berlin über die Praxis des Arbeitsschutzes konzentriert sich dieser auf die Vermeidung von Arbeitsunfällen und Berufskrankheiten; Möglichkeiten zur Verhütung der sog. arbeitsbedingten Erkrankungen bleiben weitgehend ungenutzt[12]. Man mag geteilter Meinung darüber sein, ob dieses Phänomen auf die Finanzierung der für Arbeitsunfälle und Berufskrankheiten zuständigen Unfallversicherung allein durch die Arbeitgeber und auf die Staffelung der Beiträge nach Gefahrenklassen zurückgeführt werden kann, während die Folgekosten von Gesundheitsrisiken, die sich in arbeitsbedingten Erkrankungen niederschlagen, auf die gleichermaßen durch Beiträge der Arbeitnehmer und Arbeitgeber finanzierte Krankenversicherung abgewälzt werden können. Jedenfalls hat der Umstand, daß der Schutz vor Arbeitsunfällen und Berufskrankheiten effektiv, zumindest effektiver ist als der Schutz vor arbeitsbedingten Erkrankungen, Anlaß zu der Überlegung gegeben, das ansatzweise in der Gesetzlichen Unfallversicherung und auch im Umweltschutz mit der Abwasserabgabe angewandte Verursacherprinzip auf die GKV zu übertragen und die Arbeitgeberbeiträge zur Krankenversicherung in der Absicht umzugestalten, präventive Effekte zu erzielen.

Dabei besteht zunächst das technische Problem der Ursachenerfassung, -zurechnung und -bewertung[13]. Da es bei den meisten als arbeitsbedingt geltenden Erkrankungen zur Zeit nicht möglich ist, die zugrundeliegenden Ursachen und die Ursache-Wirkungs-Beziehungen eindeutig nachzuweisen, die Intensität der jeweiligen Teilursachen zu bewerten und ihre Kostenwirkung abzuschätzen, dürfte eine Umgestaltung der Arbeitgeberbeiträge zur Krankenversicherung nach dem Ausmaß der Krankheitsverursachung ebenfalls unmöglich sein. Huppertz hat deshalb vorgeschlagen, anstelle des Verursacherprinzips das "Risikoerzeugerprinzip" zu favorisieren[14], nach dem die Beitragsbemessung nicht an Krankheitsursachen, sondern an Krankheitsrisiken gekoppelt wird. Die Erfassung und Bewertung von gesundheitlichen Risikofaktoren im Unternehmen, im Betrieb oder am Arbeitsplatz dürfte ungleich einfacher sein, gibt jedoch ebenfalls manche Schwierigkeiten auf, denkt man z.B. an psychomentale Belastungsfaktoren. Kirchberger hat dafür plädiert, sich durch solche Schwierigkeiten nicht schrecken zu lassen, sie vielmehr durch Schätzungen und Annahmen zu überbrücken, eine Rangordnung der Arbeitsplätze nach heute bereits zur Verfügung stehenden Kriterien der Gesundheitsbelastung aufzustellen, diese Aufgabe dem Öffentlichen Gesundheitsdienst zu übertragen und die Beiträge der Arbeitgeber innerhalb der einzelnen Wirtschaftszweige bei unveränderter Bemessung des gesamten Beitragsaufkommens der Arbeitgeber nach der erstellten Rangordnung der Arbeitsplätze zu staffeln[15]. Andere Autoren wie auch der Deutsche Gewerkschaftsbund halten es für praktikabler, daß Berufskrankheitenrecht zu erweitern und die Zuständigkeit der Unfallversicherungsträger auf alle arbeitsbedingten Erkrankungen zu erstrecken[16].

Wenn auch die Unfallversicherungsträger zur Erfassung gesundheitlicher Risiken in der Arbeitswelt eher als der Öffentliche Gesundheitsdienst und zur Verhütung arbeitsbedingter Erkrankungen eher als die Mehrzahl der Krankenversicherungsträger geeignet erscheinen, so bietet sich den Krankenkassen gleichwohl eine Möglichkeit, auch ihrerseits zur Intensivierung der Prävention in der Arbeitswelt mit Hilfe ökonomischer Anreize beizutragen. Und hierzu bräuchte kein neues Recht geschaffen, vielmehr "bloß" das geltende Recht angewendet zu werden. Nach § 384 Abs. 1 RVO kann die Satzung einer Krankenkasse die Höhe der Beiträge nach Erwerbszweigen und Berufsarten der Versicherten abstufen und eine höhere Bemessung der Beitragsteile des Arbeitgebers für einzelne Betriebe zulassen, soweit die Erkrankungsgefahr erheblich höher ist; nach Abs. 3 bedürfen Festsetzungen dieser Art der Zustimmung der Aufsichtsbehörden. Zum besseren Verständnis dieser Bestimmung ist ein Blick in die Gesetzesgeschichte nützlich.

Die Regelkasse des Krankenversicherungsgesetzes (KVG) von 1883 war die besondere Ortskrankenkasse, die für die in einem Gewerbszweig oder einer Betriebsart beschäftigten Personen errichtet wurde, weil hier ein gleichartiges Krankheitsrisiko vorlag[17]. Daneben war die Errichtung gemeinsamer oder allgemeiner Ortskrankenkassen für mehrere Erwerbszweige oder Betriebsarten nur unter bestimmten Bedingungen zulässig. Wenn in einem Betrieb eine besondere Krankheitsgefahr bestand, so konnte der Unternehmer zur Errichtung einer Betriebskrankenkasse angehalten werden. Der Unternehmer sollte also veranlaßt werden können, das erhöhte Krankheitsrisiko in seinem Betrieb nicht auf die Ortskrankenkasse abzuwälzen, sondern durch eine eigene Kasse abdecken zu lassen. Mit der Novelle zum KVG von 1892 wurde nun bestimmt, daß Ortskrankenkassen, die für verschiedene Erwerbszweige oder Betriebsarten errichtet waren, die Höhe der Beiträge für die einzelnen Erwerbszweige und Betriebsarten verschieden bemessen konnten, wenn und soweit die Verschiedenheit der Gewerbszweige und Betriebsarten eine erhebliche Verschiedenheit der Erkrankungsgefahr bedingte (§ 22 Abs. 3 KVG). Diese Bestimmung, die im Reichstag in dritter Lesung beantragt und ohne Diskussion angenommen wurde[18], entspricht dem ersten Teil des heutigen § 384 Abs. 1 RVO und galt auch für Bau- und Innungskrankenkassen sowie für Betriebskrankenkassen, die mehrere Betriebe umfaßten. Mit diesem § 22 Abs. 3 KVG wurde den Krankenkassen also die Einführung von Gefahrenklassen ermöglicht[19].

Der Entwurf einer RVO von 1910 sah in § 414 Abs. 1 die Übernahme des § 22 Abs. 3 KVG dergestalt vor, daß die Satzung der Krankenkasse die Höhe der Beiträge nach Erwerbszweigen und Berufsarten der Versicherten abstufen und eine höhere Bemessung für einzelne Betriebe zulassen konnte, soweit die Erkrankungsgefahr erheblich höher war[20]. Hinzutreten sollte also die Höherbemessung der Beiträge für Arbeitgeber und Versicherte einzelner Betriebe, die damit begründet wurde, daß der Entwurf die Möglichkeit zwangsweiser Errichtung von Betriebskrankenkassen für Betriebe mit höherem Krankheitsrisiko beseitigte. Hierfür sollte eine Ersatzvorschrift geschaffen werden, "um eine unbillige Belastung der weniger gefährdeten Betriebe zu vermeiden"[21].

Während der Beratung des Entwurfs in der 16. Reichstagskommission wurde nun der Antrag gestellt und angenommen, für Betriebe mit erhöhter Krankheitsgefahr nur eine Höherbemessung der Beitragsteile des Arbeitgebers vorzusehen[22]. Begründet wurde dieser Antrag u.a. damit, daß die von der Reichsregierung vorgesehene Fassung des § 414 Abs. 1 für die Arbeiter eine Verschlechterung des geltenden Rechts bedeute. Nach geltendem Recht mußten die Arbeiter bei einer zwangsweisen Betriebs-krankenkassengründung zwar auch einen Teil der durch das höhere Risiko bedingten höheren Beiträge zahlen, sie wurden aber andererseits dadurch entlastet, daß der Arbeitgeber die Verwaltungskosten der Betriebskran-kenkasse allein zu bestreiten hatte. Dieser Vorteil fiel bei der regie-rungsseitig vorgesehenen Regelung fort. Die Arbeiter von Betrieben mit höherem Krankheitsrisiko, auf die § 414 Abs. 1 Anwendung finden sollte, wären um den bisher in solchen Fällen ersparten Anteil an den Verwal-tungskosten zusätzlich belastet worden. Und da in solchen "gefährlichen Betrieben" häufig gering entlohnte Arbeiter beschäftigt wurden, wären gerade sie von der neuen Bestimmung besonders hart getroffen worden. Im übrigen entspreche es - so wurde argumentiert - der Billigkeit, wenn die Unternehmer gefährlicher Betriebe das erhöhte Risiko allein trügen, und dies sei gleichzeitig für sie ein Ansporn, ausreichende Vorkehrungen zum Schutze der Arbeiter gegen Erkrankungen zu treffen. Mit dem beantragten Zusatz wurde die Bestimmung als § 384 Abs. 1 RVO vom Reichstag verabschiedet und ist bis heute unverändert geblieben.

Die Entstehungsgeschichte des § 384 Abs. 1 RVO macht deutlich, daß diese Bestimmung zunächst ausschließlich, dann überwiegend dem Denken in Kategorien des Äquivalenzprinzips geschuldet war: Wer höhere Risiken aufwies, sollte auch höhere Beiträge zahlen. Die 1911 eingeführte Höherbemessung der Beitragsteile allein des Arbeitgebers, in der man eine frühe Anwendung des Verursacher- oder Risikoerzeugerprinzips sehen könnte, ging auf eine Argumentation zurück, welche vor allem die Anwendung einer rechtlichen und faktischen Schlechterstellung der betreffenden Arbeiter zum Ziel hatte und durch den Hinweis auf mögliche präventive Effekte nur vage untermauert wurde.

Von § 384 Abs. 1 RVO ist in der Praxis kaum Gebrauch gemacht worden[23]. Wolfgang Däubler führt dies darauf zurück, daß die Vorschrift eine Auslegung erhalten hat, nach der die Kasse vor das schwer zu lösende Problem gestellt ist, die Arbeitsbedingtheit bestimmter Erkran-kungshäufigkeiten nachzuweisen[24]. Nach der Rechtsprechung muß die erhöhte Erkrankungsgefahr nämlich auf sachliche Eigenheiten des Be-triebs, z.B. technische Eigenarten, besonders Gefährlichkeit, ungünstige örtliche Lage oder mangelhafte Betriebseinrichtungen zurückgeführt werden; sie gilt nicht dadurch als nachgewiesen, daß der Krankenstand in einem Betrieb den durchschnittlichen Krankenstand der Kasse übersteigt[25]. Die Lösung des technischen Problems, die erhöhte Erkrankungsgefahr auf sachliche Eigenheiten des Betriebs zurückzuführen, hält Däubler jedoch für nicht ausgeschlossen[26].

Eine Krankenkasse, die prüfen will, ob sie in präventiver Absicht § 384 Abs. 1 RVO eventuell anwenden und die Beitragsteile bestimmter Arbeitgeber höher bemessen sollte, kann durch Vergleich der Leistungsdaten von Versicherten in bestimmten Betrieben mit den Leistungsdaten aller Versicherten der gleichen Branche mittels Standardisierung den Nachweis führen, daß es an der Zusammensetzung der bei der Kasse versicherten Beschäftigten eines Betriebs nicht liegt, wenn diese Versicherten höhere Leistungswerte aufweisen als die Versicherten im Durchschnitt der Branche. Der Vergleich darf sich dabei nicht nur auf Arbeitsunfähigkeitsfälle und -tage beziehen, sondern muß sich auf eine Reihe weiterer wichtiger Leistungsindikatoren wie Anzahl der ambulanten Kontakte und Leistungen, Anzahl der Verordnungen von Arznei-, Heil- und Hilfsmitteln, Anzahl der Krankenhausaufenthalte und -tage, Höhe der Leistungsausgaben u.a.m. erstrecken. Zeigt sich dabei, daß die Versicherten aus dem einen Betrieb trotz gleicher Zusammensetzung nach Alter, Geschlecht usw. höhere Leistungswerte aufweisen als im Durchschnitt der Branche, dann ist zumindest die Vermutung gut begründet, daß die höheren Leistungswerte auf eine höhere Erkrankungsgefahr im Betrieb und diese wiederum auf sachliche Eigenarten des Betriebs zurückzuführen sind.

Die höheren Leistungswerte der Beschäftigten des Betriebs könnten allerdings auch auf ein intensiveres Leistungsangebot in der Region zurückgehen. Den Umfang dieser angebotsinduzierten Inanspruchnahme von Leistungen exakt zu bestimmen, ist nur unter sehr hohem methodischen Aufwand möglich. Dessen Quantifizierung wäre für eine einwandfreie Zurechnung erhöhter Leistungswerte auf sachliche Eigenheiten bestimmter Betriebe aber ebenso notwendig wie die Bestimmung des statistisch den Mitgliedern zugerechneten Leistungsumfangs, den die mitversicherten Familienangehörigen beanspruchen und der den Betrieben prima facie nicht angelastet werden kann. Wenngleich nicht auszuschließen ist, daß diese Zurechnungsprobleme durch weitere methodische Entwicklungen und Verfeinerungen gelöst werden können, so bleibt doch festzuhalten, daß es heute für eine Kasse nicht möglich ist, höhere Leistungswerte mit letzter Gewißheit auf die Arbeitsbedingungen in bestimmten Betrieben zurückzuführen. Allerdings ließe sich bei Anwendung des vorgeschlagenen Standardisierungsverfahrens die Plausibilität einer solchen Vermutung erhöhen. Das Verfahren würde es ebenfalls in höherem Maße als bisher ermöglichen, die Annahme einer auf sachlichen Eigenheiten des Betriebs beruhenden erhöhten Erkrankungsgefahr zu begründen.

Damit dürften die technischen Bedenken, die einer Anwendung von § 384 Abs. 1 RVO entgegenstehen, wenn auch nicht vollständig, so doch teilweise ausgeräumt sein. Auch das Argument, in den paritätisch zusammengesetzten Selbstverwaltungsorganen der Krankenversicherung seien Mehrheiten für Satzungsänderungen im Sinne des § 384, Abs. 1 RVO und für Beschlüsse über seine Anwendung nicht zu erreichen, kann entkräftet werden. Vertreter der Versicherten wie der Arbeitgeber haben ein Interesse daran, daß Betriebe, welche die Kasse infolge erhöhter Erkrankungsgefahren für die Versicherten stark belasten, diese Belastungen reduzieren. Dafür, daß die Parität in der Selbstverwaltung kein unüberwindliches Hindernis für die Anwendung des § 384 Abs. 1 RVO sein muß, bietet die Tarifvertragsgeschichte einen überzeugenden Hinweis: Die paritätische Regelung der Arbeitsbedingungen mit den Gewerkschaften war für die Arbeitgeber in vielen Fällen auch deswegen von Interesse, weil der Tarifvertrag u.a. ein Instrument zur Ausschaltung der sog. Schmutzkonkurrenz darstellte.

Ein entscheidender Grund dafür, daß die Krankenkassen eine Möglichkeit zur Prävention nicht nutzen, die ihnen der Gesetzgeber geboten hat, wird häufig im ebenfalls vom Gesetzgeber ermöglichten Wettbewerb zwischen den Kassenarten gesehen. Eine Ortskrankenkasse z.B., die § 384 Abs. 1 RVO anwenden wollte, würde - so wird befürchtet - das Risiko von Betriebskrankenkassengründungen und/oder der Abwanderung vor allem von Angestellten und freiwillig Versicherten eingehen. Dem kann entgegengehalten werden, daß im Einzelfall erst noch geprüft werden müßte, wie hoch dieses Risiko von der Versicherten- und Betriebsstruktur der jeweiligen Kasse her tatsächlich wäre. Sodann ist festzustellen, daß eine Erhöhung der Beitragsteile des Arbeitgebers einen materiellen Grund für eine Abwanderung von Angestellten und freiwillig Versicherten nicht darstellt. Im Gegenteil würde sich eine Erhöhung der Beitragsteile bestimmter Arbeitgeber für die Mitglieder in der Tendenz finanziell vorteilhaft auswirken, da - bei gleichem Ausgabenvolumen - das Beitragsaufkommen der Mitglieder vermindert werden könnte, wenn das der Arbeitgeber erhöht wird.

Die "Gefahr" von Betriebskrankenkassengründungen kann als relativ gering eingeschätzt werden. Eine Betriebskrankenkassengründung ist rechtlich an eine Reihe von Bedingungen geknüpft: So müssen in dem Betrieb regelmäßig mindestens 450 Versicherungspflichtige beschäftigt sein, die Mehrheit der volljährigen Arbeitnehmer muß der Gründung zustimmen, die Betriebskrankenkasse darf den Bestand oder die Leistungsfähigkeit vorhandener Allgemeiner Ortskrankenkassen nicht gefährden, und ihre

Leistungsfähigkeit muß auf die Dauer gesichert sein. Die Gründung einer Betriebskrankenkasse ist für Arbeitgeber und Arbeitnehmer vor allem dann von Vorteil, wenn zu erwarten steht, daß der Beitragssatz der Betriebskrankenasse unter dem der Ortskrankenkasse liegt. Bei denjenigen Betrieben, für welche die Beitragteile der Arbeitgeber gemäß § 384 Abs. 1 RVO erhöht werden könnten, wären die Beitragssätze der Betriebskrankenkassen aufgrund der erhöhten Erkrankungsgefahren in den Betrieben jedoch relativ hoch. Dies würde von den Arbeitgebern, die außerdem die Verwaltungskosten der Betriebskrankenkassen voll zu tragen hätten, ebenso erwogen werden wie von den abstimmungsberechtigten Arbeitnehmern. In der Kasse aber, die § 384 Abs. 1 RVO anwendete, würde der Beitragssatz - ceteris paribus - tendenziell sinken, und dies würde von den Arbeitgebern, die an eine Betriebskrankenkassengründung dächten, ebenso wie von den Arbeitnehmern antizipiert werden.

Die Befürchtung, eine Anwendung des § 384 Abs. 1 RVO durch eine oder mehrere Kassen könnte dem Image der Kassen und der ganzen Kassenart als dienstleistender Partner der Arbeitgeber und Versicherten schaden und dadurch zu Wettbewerbsnachteilen führen, ist zwar weniger leicht von der Hand zu weisen als die Befürchtung, Wettbewerbsnachteile würden durch materielle Nachteile für Arbeitgeber und Arbeitnehmer hervorgerufen, sie stellt jedoch ebenfalls kein durchschlagendes Argument dar. Immerhin könnte man die Anwendung des § 384 Abs. 1 RVO und die damit verbundenen, vorausgehenden und begleitenden Informations- und Beratungsleistungen der Kasse ebenso als Beitrag zur Gesunderhaltung der versicherten Arbeitnehmer und als Serviceleistung für die Arbeitgeber begreifen wie die Ernährungsberatung für Werkskantinen.

Ob aber der Zweck, der mit der Anwendung von § 384 Abs. 1 RVO erreicht werden soll, auch tatsächlich erreicht werden kann, ob der Paragraph tatsächlich eine "sehr effektive Möglichkeit ... zur Verhütung arbeitsbedingter Erkrankungen" darstellt[27], erscheint sehr fraglich. Denn Präventionsmaßnahmen dürften von den Betrieben nur dann ergriffen werden, wenn deren Kosten niedriger sind als die zusätzliche Beitragsbelastung bzw. deren nicht z.B. über die Preise abwälzbarer Teil. Außer zu einer Abwälzung der höheren Beitragsbelastung z.B. auf Verbraucher könnte die Anwendung des § 384 Abs. 1 RVO auch zu einer verstärkten betrieblichen Personalselektion führen. Um eine höhere Beitragsbelastung zu vermeiden oder um eine solche wieder rückgängig zu machen, böte es sich für einen Arbeitgeber an, die Anzahl derjenigen Arbeitnehmer niedrig zu halten oder zu verringern, die hohe Arbeitsunfähigkeitswerte, insbesondere lange Arbeitsunfähigkeitsperioden aufweisen oder erwarten lassen. Dies träfe insbesondere ältere Arbeitnehmer. Die mit der Anwendung des Paragraphen verfolgte präventive Absicht wäre konterkariert, der beabsichtigte Effekt würde nicht eintreten. Von daher ist § 384 Abs. 1 RVO, der auch in seiner langen Geschichte hauptsächlich als Instrument zur risikogerechten Beitragsgestaltung gedacht war, als Präventionsinstrument nicht zu empfehlen.

Gleichwohl können die Kassen ihre Leistungsdaten betriebsbezogen auswerten und sich in der Absicht an bestimmte Betriebe wenden, diese hinsichtlich "erhöhter Erkrankungsgefahren" zu informieren und zu beraten[28]. Wenngleich dabei ein Rekurs auf die in § 384 Abs. 1 RVO gebotene Sanktionsmöglichkeit füglich zu unterlassen sein wird, so bietet der Paragraph doch eine Aktivlegitimation für eine solche Information und Beratung. Denn wenn die Kasse berechtigt ist, die Beitragsteile des Arbeitgebers wegen erhöhter Erkrankungsgefahren im Betrieb zu erhöhen, "so muß sie auch berechtigt sein, den ... Betrieb über Zahl und Art arbeitsbedingter Erkrankungen zu informieren und Maßnahmen der Prävention anzuregen"[29].

Anmerkungen

1) Vgl. Gesellschaft für Sozialen Fortschritt: Die Rolle der Krankenversicherung in der präventiven Gesundheitspolitik, Bonn 1979; Zusammenfassung bei Rolf Neuhaus: Krankenversicherung und Gesundheitssicherung. Die Rolle der Krankenkassen in der Prävention, in: Die Krankenversicherung 5/1979, S. 116-126.

2) Zu diesem Gruppenkonzept vgl. Hans Sendler: Gesundheitliche Prävention im Spannungsfeld zwischen Individuum und Gesellschaft. Ein Beitrag zur Methodik der Gesundheitsvorsorge, in: Sozialer Fortschritt 6/1982, S. 121-126.

3) Vgl. Arno Georg/Rolf Stuppardt/Erika Zoike: Krankheit und arbeitsbedingte Belastungen, Bd. 3, Essen 1982, S. 27ff.

4) Zu dem Vorwurf, es sei beabsichtigt gewesen, das Gesundheitsverhalten der Versicherten einer Kontrolle durch die Krankenkassen zu unterwerfen, vgl. Rolf Neuhaus: Kontrolle des Gesundheitsverhaltens durch Krankenkassen?. In: Sozialer Fortschritt 7-.8/1981, S. 154-157.

5) So Hirschmann auf der Bundeshauptversammlung des NAV Mitte November 1984 - vgl. z.B. den Bericht in der Ärzte-Zeitung v. 19.11.1984.

6) Erwin Hirschmann: Vernachlässigte Prävention, in: Der Kassenarzt v. 14.11.1984, S. 13.

7) Vgl. Claudia Huerkamp/Reinhard Spree: Arbeitsmarktstrategien der deutschen Ärzte im späten 19. und frühen 20. Jahrhundert, in: Toni

Pierenkemper/Richard Tilly (Hrsg.): Historische Arbeitsmarktforschung, Göttingen 1982, S. 77-116, hier S. 93-103.

8) Vgl. der niedergelassene arzt v. 7.9.1984; Ärzte-Zeitung v. 27.11.1984 v. 24.1.1985.

9) Vgl. Ärzte-Zeitung v. 29.1.1985.

10) Vgl. hierzu Rolf Neuhaus: Gesundheitsberatung "auf Krankenschein"? Zur Einführung einer neuen ärztlichen Leistung in die Gesetzliche Krankenversicherung, in: Sozialer Fortschritt 2/1984, S. 39-42.

11) Vgl. Ärzte-Zeitung v. 23.1.1985

12) Vgl. Friedrich Hauss/Hagen Kühn/Rolf Rosenbrock: Gesundheitspolitik im Betrieb. Ergebnisse einer empirischen Untersuchung zur Praxis des Arbeitsschutzes, in: WSI-Mitteilungen 10/1980, S. 570-581, hier S. 572; dies.: Betrieblicher Arbeitsschutz als gesundheitliche Strategie? Ergebnisse und Schlußfolgerungen aus einer empirischen Untersuchung, in: Sozialpolitik und Produktionsprozeß. Beiträge praxisorientierter Forschung für eine präventive, arbeitsprozeßbezogene Sozialpolitik, WSI-Studie Nr. 40, Köln 1981, S. 83-116, hier S. 85.

13) Vgl. Paul-Helmut Huppertz: Das Verursacherprinzip als Finanzierungsregel im Gesundheitswesen?; in: WSI-Mitteilungen 10/1979, S. 574-580, hier S. 577.

14) Vgl. ebd., S. 579.

15) Vgl. Stefan Kirchberger: Prävention als Aufgabe der Gesundheitspolitik - Überlegungen zur Umgestaltung der Arbeitgeberbeiträge in der gesetzlichen Krankenversicherung, in: Politische Wissenschaft und politische Praxis, hrsg. v. Udo Bermbach, Sonderheft 9 der Politischen Vierteljahresschrift, Opladen 1978, S. 220-235, hier S. 229ff.

16) Vgl. zuletzt Joachim Müller: GKV-Finanzierung über Zwecksteuern?, in: Medizin Mensch Gesellschaft 4/1984, S. 260-265, hier S. 264; vgl. auch: Sozialpolitisches Programm des DGB, Köln o.J. (1980), S. 20.

17) Vgl. Florian Tennstedt: Vom Proleten zum Industriearbeiter. Arbeiterbewegung und Sozialpolitik in Deutschland 1800 bis 1914, Köln 1983, S. 454.

18) Vgl. Antrag Dr. Gutfleisch u. Gen. in: Stenographische Berichte über die Verhandlungen des Deutschen Reichtags Bd. 125, S. 3774; zur Abstimmung vgl. Bd. 120, S. 4766.

19) Vgl. F. Hoffmann: Krankenversicherungsgesetz, 6. Aufl., Berlin 1908, S. 87.

20) Vgl. Sten.Ber.RT Bd. 274, S. 73.

21) Ebd., S. 222.

22) Vgl. Sten.Ber.RT Bd. 279, S. 4702f.

23) Vgl. Kurt Brackmann: Handbuch der Sozialversicherung, Bd. II, S. 364c.

24) Vgl. Wolfgang Däubler: Präventiver Gesundheitsschutz durch gesetzliche Krankenkassen - rechtliche Rahmenbedingungen, in: Zeitschrift für Sozialreform 5/1984, S. 268-284, u. 6/1984, S. 340-354, hier S. 352.

25) Vgl. Brackmann, Handbuch der Sozialversicherung, Bd. II, S. 364c.

26) Vgl. Däubler, Präventiver Gesundheitsschutz, S. 352.

27) Rainer Müller u.a.: Verlauf und Verteilung von Arbeitsunfähigkeit aus Krankheitsgründen, Bremen 1983, S. 66.

28) Vgl. Dagmar Bürkardt/Rolf Neuhaus: Krankenkasse und arbeitswelt-bezogene Gesundheitsvorsorge - Ein Informations- und Kooperations-modell, in: Gesundheitsrisiko Arbeitswelt. Aufgaben und Chancen einer arbeitsweltbezogenen Gesundheitsvorsorge, Loccomer Protokolle 10/83, Loccum 1983, S. 215ff.

29) Müller u.a., Verlauf und Verteilung von Arbeitsunfähigkeit, S. 66.

Bernard Braun

Selbstverwaltung und Selbstverwalter als Präventionsanwälte?
- Probleme und Perspektiven -

Viele Einschätzungen über die tatsächliche und erst recht über die mögliche Rolle der Selbstverwaltung (SV) der GKV bei der Revitalisierung bzw. Re-Politisierung dieser Institution leiden daran, daß sie die Funktionsdefizite wie auch die Aktivierungspotentiale der SV nicht ausreichend in den sozialen Kontext dieses Systems und seiner Akteure eingebunden sehen. Im Anschluß an die Referate von Chr. v. Ferber, E. Standfest und R. Rosenbrock (alle in diesem Band) sowie auch an die von A. Holler und B. Badura in der Diskussion gegebenen Analysen und Einschätzungen soll im folgenden zwei Fragen nachgegangen werden:

1. Welche wesentlichen Faktoren bewirken die vielfältig analysierten Funktionsmängel und Defizite in der Politikverarbeitung durch die SV? Die Beantwortung dieser Frage beinhaltet eine kritische Auseinandersetzung mit Erklärungsansätzen, die die SV quasi unabänderlich zu Immobilismus und Versteinerung verurteilt sehen.
2. Welche Möglichkeiten ergeben sich - unter gegebenen Bedingungen - trotzdem für Schritte in eine Richtung, in der die Revitalisierung der SV auch als Präventionsanwalt für die Versicherten denkbar erscheint? Die eingangs reklamierte Berücksichtigung des sozialen Kontext spitzt sich für die Beantwortung dieser Frage auf die Chancen der Koalitionsbildung zwischen SV bzw. Gruppen von Selbstverwaltern und Akteuren aus ihrem Umfeld zu.

Aus der - in der gebotenen Kürze nur kursorischen - Beantwortung ergeben sich (3.) einige grobe Richtungsangaben über mögliche Wege der Aktivierung der SV, auch für Ziele der Prävention.

ad 1. Gegen die Funktionsfähigkeit der SV im allgemeinen und damit auch ihre Fähigkeit zur Wahrnehmung einer Rolle als Präventionsanwalt, werden u.a. vier allgemeine strukturelle Probleme angeführt, welche zum Immobilismus der SV führen sollen (vgl. Braun/Reiners/Teske 1984).

Als **erstes** Hindernis für eine effektive Selbstverwaltungsarbeit wird die gegliederte Struktur der Sozialversicherung angesehen. Dies betrifft nicht nur die mangelhafte Abstimmung von Funktionen der einzelnen Sozialversicherungsträger (etwa bei der Prävention in der Arbeitswelt zwischen Unfall- und Krankenversicherung), sondern im Bereich der GKV auch die Konkurrenz der einzelnen Kassenarten untereinander.

Zum zweiten wird der durch die staatliche Gesetzgebung eingeengte Selbstverwaltungsspielraum der Kassen beklagt, durch den sich die GKV tendenziell zum "Vollzugsträger staatlicher Gesundheits- und Sozialpolitik" (Mayntz/Derliem 1979, S. 82) entwickelt habe. Die Selbstverwaltung drohe funktionslos zu werden, und als Aufgabe bleibe "im wesentlichen die Selbstdarstellung des Versicherungsträgers" (SOZIALENQUETE 1966, S. 105). Die Beschränkung der Selbstverwaltung durch staatliche Organe sei "aus der Sicht der Selbstverwaltung des zentrale Defizit" (WSI 1977, S. 7).

Aber auch bei "weniger Staat" bleibt noch ein **drittes** Hindernis auf dem Weg zur "Versichertendemokratie": die halbparitätische Besetzung der Selbstverwaltungsorgane durch Arbeitgeber- und Versichertenvertreter. Dadurch sei ein Kompromißzwang entstanden, der Initiativen etwa in der betrieblichen Prävention bereits im Vorfeld abblockt, da die notwendigen Mehrheiten in den Gremien nicht erreichbar erscheinen. Es wird eine "Entpolitisierung" konstatiert, die "bedeutet, daß in der Selbstverwaltung nur das 'geht', was als kleinster gemeinsamer Nenner der Sozialpartner gelten kann" (WSI 1977, S. 124).

Viertens sei die Überlegung der Experten, vor allem der Kassenbürokratie bei der Informationsbeschaffung und -verarbeitung, ein wichtiges Hemmnis auf dem Wege zu einer Selbstverwaltung, die ihren Namen auch wirklich verdiene. Dabei umfaßt Überlegenheit u.a. auch die Bereitschaft und Fähigkeit, bürokratische Eigeninteressen z.B. in Form von differenzierten Marketingkonzepten zu formulieren und schwerpunktmäßig durchzusetzen. Zur Zeit sei es so, "daß die Durchsetzungsfähigkeit der Selbstverwaltung in starkem Maße von der wesentlich informellen Kooperation mit der Geschäftsführung abhängt" (Göckenjahn 1980, S. 175), wo doch eigentlich die Selbstverwaltung das Sagen haben müßte.

Zu diesen strukturellen Problemen der SV kommen aber noch interne Restriktionen der SV bzw. Barrieren im Einstellungs- und Bewußtseinsbereich hinzu.

So ist der erforderliche Zeitaufwand in den letzten Jahren durch die zugespitzten wirtschaftlichen und sozialen Probleme enorm gewachsen. Das gleiche gilt aufgrund der immer komplexer werdenden Materie für die Qualifikationsanforderungen. Hinzu kommt, da die in der Selbstverwaltungsarbeit gesammelten Erfahrungen erhöhte Einsichtsfähigkeiten in die Notwendigkeit mit sich bringen, Initiativen zu ergreifen: kritischer zu werden, mehr zu kontrollieren und nachzuhaken. Aber dieser Anspruch kann sich auch lähmend auswirken, da die erforderliche Zeit zu seiner Verwirklichung oft nicht vorhanden ist, man sich auch nicht mit Halbheiten zufriedengeben will oder kann und sich daher der Lösungsmöglichkeit des Liegenlassens bedient. Zeitaufwand, Qualifikation und Motivation sind die drei in wechselseitiger Beziehung stehenden Parameter der praktischen Selbstverwaltungsarbeit.

Vor allem der Aspekt der ungenügenden Qualifikation, auch das Gefühl "allein gelassen" zu sein, ist in Erfahrungsberichten von SV-Mitgliedern häufig angesprochen worden. Zu beobachten ist dabei schon eine Unsicherheit darüber, was man überhaupt als Selbstverwalter wissen muß. Es fehlt damit eine wesentliche Voraussetzung für die Entwicklung eines Bewußtseins von der SV-Arbeit. In der Regel ist ein Ehrgeiz zu verspüren, der "bessere Sachbearbeiter" zu sein, womit man sich als Ehrenamtlicher natürlich auf ein Terrain begibt, auf dem die Experten von vornherein überlegen sind. Was vielen Selbstverwaltern - vor allem zu Beginn ihrer Tätigkeit - fehlt, ist das Bewußtsein davon, eine **gesundheits**politische Funktion auszuüben. Die Kehrseite dieses Defizits ist eine Fixierung auf Verwaltungskontrolle, was entweder zu besagter Überforderung an sich selbst, es der Verwaltung "zeigen" zu wollen, oder aber zu einer ausgeprägten Verwaltungsgläubigkeit führt. Die gewerkschaftlichen Schulungen in zentralen Lehrgängen haben erst in der letzten Zeit den Schwerpunkt auf die **gesundheits**politischen Funktionen der Selbstverwaltungsarbeit gelegt. Zuvor wurde die Verwaltungsgläubigkeit eher noch gefördert, indem man im wesentlichen unter Rechnungsführungsaspekten vermittelte, "wie man einen Wirtschafts- und Haushaltsplan der Kasse analysiert". Dies alles sind ungünstige Faktoren für eine Anwaltsrolle.

Zu diesen internen Defiziten der SV-Arbeit kommt hinzu, daß z.B. die Gewerkschaften nach wie vor Gesundheitspolitik nicht sehr zentral im Katalog ihrer Politikfelder angesiedelt haben. Weder programmatisch noch in der Detailunterstützung der SV durch Qualifikationsangebote etc. greift z.B. der DGB nennenswert kompensierend in dieses Defizit ein. Die Tatsache, daß der DGB sein Arbeitsprogramm für die Selbstverwaltung in der GKV (1980-86) in zentralen Lehrgängen nur ca. 80 - 100 SV-Mitgliedern pro Jahr vorstellen läßt, zeigt dies drastisch an. Zum Vergleich: es gibt ca. 12.000 Mitglieder/Versichertenvertreter in der SV der GKV.

Betrachtet man alle diese (und noch viele weitere) Faktoren, erscheint die Lage der SV als nahezu aussichtslos und Wiederbelebungsversuche scheinen zwecklos. Die Hervorhebung der SV als "Regieinstanz" für Prävention durch das WZB-Projekt erscheint unter diesem Gesichtswinkel ebenfalls illusionär. Diesen außerhalb von Festreden weitverbreiteten pessimistischen Einschätzungen stehen allerdings auch eine Reihe von positiven Faktoren und Überlegungen entgegen.

Es sind z.B. Zweifel an der Unüberwindbarkeit mancher struktureller Barrieren angebracht. Dies wird z.B. durch die vorhandenen innovativen Prozesse in Kassen deutlich, die eben nicht durch die Existenz der Parität schon im Ansatz abgeblockt wurden. So ist die Einführung sozialer Dienste in mehreren Kassen u.E. ein erster empirischer Hinweis darauf, daß die Überformungsprozesse innovativer Ziele durch die Organisationsprinzipien Bürokratisierung und Professionalisierung nicht linear und quasi notwendig erfolgen. Die sozialen Dienste verlangen in jeder Form "nach der bürokratisch strukturierten Verwaltung fremden Funktionsmodi, Rationalisierungskriterien und Organisationsformen" (Reidegeld 1980, S. 281) in der Sozialverwaltung. Der in einzelnen Kassen forcierte Aufbau von Gesundheitszentren und die Bestellung von Versichertenältesten sind weitere Indizien für offensichtlich mögliche Modifikationen angeblich starrer Regelungsstrukturen.

ad 2. Dennoch bleibt die Frage, auf welche Weise und mit welchen Inhalten die SV konkret eine Anwaltsrolle bzw. eine intermediäre Rolle einnehmen kann. Es ist offensichtlich, daß dies nur im Kontext des Umfeldes der SV in der GKV zu beantworten ist. Zu fragen ist also, welche präventionshemmenden und -fördernden Faktoren bei den "Klienten" der SV vorzufinden sind, welche die - um im Bild zu bleiben - Mandatsübernahme und -ausübung beeinflussen.

Die Betrachtung des SV-Umfeldes, des Kontextes ist aber auch deshalb wichtig, weil viele der im WZB-Projekt benannten Verengungen nur der besser durch ein Bündnis mehrerer Akteure zu erweitern sind. Eine präventionsorientierte Gruppierung von SV und Versichertenschaft oder von SV und hauptamtlicher Verwaltung wäre auch wesentlich durchsetzungsfähiger.

Im folgenden sollen daher einige der Kräfte im Umfeld der SV näher auf ihre Bündnis- und Stimulationsfähigkeit mit der und für die SV betrachtet werden.

Ein **erster** evtl. SV-aktivierender sozialer Akteur aus dem Umfeld, die Gewerkschaften als Organisation der überwiegenden Anzahl der SV-Akteure, sind m.E. kaum eine Triebkraft für die SV auf dem Präventionsfeld. Dies liegt nicht nur an dem schon beschriebenen Stellenwert von Gesundheitspolitik innerhalb der gewerkschaftlichen Gesamtpolitik, sondern auch daran, daß die Politik der SV kaum programmgeleitet ist. Selbst die wenigen vorhandenen Programme sind bei der SV kaum bekannt, geschweige denn flächendeckend handlungsaktivierend. Auf die Rolle und Einflußnahme von Betriebsräten im Bereich von Primärprävention in der Arbeitswelt soll hier nicht näher eingegangen werden. Statt dessen verweisen wir auf die Ergebnisse des WZB, die allerdings **keinen** starken Einfluß der Betriebsräte auf die Präventionspolitik der SV aufzeigen.

Der **zweite** soziale Akteur, der evtl. der SV ein Präventions-Mandat geben könnte, daß diese dann zu vertreten hätte, sind die Versicherten. Immerhin ist die Nähe der SV zu den Versicherten, zur Basis, eines ihrer zentralen Legitimationsargumente.

Eine Analyse der Präventionsorientierung der Versicherten zeigt allerdings, daß diese allgemein kaum an einer umfassenden Präventionsanwaltschaft der SV interessiert sind, sondern der Prävention eine eher untergeordnete Rolle zuweisen.

Ich möchte hierfür Ergebnisse zweier empirischer Studien als Beleg heranziehen. Dabei sind sowohl diese wie auch noch folgende Beispiele und Belege lediglich illustrativ. Auf jeweilige methodische Probleme kann hier nicht eingegangen werden.

In einer Befragung von AOK-Versicherten ergab die Frage nach zusätzlichen Leistungen, welche die Kassen anbieten sollten, ein eher schwaches Interesse der Versicherten an präventiven Leistungen.

Die am ehesten noch als Präventionsinteressen zu interpretierenden "Maßnahmen zur Gesunderhaltung" werden so wenig gefordert, daß ein SV-Modell der direkten Interessenvertretung eher zum Nichtstun führen würde.

Zu ähnlichen Ergebnissen führt eine vergleichende Versichertenbefragung bei einer Angestellten- und Arbeiterersatzkasse sowie einer Innungskrankenkasse. Die Ergebnisse werden folgendermaßen zusammengefaßt:

Übersicht 1   Versicherteninteressen an zusätzlichen Leistungen
              (AOK-Versichertenstichprobe '84 - Bundeverband)

Antworten	Gesamt %	Versichertenstatus Pflicht-vers. %	Freiwillig Vers. %
Bessere Aufklärung über den			
Gebrauch von Arzneimitteln	1,8	1,8	1,8
Maßnahmen zur Gesunderhaltung	2,6	2,5	3,3
Krebsvorsorge ohne Altersbegrenzg.	1,4	1,4	0,9
Scheckheft für Vorsorgeunter-			
suchung Kinder	0,2	0,1	0,5
Auslandskrankenschein für alle			
Länder	1,6	1,5	2,4
Info über Kosten i.Krankheitsfall	2,2	2,1	2,2
Volle Kostenübernahme bei			
Krankentransport	1,1	1,1	1,1
Volle Kostenübernahme bei			
Krankenhausaufenth.	1,7	1,9	
Volle Kostenübernahme bei Kuren	2,9	3,0	2,2
Volle Kostenübernahme bei Brillen	2,1	2,1	1,6
Volle Kostenübernahme bei			
Zahnersatz	4,2	4,2	4,1
Volle Kostenübernahme bei			
Arzneimitteln	1,9	1,7	2,9
Psychotherapieangebote erweitern	0,2	0,1	0,7
Heilpraktikerbehandlg. übernehmen	2,4	2,2	4,3
Kostenübern. b.alternat.Heilmeth.	1,3	1,3	1,2
Regelmäßige Gesundheits-Checks	1,5	1,5	1,5
Mitvers.der Eltern und Großeltern	0,0	0,0	0,1
Versicherungsangebot m.Selbstbet.	0,3	0,2	0,8
Zusatzvers.f.Wahlleistungen im			
Krankenhaus	0,7	0,5	1,9
Zusatzvers.für höheres Krankengeld	0,3	0,2	0,8
Kostenerstattung bei Privatbeh.	0,7	0,6	1,4
Sonstige Vorschläge	16,2	15,6	22,0
Keine Wünsche/nichts	28,6	28,9	25,7
Weiß ich nicht	33,3	33,8	28,3
Generelle Abschaffung der			
Zuzahlung	0,1	0,1	0,0
Günstigere Öffnungszeiten	0,6	0,6	0,4
Keine Antwort	3,2	3,3	2,4
Insgesamt	112,6	112,13	116,2

Frage: Was, meinen Sie, sollte Ihre AOK als zusätzliche Leistung oder
          Service anbieten?
          Gibt es da noch irgendetwas, was bei Ihrer AOK besser sein
          könnte oder was Sie sogar vermissen? (Mehrfachnennungen
          möglich)

"Bei der allgemeinen Präventivorientierung ergibt sich im Gruppenvergleich eine geringe bis mittlere Ausprägung.

Als Maßnahmen zur Verhinderung von Krankheit stehen Aufklärung über Krankheiten, medizinische Früherkennung und individuelles Verhalten im Vordergrund. Die Realisierungsmöglichkeit grundlegender Prävention im Arbeitsbereich wird eher gering eingeschätzt aufgrund zusätzlich entstehender Kosten und innerbetrieblicher Machtverhältnisse. Trotzdem Möglichkeiten und Alternativen gesehen werden, wird die Realisierung eher pessimistisch, resignativ beurteilt. Als Kritikpunkte zum Präventionsbereich Arbeit werden genannt:

- Vorsorgeuntersuchung, insbesondere arbeitsmedizinische und betriebliche, sind zu oberflächlich,
- Angst um den Arbeitsplatz aufgrund von Befürchtungen, daß Ergebnisse der Vorsorgeuntersuchung dem Arbeitgeber zugeleitet werden.

Die Verantwortung für arbeitsmedizinische Untersuchungen wird den Krankenkassen institutionell zugeordnet. Bei der individuellen Präventivhaltung im Alltag ergeben sich keine signifikanten Gruppenunterschiede. Auffallend ist, daß die Werte unter denen der allgemeinen Präventivhaltung liegen. (...) Da bei den Befragten der IKK (Innungskrankenkasse) und AEK (Arbeiterersatzkasse) eine wesentlich stärkere gesundheitsbeeinträchtigende Arbeitsbelastung vorliegt, müßte sich dieses in einer stärker ausgeprägten Präventionsorientierung bemerkbar machen. Es kann jedoch keine stärkere Ausprägung als bei den Angestellten-Ersatzkassen-Versicherten festgestellt werden. Sie hält sich allgemein auf einem recht niedrigen Niveau. In der Regel wird abgewartet, bis klare Krankheitsanzeichen vorhanden sind" (Pack 1985).

Als **dritter** Umfeldakteur und potentieller Mandatgeber für die SV soll hier noch die Kassenbürokratie betrachtet werden. Es wird in zwei Beispielen auf Veränderungstendenzen eingegangen, die auf verschiedenen Ebenen Interaktionsmöglichkeiten mit der SV eröffnen.

Wie oben schon im Hinblick auf die Einrichtung sozialer Dienste durch einzelne Kassen angedeutet, vollziehen sich verschiedene Wandlungsprozesse bei Sachbearbeitern und im Verwaltungsvollzug. Diese Wandlungen ergeben sich u.a. aus der zunehmenden Erfahrung von Kassenangestellten, daß viele sozial für notwendig und sinnvoll erachtete Aktivitäten durch die technischen Möglichkeiten z.B. der Datenverarbeitung auch machbar werden. In einer Untersuchung in Niedersachsen reklamieren Sachbearbeiter betriebsbezogene bzw. abteilungsbezogene AU-Statistiken etc. Dabei ist eine "präventive" Beratung des Betriebs erklärtes Ziel. Nicht selten wurde über grundlegende Umstrukturierung der Kassenorganisation in eine präventive Richtung nachgedacht. So etwa in einer Kasse durch den Geschäftsführer:

"Die alphabetische Betreuung würde ich gerne ersetzen durch eine betriebsbezogene oder wohnungsbezogene Betreuung. Egal, welche Form der Vertiefung der Beziehungen dient, die würde ich vorziehen. Der Betrieb wäre insofern interessant, weil arbeitsplatzspezifische Kenntnisse des Sachbearbeiters ziemlich große Vorteile wären: Individuelle Beratung, Umweltfragen, Krankheitsrisiken bestimmter Arbeitsbedingungen, Ansprechpartner Arbeitgeber, und zwar im Paket" (Diehl/v. Treeck, S. 22).

Hier scheint sich ein wichtiger Problemdruck auf die Gestaltung der Kassenorganisation und die Strukturierung des Kassenhandelns zu entwickeln, der auch von der SV Aktivitäten verlangt. Erfolgen diese nicht, so können bürokratische Selbstlähmungstendenzen die bescheidenen Innovationen wieder unterdrücken.

Interessant sind in diesem Zusammenhang ferner Resultate einer systematischen Befragung aller Kassen über ihre **Bewertung** verschiedener Voraussetzungen von präventiven Aktivitäten und deren **Realisierung** in der Kasse. Diese Befragung erbrachte insofern wichtige Ergebnisse, als sie im Ist-Sollvergleich für verschiedene mögliche Maßnahmen ein ausgeprägtes Potential subaktiver Problemerkenntnis, ein teilweise drastisches Umsetzungsdefizit und damit auch ein erhebliches Spannungsverhältnis von Soll und Ist demonstriert. Sofern sich diese Spannungen lediglich in Unbehagen oder auch letztlich technokratisch gemeinte Ineffizienzbewertungen umsetzen, erwächst der SV die Aufgabe, diesem "Absacken" durch Aufgreifen der darin liegenden innovativen Aspekte entgegenzuwirken.

Diese Tendenzen sollen durch drei Beispiele aus einer ausdrücklich nicht-repräsentativen Befragung untermalt werden.

In Übersicht 2 wird die Bewertung einer möglichen Maßnahme "Auswertung von Kassendaten nach Betrieben" und damit einer wichtigen Voraussetzung zur epidemiologischen Erforschung von Gesundheits-Arbeitsweltproblemen mit deren Realisierungsstand verglichen.

Fast 75% aller Kassen bewerten demnach die Aufarbeitung von Daten als sehr gut und gut. Nur ein Viertel führen aber solche Aktionen durch. Noch fast die Hälfte der Kassen halten solche Maßnahmen immerhin für denkbar.

Übersicht 2:   Auswertung der Kassendaten (ärztliche Diagnosen, AU-Bescheinigungen) zur Identifizierung von Krankheitshäufungen - nach betrieblichen Schwerpunkten)

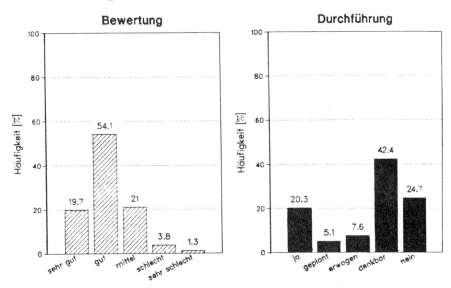

Als zweites Beispiel zeigt die Übersicht 3 die Einstellung und die Praxis der Kassen gegenüber betrieblichen bzw. regionalen Belastungskatastern.

Hier spalten sich die positiven und skeptischen Bewertungen in je ca. 50% auf. Es ist wahrscheinlich, daß die Angabe an eine zentrale Stelle und die Befürchtungen von Datenmißbrauch etc. die entscheidende Rolle spielen. Die Realisierung ist in jedem Fall sehr gering. Die 43,5% der Kassen, die eine Durchführung verneinen, sind recht deutlich.

Auf der anderen Seite verdienen jene fast 50% Beachtung, die eine solche Maßnahme für denkbar halten.

Im dritten Beispiel (Übersicht 4) wurde nach der Auswertung regionaler Kassendaten gefragt. Der weit überwiegenden positiven Bewertung (74%) stehen auch hier deutlich geringere Durchführungsnennungen von 12,1% (durchgeführt) und 7% (geplant) gegenüber.

Übersicht 3:   Zusammenfassung und Auswertung aller Kassendaten
                (anonymisiert) bei einer neutralen Stelle zur Entwicklung
                von betrieblichen und regionalen Belastungskatastern

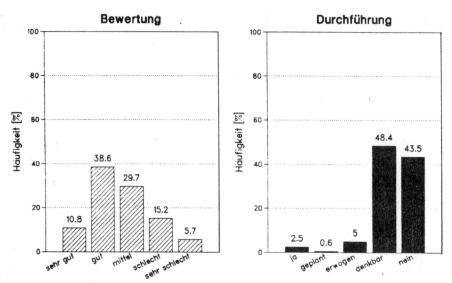

Übersicht 4:   Auswertung der Kassendaten (ärztliche Diagnosen,
                AU-Bescheinigungen) zur Identifizierung von Krankheits-
                häufungen - nach regionalen Schwerpunkten

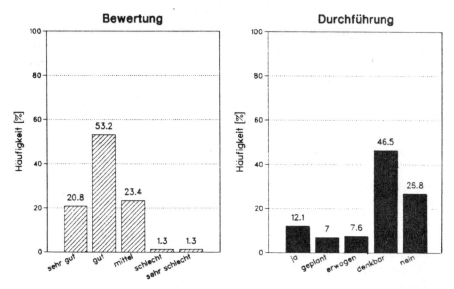

Diese und weitere Untersuchungen zeigen deutliche Spannungsmomente im Sinne eines Veränderungspotentials in der Verwaltung auf, die in Kooperation mit anderen Potentialen Elemente eines realen Veränderungsprozesses sein können. Im Aufspüren und Aufgreifen, im Verstärken solcher verstreuter und vereinzelter Ansätze und Impulse sowie deren Bündelung innerhalb eines gesundheitspolitischen Rahmen besteht eine zentrale Aufgabe der SV.

ad 3. Zusammengefaßt heißt dies:

- Es gibt kein prinzipielles Argument gegen die Möglichkeit, daß die SV Präventionsanwalt sein kann.
- Es besteht leicht die Gefahr der Übererwartung an die SV, wenn sie selber nicht auch als Element der "selbstgefesselten" GKV analysiert wird.
- Von der SV allein ist nicht **die** erfolgsträchtige Initiative zu erwarten, Initiativen bleiben ohne eine Zusammenkoppelung mit anderen Akteursinteressen schnell stecken.
- Diese Initiativen bzw. eine in konkrete Politik vermittelnde Rolle der SV ist nur aus einer Interaktion der SV mit ihrem sozialen und politischen Kontext zu erwarten. Es geht um eine Mobilisierung potentieller Interessenkoalitionen der SV mit anderen Akteuren. Dort gibt es allerdings sowohl hemmende als auch fördernde Faktoren.
- Die Interaktion mit Teilen der hauptamtlichen Verwaltung verspricht dabei anfangs druckvoller für ein Präventionsmandat der SV zu sein als andere Kooperations- bzw. Mobilisierungsmöglichkeiten.

Literatur

Braun, B.; Reiners, H.; Teske, U.: Selbstverwaltung und Gesundheitspolitik, in: Argument-Sonderband AS 119, Berlin 1984

Diehl, R.; Treeck, W.: Sachbearbeiter und Computer im Leistungswesen der Ortskrankenkasse, Kassel 1982

Göckenjan, G.: Politik und Verwaltung präventiver Gesundheitssicherung, in: Soziale Welt Heft 2, 1980

Mayntz, R.; Derlien, H.U.: Die Organisation der gesetzlichen Krankenversicherung, Bonn 1979

Pack, J.: Schichtenspezifische Versorgungsprobleme im Gesundheitswesen - Fallstudien in "betriebsnahen" Krankenkassen (unveröffentlichter Abschlußbericht), Stuttgart 1985

Reidegeld, E.: Vollzugsdefizit sozialer Leistungen: Verrechtlichung und Bürokratisierung als Grenzen der Sozialpolitik, in: Voigt, R. (Hg.), Verrechtlichung, Königstein 1980

Wido, (Hg.): AOK-Versichertenstichprobe 1984 (unveröffentlichtes Manuskript), Bonn 1984

WSI (Hg.): Sozialpolitik und Selbstverwaltung, (WSI-Studie Nr. 35), Köln 1977

Rolf Stuppardt

Kassendaten als Voraussetzung für betriebliche Prävention: Erfahrungen mit der Umsetzung

1. Kritische Vorbemerkungen zur Datenlage der Krankenversicherung

Die Datenlage der Krankenkassen wie auch ihrer Verbände ist im wesentlichen durch ein mehr oder weniger loses Nebeneinander verschiedener Datenkränze gekennzeichnet. Aus "rein statistischer Sicht" liegen zwar reichlich Einzelinformationen vor, aus analytischer Sichtweise ist es jedoch schwierig, bestimmte Zusammenhänge aufzuzeigen. Dies liegt hauptsächlich an der fehlenden Integration der Datensätze. Daran ändern auch die neuen amtlichen Statistik-Vorschriften, die im wesentlichen in diesem Jahr zum Tragen kommen, nichts.
Es sind insbesondere drei Datenkränze, die relativ unverbunden nebeneinander stehen:

1. Die sog. Leistungsinformationen (wichtige Informationsauszüge aus dem gesamten Krankenhilfebereich)
2. Die Mitgliederinformationen (Informationen über aktiv Versicherten und Rentner, i.d.R. ausschließlich Mitversicherte)
3. Die finanzstatistischen bzw. ökonomischen Informationen (Einnahmen, Ausgaben, Vermögen).

Informationen aus dem sozialen Umfeld, die insbesondere auch auf Ursachen für Gesundheitsbeeinträchtigungen hinweisen können, sind so gut wie nicht vorhanden.
Wir haben es demnach in der Krankenversicherung mit einer Informationslage zu tun, bei der die erkenntnisträchtigen Bindeglieder zu allen übrigen Informationen, nämlich die Versicherten und ihre mitversicherten Angehörigen einerseits sowie die Anbieter von Gesundheitsleistungen andererseits fein säuberlich von dem, was diese auf dem Gesundheitssektor tatsächlich bewirken, getrennt sind. Illustrativ gesprochen sind es im Idealfall "DM/je Mitglied", die "Fällen von Gesundheitsleistungen" gegenüberstehen, wobei auch dies nicht immer korrespondieren muß.
Eine solche Datenlage ist nicht nur für laufende Geschäfte - wie z.B. Vertragsverhandlungen, Konzertierte Aktion usw. - sondern auch für programmatische Orientierungen wie z.B. im Zusammenhang mit Präventionsstrategien nur beschränkt geeignet.[1]

Dies ist - kurz zusammengefaßt - die Ausgangslage im Zusammenhang mit Kassendaten. Im Zuge der zunehmenden dezentralen Informationsaufbereitung über Kassencomputer wird sich hier zukünftig sicherlich einiges verbessern. Der skizzierte Ist-Zustand läßt sich auf folgende einfache Formel bringen:

Die Datenlage der Krankenkassen spiegelt im wesentlichen eine enge Dokumentationspflicht der klassischen Handlungsnormen der RVO wider. Sie ist um so präziser, je mehr die zu dokumentierenden und zu zählenden Merkmale für das Verwaltunghandeln der Kassen unmittelbar finanzielle Relevanz haben. (z.B.: Die Ausgaben für Zahnersatz oder Mutterschaftshilfe sind i.d.R. genauer "gezählt" bzw. "gebucht" als die ihnen zugrundeliegenden **Fälle**, von den Personen, die diese Fälle repräsentieren, einmal ganz abgesehen.)

2. Allgemeine Konsequenzen

Wer also mehr Wissen und dieses im gesundheitspraktischen Handeln umsetzen will, muß sich Informationszusammenhänge aufbauen, die über das bis jetzt noch Notwendige hinausgehen. Er muß die Notwendigkeit übergreifender Informationsbezüge erkennen und neben der schrittweisen Beseitigung der mangelhaften Integration der Datenkränze soziale Umfeldinformationen aufnehmen, die im wesentlichen regional-, sektoral- und individual-spezifisch sind.

3. Konsequenzen für betriebliche Prävention

Da wir mit Betriebskrankenkassen zusammenarbeiten, lag es nahe, das soziale Umfeld Betrieb bzw. die Dimension Arbeit/Tätigkeit als übergreifende Informationsbezüge mit den Kassendaten in Verbindung zu bringen. Eines der wichtigsten Ziele hierbei sollte ein grundlegender Beitrag für die Aktivierung bzw. Verbesserung betrieblicher Prävention sein. Dabei geht es **zuvor** um Verbesserung der Erkenntnisse über den Gesamtzusammenhang der "arbeitsbedingten Erkrankungen".[2]

Um hier einen Schritt voranzukommen, war es notwendig, eine möglichst breit gefächerte Feststellung von Erkrankungsschwerpunkten auf betrieblicher, abteilungsbezogener und branchenübergreifender Ebene vorzunehmen. Dies haben wir Anfang 1980/81 in einer Querschnittsbetrachtung durchgeführt.[3]

Eine der Neuheiten der angewandten Methodik war, daß die Betriebe in Arbeitsbereiche unterteilt wurden. Dies war einerseits eine vom Ergebnis her ergiebige und andererseits für die Kassen schnelle und unaufwendige Methode der Abgrenzung von Arbeitsplatzgruppen mit relativ eindeutigen und homogenen Belastungsmerkmalen. Folgende Schlußfolgerungen konnten aus der Anwendung und den Ergebnissen gezogen werden:[4]

- es ergab sich ein bedeutsamer Erkenntnisfortschritt gegenüber vergleichbaren bisherigen Untersuchungen, die auf Merkmalsunterteilungen nach Branchen und Berufsgruppen beschränkt bleiben;
- es ergaben sich verhältnismäßig genau beschriebene konsensfähige Bilder von Betriebsbereichen;
- die Ergebnisse lagen in Übereinstimmung mit vergleichbaren anderen Untersuchungen;
- für die beteiligten Branchen verdeutlichten sich die Belastungs- und Erkrankungsschwerpunkte;
- in dem so gewonnenen Material ergaben sich verschiedene Ansatzpunkte für nachfolgende differenzierte Einzelanalysen sowie daraus resultierender Umsetzungsmöglichkeiten.

Die Beschränkungen in der Anwendung dieses Verfahrens lagen im fehlenden Personenbezug sowie in der eingeschränkten Gültigkeit der Belastungsdaten als Schätzurteile. Diese Restriktionen wurden in dem alten Vorhaben aus Praktikabilitätsgründen in Kauf genommen und sind auch mit einem entsprechend erweiterten Aufwand einer gezielten Datenerhebung bei wenigen Kassen prinzipiell aufhebbar, wobei allerdings nur anonymisierte Daten weitergegeben und ausgewertet werden können.

Es hat sich erwiesen, daß die so angereicherten, von der gesetzlichen Krankenversicherung laufend ermittelten Routinedaten die Möglichkeiten bieten, Zusammenhänge zwischen Arbeitsplatz und Häufigkeit, Schwere und Art der Arbeitsunfähigkeit aufzuzeigen und empirisch aufzubereiten. Es hat sich gezeigt, daß die GKV-Daten sozialmedizinisch auswertbar sind. Die Vermutung des ausreichend zuverlässigen Maßes von Arbeitsunfähigkeitsindikatoren für den Gesundheitszustand der Erwerbsbevölkerung läßt sich auf diese Weise unter Einbeziehung von zusätzlichen aus dem Bereich der Krankenversicherung und der Betriebe ermittelten Informationen erhärten.

4. Erfahrungen mit der Umsetzung

Die Umsetzungsaktivitäten auf Basis der Ergebnisse aus den Arbeitsbereichen bestanden aus folgenden Schritten.[5)]

1. Gemeinsame Sichtung der betrieblichen Einzelergebnisse
2. Z.T. weitergehende Analyse dieser Ergebnisse je nach Sachlage unter Differenzierung bestimmter Krankheitsarten oder auch soziodemographischer Merkmale
3. Festlegung einer gezielten Fortschreibung von Erhebung und Auswertung im Rahmen der Routine-Verfahren.

Als eine der wichtigsten Erfahrungen ist auf die breite und ideenreiche Austauschebene zwischen Kasse, Betriebsleitung, Betriebsrat, betriebsärztlichem Dienst, Personalbüro, sicherheitstechnischem Dienste, Ergonomie etc. hinzuweisen. Es ergab sich häufig, daß diese für Gesundheitsfragen der Beschäftigten im Grunde relevanten Gruppen erstmals an einem Tisch saßen.

Dabei verdeutlichte sich die Integrationsfunktion der Betriebskrankenkassen, die nicht zuletzt wegen ihres autonomen gesundheitspolitischen Auftrages und als Datenclearingstelle sowohl Betroffene (Versicherte) als auch verschiedene Professionals wegen gezielter Maßnahmen gezielt angehen kann. Bereits die systematische Aufbereitung von Arbeitsplatz- und Belastungsfaktoren kann schon kleine, gezielte primär-präventive Maßnahmen nach sich ziehen.[6)]

Eine besondere Bedeutung kommt der Zusammenarbeit mit den Betriebs- und Werksärzten zu, die in dem Material der Betriebskrankenkassen systematische (überindividuelle) Hinweise für ihre Arbeit - insbesondere bei der Prophylaxe - Planung und Therapie - entnehmen können. In den bisherigen Umsetzungskontakten mit dem betriebsärztlichen Dienst konnten wir feststellen, daß die dortige Basisdokumentation - soweit vorhanden - sinnvoll ergänzt wird, so daß arbeitsmedizinische Einsätze arbeitsbereichsbezogen geplant werden können. In vielen Fällen kann auch die Entwicklung einer Basisdokumentation betrieblicher Gesundheitsdaten überhaupt erst initiiert werden. Des weiteren konnte die anfängliche Zurückhaltung der Werksärzte gegenüber unserer methodischen Herangehensweise, die ja nicht individual- und kausalbezogen ist, aufgehoben bzw. relativiert werden. Es gab bisher ausschließlich Absichtserklärungen einer weiteren Zusammenarbeit. In Einzelfällen ist diese Zusammenarbeit aber schon so weit gediehen, daß neue Modellplanungen in Angriff genommen worden sind, die sich insbesondere dem Thema "betriebsärztliche Basisdokumentation" widmen. Was die Zusammenarbeit mit den Betriebsärzten sicherlich befruchten wird, ist die kürzlich zwischen dem Bundesverband der Betriebskrankenkassen und dem Verbund Deutscher Betriebs- und Werksärzte geschlossene Vereinbarung zur Zusammenarbeit zwischen Betriebskrankenkassen und Betriebsärzten. Dabei geht es ausdrücklich um die gegenseitige sachverständige Konsultation in allen relevanten arbeitsmedizinischen Fragestellungen, um gegenseitige Information in Angelegenheiten des allgemeinen und vorbeugenden Gesundheitsschutzes sowie schließlich um das Zusammenwirken in allen Fragen der Prävention.[7]

Die aus der Konsequenz der praktischen Umsetzung unserer Forschungsergebnisse in Richtung Primär-Prävention gewonnene interdisziplinäre und interessenübergreifende Herangehensweise ist die derzeit einzig erfolgversprechende Methode, Ressortegoismen sowie das Eigenleben formaler Zuständigkeiten verschiedener Bürokratien zu relativieren. Dabei kommt den Krankenkassen und ihren Verbänden eine wichtige Mittlerfunktion zu.

Dies hat sich besonders auch in der Entwicklung der Umsetzungspraxis gezeigt, als wir und andere Beteiligte die Notwendigkeit der betriebsübergreifenden Zusammenarbeit mit Berufsgenossenschaften feststellten. So ist das Ressortdenken "Wir sind nicht zuständig" eng gekoppelt mit einem Zieldenken, daß nur auf finalen Schadens- und Entschädigungsrechten aufbaut. Als klar wurde, daß es gar nicht um den Versuch einer Kodifizierung neuer Schadens- und Entschädigungsrechte ging, sondern um eine möglichst ganzheitliche Orientierung betrieblicher Prävention, öffneten sich wichtige Möglichkeiten informatorischer Zusammenarbeit, die bisher gänzlich brachliegen. Aus dieser Erfahrung heraus sind nicht nur die Berufsgenossenschaft, sondern auch alle anderen Reha- und Rentenversicherungsträger anzusprechen, die hier auf eine neue Weise partikulare Erkenntnisse zusammenfügen und in eine gemeinsam abgestimmte Präventionskonzeption fließen lassen können. Hier gilt es jedoch für die Zukunft, das notwendige Feld noch aufzubereiten.[8]

Die bisherigen Erfahrungen mit der Umsetzung zum Thema "Kassendaten als Voraussetzung für betriebliche Prävention" lassen sich in den folgenden Thesen zusammenfassen:

1. Die eigentliche Datenlage der Krankenversicherung muß im Sinne einer Integration der Datenkränze verbessert und um relevante soziale Umfeldinformationen erweitert werden.

2. Präventive Interventionsstrategien im Betrieb können nur dann dauerhaft und zielspezifisch greifen, wenn eine systematische Erweiterung und Fundierung von Erkenntnissen über Arbeit und Krankheit stattfindet.

3. Dabei ist ein interdisziplinäres Vorgehen in Theorie und Praxis unumgänglich. Ressortegoismus und die Dominanz der informatorischen und handlungskompetenten Abgrenzung der Sozialversicherungsträger auf Basis des Status quo der verrechtlichten Krankheitsverwaltung müssen überwunden werden.

4. Es ergibt sich ein besonderer Schwerpunkt der Zusammenarbeit zwischen Krankenkassen, Arbeitgeber- und Arbeitnehmervertretern sowie dem betriebsärztlichen Dienst. Hierbei kommt es neben der Entwicklung einer Basisdokumentation betrieblicher Gesundheitsdaten auf die arbeitsbereichsbezogene Aktivierung der betrieblichen Gesundheitsschutzinstanzen an.

5. Im Rahmen betrieblich-präventiver Interventionsstrategien haben Krankenkassen eine besondere Mittler- und Clearingfunktion, weil einerseits dort die meisten allgemeinen "Stamminformationen" zusammenlaufen und andererseits der Gesundheitsbetreuungsaspekt sich dort am allgemeinsten herausfiltern läßt.

Anmerkungen

1) Aus diesen Gründen ist es im Prinzip auch bedauerlich, daß die Krankenversicherung der konzeptionellen Offensive der Ärzteverbände für sog. "medizinische Orientierungsdaten" (vgl. Medizinische Orientierungsdaten, hrsg. vom Zentralinstitut für die kassenärztliche Versorgung, Köln 1984) eher zögernd bis ablehnend gegenüberstand, statt mit einer eigenen interessenfundierten Konzeptionsalternative die Diskussionen zuzuspitzen. Es wird hier die Hypothese gewagt, daß eine erhöhte Transparenz und verstärkte Analyse im Sinne der Sozialversicherungsträger weder der Gesundheitspolitik abträglich ist, noch den Leistungsanbietern im Gesundheitswesen unbedingt zugute kommt.

2) Es liegt nicht zuletzt auf der Hand, daß die Krankenversicherung einen großen Teil der Kosten übernimmt, die aufgrund arbeitsbedingter Erkrankungen anfallen. Wie hoch diese sind, kann heute niemand gesichert sagen, da die entsprechenden Informationszusammenhänge in keinster Weise befriedigend aufbereitet sind. Vgl. auch von Ferber et al, können die Krankenkassen zur Gesundheitsvorsorge am Arbeitsplatz beitragen?, in: Soziale Sicherheit 10/1983, S. 311ff.

3) Vgl. Georg, Arno, Rolf Stuppardt, Erika Zoike, Krankheit und arbeitsbedingte Belastungen, 3 Bände, Gesamtausgabe Essen 1983.

4) Vgl. auch Stuppardt, Rolf, Erika Zoike, Krankheit und arbeitsbedingte

194

Belastungen, in: BKK-Service, Zeitschrift für die Personalsachbearbeitung im Betrieb, Nr. 5/1984, S. 176ff.

5) Vgl. Stuppardt/Zoike, a.a.O., S. 178.

6) Vgl. Interventionsbeispiele in: Stuppardt, Rolf, Gesundheit am Arbeitsplatz, Erweiterung und Fundierung von Erkenntnissen über den Zusammenhang von Arbeit und Krankheit zum Zwecke gezielter Präventionsstrategien, Vortragsmanuskript BZgA-Tagung vom 28.11. 1984, Berichterstattung im Erscheinen .

7) Vgl. Sonderdruck zur Zeitschrift "Die Betriebskrankenkasse", Zusammenarbeit zwischen Betriebskrankenkassen und Betriebsärzten, in: Die Betriebskrankenkasse Nr.2/1985.

8) Vgl. auch Schmidt, Alfred, Verbesserter Gesundheitsschutz durch mehr Vorsorge - eine vordringliche Aufgabe der Sozialversicherung, in. Soziale Sicherheit Nr. 4/1983, S. 100ff. sowie Konstanty, Reinhold, Zusammenarbeit der Sozialleistungsträger bei der Bekämpfung arbeitsbedingter Gesundheitsgefahren, in: Soziale Sicherheit Nr. 5/1983, S. 145ff.

Wenn man der Auffassung ist, daß Prävention generell notwendig erscheint - und es ist evident, daß Gesundheitsschutz in Zeiten, wo Umweltbelastungen immer mehr zunehmen, Belastungen immer mehr erkannt werden und kumulieren, besonders relevant ist und ganz neue Qualitäten bekommt - daß dann unter den gegebenen Rahmenbedingungen Prävention im System der Sozialen Sicherung gut eingebunden ist. Es wird hier die Auffassung vertreten, daß die gegenwärtigen Erscheinungstendenzen "Zentralisation, Wettbewerbsintensivierung, Äquivalenzprinzip" allenfalls kurzfristig und scheinbar gegen die Notwendigkeit von Prävention sprechen. So wird die organisatorische Zentralisation in der Krankenversicherung mindestens begleitet von dezentralen Informationskompetenzen, die für die Ebene der Kasse bisher nicht bekannte Perspektiven von Erkenntnisinteressen eröffnen können. Und der Wettbewerb um Angestellte wird spätestens dann eine Flaute, wenn diese die Budgets belasten.

Robert Paquet, Wilhelm F. Schräder

Zusammenarbeit zwischen Krankenkassen und betriebsärztlichen Diensten - ein Verfahrensvorschlag

1. Einleitung

Die Frage, wieweit Krankenkassen zur betrieblichen Prävention arbeitsbedingter Erkrankungen beitragen können, muß mit großer Vorsicht beantwortet werden; gelegentlich sind die Erwartungen an die Krankenkassen unrealistisch überhöht, und es werden ihnen Aufgaben zugeschrieben, die andere zuständige Institutionen bisher nicht oder nur defizitär erfüllen. Die Konfusion der Zuständigkeiten nützt aber weder der Gesetzlichen Krankenversicherung (GKV) noch der arbeitsmedizinischen Prävention. Wir möchten daher aufzeigen, wie bei einer klaren Aufgabenteilung zwischen Krankenkassen und betrieblichem Arbeitsschutzsystem verfahren werden kann. Die damit zusammenhängenden Fragen haben mit der Vereinbarung zur Zusammenarbeit zwischen Betriebskrankenkassen und Betriebsärzten (Die Betriebskrankenkasse Feb./1985) eine zusätzliche Aktualität bekommen.

Zwar geht es nach unserer Auffassung dabei um **Kernaufgaben** der Krankenversicherung; faktisch beschreiben wir jedoch nur **Chancen** von Kommunikations- und Kooperationsprozessen, die gegenwärtig bestenfalls in Ansätzen praktiziert werden, die wir aber für entwicklungswürdig halten. In dieser Perspektive sind die folgenden Verfahrensvorschläge zu verstehen.

Zunächst soll die 'Expertenrolle' der Krankenkassen und Betriebsärzte nach ihren institutionellen Voraussetzungen, gesetzlichen Aufgaben und Defiziten bei der Aufgabenerfüllung angesprochen werden. Dann sollen die Möglichkeiten der Zusammenarbeit dargestellt werden, die wir vor allem im Bereich der Informationsbereitstellung durch die Krankenkasse für den betriebsärztlichen Dienst sehen. Abschließend gehen wir auf einige dabei zu beachtende Probleme ein. Unser Ausgangspunkt ist der gesetzliche Auftrag des betriebsärztlichen Dienstes zur betrieblichen Mikroepidemiologie.

2. Der Auftrag der Betriebsärzte zur Mikroepidemiologie im Betrieb

Nach dem Arbeitssicherheitsgesetz ist der Betriebsarzt der zentrale Akteur für die arbeitsmedizinische Prävention. Er hat nach § 3 Abs. 3 Nr. 3 c explizit die Aufgabe, betriebliche Epidemiologie zu betreiben. Er soll die "Ursachen von arbeitsbedingten Erkrankungen ... untersuchen, die Untersuchungsergebnisse ... erfassen und auswerten und dem Arbeitgeber Maßnahmen zur Verhütung dieser Erkrankungen vorschlagen."

Diese Aufgabe innerbetrieblicher Mikroepidemiologie wird gegenwärtig kaum erfüllt. Die betriebsärztlichen Informations- und Dokumentationssysteme - soweit sie überhaupt systematisch ausgebaut sind - vermitteln den Betriebsärzten lediglich ein rudimentäres Bild über die von ihnen selbst behandelten Krankheiten und Unfälle bei der Belegschaft. Das betriebsinterne Wissen über Gesundheitsgefährdungen an konkreten Arbeitsplätzen ist ausgerichtet auf die anerkannten Berufskrankheiten und das Unfallgeschehen. Vor allem die komplexeren Verursachungszusammenhänge der arbeitsbedingten Erkrankungen bleiben weitgehend ausgeblendet. Die gesundheitlichen Folgen der Arbeitsbelastungen werden innerhalb des Betriebes kaum sichtbar oder nur in Form der Arbeitsunfähigkeitsverordnungen, die für den Betrieb keine medizinischen Informationen enthalten. Bei kleinen und mittleren Betrieben wird häufig nicht einmal eine betriebliche Unfallanalyse durchgeführt.

Hier soll der Frage nachgegangen werden, wie die bei den Krankenkassen verfügbaren Informationen für die präventiv-analytischen Kernaufgaben des betrieblichen Arbeitsschutzsystems nutzbar gemacht werden können. Eine derartige Orientierung ist für die meisten Krankenkassen noch ungewöhnlich; sie müßte jedoch unseres Erachtens im wohlverstandenen Eigeninteresse der Kassen liegen.

3. Arbeitsorientierte Prävention als unternehmerische Aufgabe der Krankenkasse

Das Interesse der Betriebe an der Verbesserung des Gesundheitsschutzes mit Hilfe der GKV ist keineswegs selbstverständlich. Aber auch von seiten der Krankenkassen erscheint die Beteiligung an solchen Initiativen nicht unmittelbar plausibel. Immerhin kostet die Erfassung und Aufbereitung des Datenmaterials Zeit und Geld, und die Diskussion mit den Betrieben erfordert einen erheblichen und ungewohnten Aufwand.

Außerdem bewegen sich die Kassen mit dem arbeitsmedizinischen Thema auf schwierigem Terrain, denn es birgt (latent) erheblichen Konfliktstoff.

Allerdings müssen die Kassen schon aus unternehmerischem Interesse den betrieblichen Gesundheitsschutz unterstützen. Ihr wichtigstes ökonomisches Unternehmensziel ist gegenwärtig Beitragssatzstabilität. Das Interesse an Prävention muß daher allein schon steigen, weil die Behandlungs-Folgekosten für jede manifest gewordene Krankheit schon aufgrund des medizinisch-wissenschaftlichen Fortschritts überproportional (relativ zum BIP) gestiegen sind. Das bedeutet auch, daß die gesundheitsökonomische Relevanz von Prävention überproportional wächst; im Hinblick auf das Ziel der Beitragssatzstabilität wird es immer lohnender, in die Vermeidung von Krankheiten zu investieren.

Vor allem die arbeitsbedingten Erkrankungen (chronische und Verschleißerkrankungen) sind für die steigenden Behandlungskosten verantwortlich, und präventive Maßnahmen sind gerade im Bereich des gesundheitlichen Arbeitsschutzes möglich. Allein aus 'unternehmerischem' Interesse müßten die Kassen daher alles zur Unterstützung einer erfolgreichen Prävention am Arbeitsplatz tun. Dafür ist jedoch eine klare Zuständigkeit des betrieblichen Arbeitsschutzsystems gegeben; die Kassen können hier nicht unmittelbar tätig werden. Zwar könnten sie auch selbst zum Beispiel für ihre Versicherten nach den §§ 187 und 364 RVO allgemeine Aufklärungsaktionen anbieten (traditionelle Anknüpfungspunkte liegen im Rehabilitationsbereich); das trägt jedoch nicht weit.

Mehr Erfolg verspricht ein anderes Verfahren (vgl. Bürkardt u.a. 1983): Die Kassen verfügen einerseits in Form der bei ihnen zusammenlaufenden Daten über Erkrankungen, ihre Häufigkeit und Behandlungsformen, andererseits mit den Informationen über die Tätigkeit (Beruf, Betriebszugehörigkeit) ihrer Versicherten über eine Fülle von Material, das arbeitsmedizinisch aufbereitet und für primärpräventive Zwecke genutzt werden kann. Die Kassen können mit diesem Material konkrete Analysen der Arbeitsunfähigkeits- und Behandlungsschwerpunkte ihrer Versicherten durchführen und prüfen, wieweit diese auf arbeitsbedingte Erkrankungen zurückgeführt werden können. Mit den so gewonnenen Erkenntnissen kann die Krankenkasse bei den für den Arbeitsschutz Zuständigen auf Änderung drängen.

Die institutionelle Situation ist allerdings etwas paradox: Die Krankenkassen besitzen die für die Analyse betrieblicher Belastungsschwerpunkte relevanten Informationen, sie haben aber keinen gesetzlichen Handlungsauftrag für den betrieblichen Gesundheitsschutz. Die Betriebsärzte haben die innerbetriebliche Handlungskompetenz, aber ihnen fehlen die Daten für eine empirische Stützung zielgerichteter Präventionsaktivitäten. Eine Zusammenarbeit beider Instanzen bietet sich an, ein sachlich begründetes Interesse ist auf beiden Seiten gegeben. Zu klären ist jedoch, ob auch die rechtlichen Voraussetzungen für eine Information des betrieblichen Arbeitsschutzsystems durch die Krankenkassen gegeben sind.

4. Rechtliche Voraussetzungen für die Kooperation von Krankenkassen und betrieblichem Arbeitsschutzsystem

Die rechtlichen Anknüpfungspunkte für die Zusammenarbeit zwischen Krankenkassen und betrieblichem Gesundheitsschutzsystem sind im Sozialversicherungsrecht etwas verstreut, reichen aber unseres Erachtens für die angesprochenen Aufgaben aus. Die rechtliche Absicherung solcher Kooperationen ist wichtig, weil Krankenkassen als öffentliche Verwaltungen an die Gesetzmäßigkeit des Verwaltungshandelns gebunden sind; es gibt für sie kein rechtmäßiges Handeln ohne gesetzliche Grundlage. Daß Krankenkassen gleichzeitig im Rahmen der Selbstverwaltungsautonomie eine gewisse eigene Rechtsetzungsbefugnis haben, ist zwar richtig, es ist aber bekannt, daß der Selbstverwaltung immer wieder Mut gemacht werden muß, diese Möglichkeit auch im Hinblick auf Verhältnisprävention zu nutzen.

- Zunächst müssen Krankenkassen allgemein - was übrigens für jede öffentliche Einrichtung selbstverständlich sein sollte - die von ihnen vermittelten Leistungen, ihre Kosten und Ursachen transparent machen. Schon aus gesundheitsökonomischen und betriebswirtschaftlichen Gründen ist es daher erforderlich, die Krankheits-, Behandlungs- und Kosteninformation detailliert auszuwerten.
- Die Krankenkassen sind als autonome, selbstverwaltete Körperschaften nach dem SGB I (§ 4 Abs. 2) dazu berechtigt und verpflichtet, die notwendigen Maßnahmen zum Schutz und zur Erhaltung der Gesundheit und Leistungsfähigkeit ihrer Versicherten zu ergreifen. Dazu gehört auch die Bereitstellung der für präventives Handeln notwendigen epidemiologischen Informationen.
- Das allgemeine Transparenzgebot wird durch § 223 RVO unterstrichen. Die Selbstverwaltung der Kassen kann danach "in geeigneten Fällen" beschließen, für bestimmte Krankheitsfälle die Leistungs- und Behandlungskosten zu überprüfen und ihre Versicherten und die Leistungserbringer darüber zu informieren. Die "arbeitsbedingten Erkrankungen"

stellen einen geeigneten Anwendungsbereich dieser Vorschrift dar. Danach können die Krankheitsfälle der Beschäftigten eines Betriebes und/oder der Angehörigen einer Berufsgruppe im Hinblick auf die in Anspruch genommenen Leistungen und deren Ursachen hin untersucht werden.

- Schließlich hat die Krankenkasse nach § 384 RVO (einseitige Erhöhung der Arbeitgeberbeiträge bei erhöhten betrieblichen Krankheitsgefahren) das Recht, die Leistungsdaten der Versicherten bestimmter Berufsgruppen oder Betriebe auszuwerten. Die Krankenkasse muß jedenfalls die betreffenden Betriebe über die festgestellten Gesundheitsgefahren informieren. Damit wird den Betrieben die Möglichkeit gegeben, von sich aus präventive Maßnahmen zu ergreifen. Im Rahmen des hier vorgeschlagenen Informations- und Kooperationsmodells muß allerdings die einseitige Erhöhung der Beitragssätze durch die Krankenkasse ausgeschlossen werden.

Die Krankenkassen sind demnach nicht nur berechtigt, sondern auch verpflichtet, erstens die ihnen aus der Leistungsabwicklung verfügbaren Daten zur Bestimmung von spezifischen Gefährdungs- und Belastungsschwerpunkten auszuwerten (für die Versicherten bestimmter Berufe, Betriebe oder Wirtschaftszweige) und zweitens die betreffenden Betriebe und ihre Versicherten darüber zu informieren.

Die Frage der sozialversicherungsrechtlichen Begründung soll hier nicht weiter verfolgt werden (vgl. ausführlicher Debold u.a. 1985); nur die wichtigsten Anknüpfungspunkte sollten genannt werden. Nun ist zu fragen: Um welche Informationen geht es im einzelnen und was ist ihr potentieller Nutzen?

5. Gegenstand der Information

Ziel der Informationsaufbereitung durch die Krankenkassen ist die Bestimmung von Erkrankungs- und Behandlungsschwerpunkten im Zusammenhang mit spezifischen Arbeitsbedingungen für **einzelne** Betriebe und die Bereitstellung der Informationen in einer Form, die die besondere Belastung bestimmter Arbeitnehmergruppen erkennen läßt.

Für definierte Versichertengruppen (Angehörige bestimmter Betriebe, Betriebsteile oder Berufe) können prinzipiell die folgenden Daten aus dem Verwaltungsvollzug ausgewertet werden:

a) Die Häufigkeit, Dauer und Verteilung der Arbeitsunfähigkeit und der Zeiten mit Krankengeldbezug. Diese Informationen stehen im allgemeinen ohne größeren Datenerfassungsaufwand in den Krankenkassen bereit. Mit nur geringem zusätzlichem Aufwand können die Arbeitsunfähigkeitsdiagnosen ausgewertet und um Informationen über Arbeitsunfälle und Krankenhausbehandlungen ergänzt werden.

b) Die in Anspruch genommenen Sachleistungen nach Art, Menge und Kosten einschließlich der zugrunde liegenden Diagnosen (Krankheitsursachen). Mit Ausnahme der Krankenhausbehandlung sind die Daten über ärztliche Behandlung, die Arzneimittelversorgung und die Versorgung mit Heil-und Hilfsmitteln nur mit einem beträchtlichen - zusätzlichen - Erfassungsaufwand aufzubereiten. es muß daher bei jeder einzelnen Kasse darüber entschieden werden, in welchem Umfang und für welche Gruppen diese Zusatzerfassung durchgeführt werden soll. Im Rahmen der von unserem Institut begleiteten Modellversuche wird gegenwärtig geprüft, inwieweit diese Leistungsinformationen zur Vertiefung der arbeitsmedizinischen Erkenntnisse beitragen können.

Die entscheidende Frage ist, wie aus den bei den Krankenkassen vorhandenen **Daten** für die betriebliche Prävention relevante **Informationen** werden können. Zur Lösung dieser Frage schlagen wir den folgenden Verfahrensablauf vor.

6. Vorschlag für ein Verfahren der Information

Der Verfahrensvorschlag umfaßt vier Arbeitsschritte:

6.1 die Betriebsauswahl,
6.2 die betriebsspezifische Detailanalyse,
6.3 die Information der Betriebe einschließlich der arbeitsmedizinischen Interpretation sowie
6.4 das Abschlußgespräch über die Präventionsperspektive.

6.1 Die Betriebsauswahl

In einem ersten Arbeitsschritt müssen die näher zu untersuchenden Betriebe, Betriebsteile oder Berufsgruppen ausgewählt werden. Dafür gibt es verschiedene Möglichkeiten beziehungsweise Kriterien: Zum Beispiel bekannte/vermutete Zusammenhänge von bestimmten Arbeitsbelastungen in einem Betriebsteil oder einer Berufsgruppe mit gesundheitlichen Störungen. Andere Wege führen über statistische Indikatoren: überdurchschnittliche Arbeitsunfähigkeitsvolumina, überdurchschnittliche Behandlungskosten bestimmter Gruppen. Bei einer statistischen Auswahl müssen die Besonderheiten der Alters- und Geschlechtsstruktur des Betriebes berücksichtigt werden. Um eine schnelle Bereitstellung der Informationen sicherzustellen und den Aufwand zu begrenzen, ist für diesen Schritt ein sehr sparsamer Informationsset vorzusehen. Einfachstes Beispiel für die Auswahl von Risikoschwerpunkten wäre die "Hit-Liste" der Betriebe nach dem (alters- und geschlechtsstandardisierten) Arbeitsunfähigkeitsvolumen.

Eine andere Lösung des Auswahlproblems ergibt sich, wenn einzelne Betriebe (zum Beispiel auf Anregung durch ihre Betriebsärzte) von sich aus mit dem Wunsch einer betriebsbezogenen Informationsaufbereitung an die Kassen herantreten oder Gewerbeärzte (vgl. § 343 RVO) von der Kasse Auskunft über bestimmte Betriebe beziehungsweise Berufsgruppen verlangen.

6.2 Die betriebsspezifische Detailanalyse

Für die ausgewählten Versichertengruppen werden in einem zweiten Arbeitsschritt Detailanalysen erstellt. Sie enthalten in **systematisch aufbereiteter Form** Tabellenmaterial zu drei Komplexen: erstens über die soziodemographische Struktur der Versicherten, ihre Berufe, ihren beruflichen Status und ihre Betriebszugehörigkeit (Fluktuation, Arbeitslosigkeit); zweitens wird die Arbeitsunfähigkeit (AU) in differenzierter Form dargestellt, und die AU-Diagnosen werden nach Berufsgruppen geordnet ausgezählt; drittens werden Informationen über die Krankenhausaufenthalte und ausgewählte Kennziffern aus dem ambulanten Behandlungsgeschehen dokumentiert. Als Resultat entsteht für jeden ausgewählten Betrieb eine Sammlung von etwa 30 Tabellen, die wir "Betriebsreport" nennen. Der Aufbau dieses Informationspakets für die betriebsärztliche Praxis wurde in Zusammenarbeit mit Arbeitsmedizinern entwickelt.

Für die Bereitstellung dieser Materialien können bei den Krankenkassen routinisierte Auswertungsprogramme implementiert werden. Mit ihrer Hilfe können auch ohne eigene arbeitsmedizinische Ressourcen betriebliche Arbeitsunfähigkeits-, Kosten- und Krankheitsschwerpunkte, also Konzentrationen bei bestimmten Beschäftigtengruppen, nachgewiesen werden. Auf Basis des Betriebsreports kann daher entschieden werden, ob für einzelne Berufsgruppen Sonderauswertungen, das heißt Berufsgruppen-Teiluntersuchungen durchgeführt werden sollen.

6.3 Information der Betriebe und arbeitsmedizinische Interpretation

Der Betriebsreport wird mit einer vorläufigen Kommentierung der Erkrankungs- und Kostenschwerpunkte an den Betrieb weitergeleitet. Damit wird der dritte Schritt des Informationsverfahrens eingeleitet. Über dieses Material soll ein erstes inhaltliches Gespräch zwischen Krankenkasse und Betrieb stattfinden.

An diesem Informationsgespräch sollten neben der Betriebsleitung auch der Betriebsrat, die Sicherheitsfachkräfte und vor allem der Betriebsarzt beteiligt sein, gegebenenfalls auch Vertreter der überbetrieblichen Arbeitsschutzinstanzen (Unfallversicherung, Gewerbeaufsicht). Ziel des Gespräches ist es, den Betrieb bei der Interpretation des Betriebsreports zu unterstützen und der Krankenkasse eine erste Rückmeldung über die Ergebnisse der empirischen Analyse zu geben.

Im dritten Verfahrensschritt muß das vorliegende Tabellenwerk arbeitsmedizinisch interpretiert werden. Entscheidend ist hier die arbeitsmedizinische Fachkunde. In vielen Fällen wird es sinnvoll sein, daß sich die Krankenkasse bereits bei der ersten Kommentierung durch einen Arbeitsmediziner beraten läßt.

Eine höhere Effektivität der arbeitsmedizinischen Interpretation wird jedoch erreicht, wenn zu der allgemeinen Fachkunde die Kenntnis der konkreten Belastungen hinzukommt, denen die Belegschaftsangehörigen mit bestimmten Krankheitsschwerpunkten ausgesetzt sind. Genau diese Interpretationskapazität ist beim Betriebsarzt gegeben. Der entscheidende Vorteil unseres Verfahrensvorschlags ist also, daß der Betriebsreport für die **einzelnen** Betriebe konkrete epidemiologische Angaben vermittelt. Die Betriebsärzte können auf dieser Grundlage Präventionsmaßnahmen entwickeln und mit den übrigen betrieblichen Instanzen (Betriebsleitung, Betriebsrat etc.) umsetzen.

6.4 Das Abschlußgespräch über die Präventionsperspektive

Im vierten Arbeitsschritt sollten schließlich der Betriebsreport und die Belastungsanalyse, die arbeitsmedizinische Interpretation und die Maßnahmeempfehlung der Betriebsärzte in einem Bericht zusammengefaßt werden. Darüber sollte ein zweites gemeinsames Gespräch Krankenkasse-Betrieb stattfinden. Dabei wäre es wünschenswert, daß die Krankenkasse ausführlich über die innerbetrieblichen Präventionsziele informiert wird und auf dieser Basis eine Prognose über die künftige Entwicklung der Leistungs- und Kostenindikatoren anstellen kann.

Damit ist der Kommunikationsprozeß zwischen Krankenkasse und Betrieb zunächst abgeschlossen. Als weiterer Schritt wäre jedoch nach zwei oder drei Jahren eine Wiederholung der Betriebsuntersuchung möglich, um festzustellen, ob sich die Erkrankungs- und Kostenschwerpunkte durch die Präventionsmaßnahmen tatsächlich verändert haben. Über die Ergebnisse, die gleichzeitig eine Evaluation der betrieblichen Gesundheitsschutzmaßnahmen darstellen, sollte auf jeden Fall ein erneutes Gespräch mit dem Betrieb stattfinden.

7. Probleme der Interpretation des Betriebsreports

Wir wollen hier nur auf fünf Gesichtspunkte aufmerksam machen:

a) Das Informationsmaterial ist für Arbeitsmediziner um so interessanter, je größer der Zeitraum ist, für den es zur Verfügung steht. Ideal wäre die Beobachtung der Arbeitsunfähigkeits- und Krankheitsartenstruktur über mehrere Jahre unter Kontrolle der Beschäftigtenfluktuation. Vor allem die Hypothesenbildung bei den multifaktoriell verursachten 'arbeitsbedingten Erkrankungen' und chronischen Leiden würde damit erleichtert.

b) Auch für erfahrene und gut ausgestattete Betriebsärzte dürfte die Interpretation des beschriebenen Materials hinsichtlich der Vergleichskennziffern Probleme bereiten. Die Informationsaufbereitung in den Reports sollte daher Durchschnittswerte und andere epidemiologische Kennziffern der Kasse für die Versicherten der gleichen Branchen, Berufe usw. zur Verfügung stellen und gegebenenfalls durch andere Materialien aus dem Krankenkassenbereich (Krankheitsartenstatistik) ergänzen.

c) Die Verknüpfung der Informationen aus den Reports mit Belastungs-
    daten aus dem Betrieb und deren Erfassung ist in erster Linie Sache
    der Betriebsärzte. Dabei ergibt sich das folgende Problem: Die
    Reports enthalten nur Informationen für statistische Aggregate, für
    die präventive Umsetzung ist aber eine Zuordnung der Krankheitsfälle
    zu bestimmten Arbeitsplätzen notwendig; es müssen daher für die
    Berufsgruppenreports möglichst belastungshomogene Gruppen gebildet
    werden. Der Idealfall für die Interpretation wäre ein Betrieb mit nur
    wenigen stark besetzten Berufsgruppen, für die die Arbeitsbelastung
    jeweils gleichartig ist. Eine möglichst frühzeitige Einbeziehung der
    Betriebsärzte in die Diskussion über die Anlage der Betriebsteil-
    beziehungsweise Berufsgruppenreports ist daher wünschenswert.

d) Interpretationsprobleme sind vor allem bei chronischen und arbeits-
    bedingten Erkrankungen aufgrund der innerbetrieblichen Arbeitsplatz-
    fluktuation zu erwarten. Soweit innerhalb eines Betriebes (wie etwa
    bei der Volkswagenwerk AG) Daten vorliegen, die eine Rekonstruktion
    innerbetrieblicher Arbeitsplatzkarrieren ermöglichen, wäre zu prüfen,
    ob und wie diese Informationen ohne Gefährdung des Datenschutzes
    (evtl. mit Hilfe der Krankenkasse oder einer anderen außerbetriebli-
    chen Institution) mit den epidemiologischen Informationen der Kasse
    verknüpft werden könnten.

e) Auch im Hinblick auf die Erfassungs- und Auswertungstiefe der Daten
    im Betriebsreport, insbesondere der Information aus der ambulanten
    Behandlung, wäre eine frühzeitige Abstimmung mit den Betriebsärzten
    wünschenswert. Nur bestimmte Informationen aus der ambulanten
    Behandlung sind für die arbeitsmedizinische Interpretation des
    Betriebsreports relevant. So könnte beispielsweise die verstärkte
    Inanspruchnahme von Leistungen der physikalischen Therapie bei einer
    Berufsgruppe, zu deren gewöhnlicher Belastung statische Haltearbeit
    gehört, als Frühwarnzeichen für die Chronifizierung bestimmter
    Verschleißerscheinungen gedeutet werden. Diese Information hätte im
    Hinblick auf präventive Strategien einen höheren Indikatorwert als
    Arbeitsunfähigkeitsdiagnosen über bereits manifeste Erkrankungen des
    Bewegungs- und Halteapparats.

8. Beispiel: Eisengießerei

Zur Verdeutlichung soll folgendes Beispiel aus einem Betriebsreport
angeführt werden: Nach den wichtigsten Arbeitsunfähigkeitskennziffern

für die Betriebe im Einzugsbereich einer AOK wurde eine Eisengießerei für die Analyse ausgewählt. Die Arbeitsunfähigkeit liegt für den Betrieb mit 2.960 AU-Tagen je 100 Versichertenjahre (VJ) um 83 Prozent über dem regionalen Durchschnitt; bei der am stärksten besetzten Berufsgruppe, den Halbzeugputzern, mit 3.361 AU-Tagen je 100 VJ um 65 Prozent über der Vergleichsgruppe (ungelernte Arbeiter). Diese Beschäftigtengruppe ist durch eine extrem hohe Zahl von AU-Fällen, häufig veranlaßt durch Arbeitsunfälle und Erkrankungen des Bewegungsapparates, durch einen großen Anteil kurzer Fälle und das gehäufte Auftreten mehrfacher Arbeitsunfähigkeit gekennzeichnet.

Bei der Analyse der Einzeldiagnosen fällt zweierlei auf:

a) Die große Zahl der Unfälle zeigt Schwerpunkte bei den Augenverletzungen und bei den Verletzungen der oberen Extremitäten. Sie können als tätigkeitstypisch für die Schleifarbeit betrachtet werden. Erschwerend wirkt sich das Fehlen von Trennwänden zwischen den einzelnen Schleifarbeitsplätzen aus, so daß alle Beschäftigten in der Putzerei durch herumfliegende Teilchen gefährdet werden. Die Zahl der Augenverletzungen könnte bereits durch Abkapselung der Arbeitsplätze und eng anliegende Schutzbrillen erheblich verringert werden.

b) Die überdurchschnittliche Häufigkeit der Erkrankungen des rheumatischen Formenkreises ist ebenfalls auf die Tätigkeit als Halbzeugputzer in der Gießerei zurückzuführen, die von jeher zu den gesundheitlich stark belastenden Erwerbsarbeiten gehört. Als Folge der körperlichen Schwerarbeit mit hohen Anteilen statischer Haltearbeit (zum Teil in Zwangshaltung) bei deutlicher Überschreitung der Grenzwerte für Raumklima, Lärm, Vibrationen, Atemluft und hoher Unfallgefährdung kann es im Lauf der Zeit zu den genannten Verschleißerscheinungen kommen. Unter arbeitsmedizinischen Gesichtspunkten sollten die Anteile der statischen Haltearbeit verkürzt und Erleichterungen für die dynamische Schwerarbeit erreicht werden.

9. Probleme des vorgeschlagenen Verfahrens

Abschließend wollen wir einige Probleme des vorgeschlagenen Verfahrens anreißen:

1. Viele Betriebe führen eine (zum Teil personenbezogene) Arbeitsunfähigkeitsstatistik. Den Betriebsärzten steht dieses Material zur Iden-

tifikation von Risikoschwerpunkten im Betrieb auch ohne die Zuarbeit der Krankenkassen zur Verfügung. Wichtige und jedenfalls neue Informationen stellen für sie allerdings die Diagnosen und Informationen über das ambulante Behandlungsgeschehen dar. Zwar werden im Betrieb (vor allem bei den Betriebsärzten) einige der arbeitsmedizinischen Ergebnisse des Betriebsreports als unsystematische Erfahrung bekannt sein. Das spricht aber nicht gegen ein solches Verfahren. Häufig mobilisiert erst die systematisch-empirische Evidenz des Zusammenhangs zwischen Arbeitsplatzsituation und Erkrankung den präventiven Handlungsbedarf im nötigen Umfang. Die Informationen des Betriebsreports lassen außerdem eine gezieltere Bestimmung von präventiven Maßnahmen zu. Schließlich können sie auch zur Evaluation bereits durchgeführter Maßnahmen dienen.

2. Für die Informationsvermittlung und Umsetzung ist zu klären, wer betrieblicher Ansprechpartner der Krankenkasse sein kann. Im Hinblick auf Präventionsaufgaben gibt es keine rechtlich explizite Brücke zwischen Kassen und Betriebsärzten. Formeller Ansprechpartner der Kasse kann nur die Betriebsleitung sein, die als Arbeitgeber in einem förmlich geregelten Verhältnis zur Kasse steht; sie muß den Kontakt zum Betriebsarzt, der fachlich zuständig ist, herstellen.

Dabei ist zu berücksichtigen, daß die Position des Betriebsarztes (zumindest faktisch) in der betrieblichen Arena ambivalent ist. Häufig ist er sogar den Arbeitgeberinteressen stärker verpflichtet. In jedem Falle ist es daher wünschenswert, daß der Arbeitsschutzausschuß (nach § 11 des Arbeitssicherheitsgesetzes) oder ein ähnlich zusammengesetztes Gremium Partner der Krankenkasse ist. Damit würden die arbeitsepidemiologischen Informationen von vornherein einem Kreis unterbreitet, in dem die gesamte 'gesundheitspolitische Kompetenz' des Betriebes und die (latent) gegensätzlichen Interessen der Sozialparteien repräsentiert sind.

3. Die innerbetriebliche Umsetzung von Präventions- und Gesundheitsschutzmaßnahmen kann an verschiedenen Interessen scheitern: zum Beispiel an Kostengründen der Betriebsleitung, an den Leistungslohninteressen der Arbeitnehmer oder an der Arbeitsüberlastung der Betriebsärzte. Für das vorgestellte Kooperationsmodell ist jedenfalls vorausgesetzt, daß es zwischen den Sozialparteien im Betrieb einen konsensuellen Bereich im Hinblick auf Gesundheitsschutz gibt. Zumindestens bei den geltenden sozialrechtlichen Rahmenbedingungen kann das tatsächlich angenommen werden. So können Unternehmen

zum Beispiel gesundheitlich beeinträchtigte Arbeitnehmer (noch!) nicht ohne weiteres entlassen und müssen zur Vermeidung von Lohnfortzahlungskosten zu gewissen Aufwendungen für Prävention bereit sein. Die Durchsetzungschancen der vorgeschlagenen Maßnahmen wird dementsprechend am größten sein, wenn sie im Korridor der überschneidenden Interessen der Sozialparteien liegen oder sogar produktivitätssteigernd wirken.

4. Ein direktes Druckmittel gegenüber den Betrieben, aus den gewonnenen Informationen Konsequenzen zu ziehen, gibt es für die Krankenkassen nicht. Das gesamte Verfahren ist als Konsensmodell angelegt; ohne die Zustimmung der Arbeitgeber, der Arbeitnehmer und der Arbeitsschutzakteure eines Betriebes kann das Verfahren nicht in der beschriebenen Weise durchgeführt werden. Ist aber wenigstens eine grundsätzliche Zustimmung der genannten Gruppen gegeben, so entwickelt sich aus dem Informationsmodell ein indirekter Handlungsdruck für die verantwortlichen Akteure. Durch die **Wiederholung** des Betriebsreports kann dieser Druck bei Untätigkeit eines Betriebes gegebenenfalls verstärkt werden; bei durchgeführten Präventionsmaßnahmen dient die Wiederholung zur Evaluation dieser Maßnahmen.

Zur Unterstützung des betrieblichen Handlungsdrucks könnte auch beitragen, wenn die Krankenkasse außerbetriebliche Stellen, die für den Arbeitsschutz zuständig sind, in allgemeiner Form über die Durchführung von Betriebsuntersuchungen informiert, das heißt ohne den Betrieb und Einzelheiten des Betriebsreports zu nennen. In Frage kommen dafür die Arbeitgeber, Betriebsräte, Betriebsärzte und Sicherheitsfachkräfte einer Region und die zuständigen Unfallversicherungsträger, Gewerbeaufsichtsämter und Technischen Überwachungsvereine. Auch für die niedergelassenen Ärzte der Region kann die Kenntnis über besondere Belastungen bestimmter Berufsgruppen eine wertvolle Information sein.

5. Der vorgestellte Untersuchungsansatz ist in gewisser Weise 'industrielastig' und auf traditionelle **Arbeitertätigkeiten** ausgerichtet. Wie der Ansatz - angesichts der beschleunigten Veränderungen der gesellschaftlichen Arbeitsstruktur - für die Untersuchung von Angestelltentätigkeiten (zum Beispiel bei Schreibkräften oder Bankkaufleuten), für die Anwendung bei Ersatzkassen und die Untersuchung psychomentaler Belastungen weiterentwickelt werden kann, ist vorläufig offen.

6. Obwohl die Betriebsreports nur statistische Auswertungen für Kollektive enthalten, dürfen die Gefahren der Informationsweitergabe nicht unterschätzt werden; in dieser Hinsicht müssen - mit der gebotenen Vorsicht - noch mehr Erfahrungen gesammelt werden:

   a) Die Kenntnis der AU-Diagnosestruktur seiner Beschäftigten könnte einen Betrieb zum Beispiel zu gezielten Selektionsstrategien (bei Entlassungen und Einstellungsuntersuchungen) veranlassen. Wegen dieser Gefahr jedoch grundsätzlich auf die Information und die damit eröffneten Präventionsmöglichkeiten zu verzichten, wäre fatal. Es ist Aufgabe vor allem der jeweiligen Betriebsräte, solchen Folgen entgegenzuwirken. Für uns ist in diesem Zusammenhang zwingend, daß eine Monopolisierung der Erkenntnisse aus dem Betriebsreport durch eine Gruppe verhindert werden muß beziehungsweise daß alle betrieblichen Instanzen gleichzeitig und gleichmäßig über die wichtigsten Ergebnisse informiert werden müssen.

   b) Selbstverständlich dürfen Betriebe und Betriebsärzte keine Individualdaten erhalten. Für geringe Besetzungszahlen müssen zum Beispiel die Diagnoseinformationen gelöscht werden, wenn durch betriebliches Zusatzwissen einzelne Personen oder kleinere Personengruppen identifiziert werden könnten. Zwar unterliegen auch Betriebsärzte der ärztlichen Schweigepflicht; eine Informationsweitergabe nur an die Betriebsärzte verbietet sich jedoch allein schon, weil die **informationspolitische Absicht des Betriebsreports** in der betriebsöffentlichen Thematisierung von Arbeitsbelastungen und Gesundheitsschutzfragen besteht. Insbesondere bei Informationen über kleinere Kollektive sind daher die Nachteile des Informationsverzichts gegen die Gefahren einer Verletzung des Individualdatenschutzes abzuwägen.

10. Schlußbemerkung

Die gesetzlichen Krankenkassen können grundsätzlich zur Prävention arbeitsbedingter Erkrankungen beitragen. Umsetzungsorientierte Informationsverfahren für Betriebe beziehungsweise Betriebsärzte müssen praktisch jedoch eine Vielzahl von Bedingungen beachten. Unser Vorschlag sollte durch seine systematische Anlage zumindest dem Vorwurf der Kompetenzüberschreitung der beteiligten Institutionen vorbeugen.

Daß allerdings auch für das skizzierte Informationsverfahren zur Zeit noch ein überdurchschnittliches Präventionsengagement seitens der Kassenselbstverwaltung und -geschäftsführung vorausgesetzt ist, liegt auf der Hand. Ebenso klar ist aber auch, daß die **Umsetzung** der verfügbar gemachten Kenntnisse vom fachlichen Einsatz der Betriebsärzte und der betrieblichen Konsens- und Konfliktstruktur abhängig ist.

Literatur

Bürkardt, D./H. Schneider/W.F. Schräder (1983): Versicherte mit hohem gesundheitlichem Risiko nach Betriebszugehörigkeit. Eine Studie zur Verwendung von GKV-Routinedaten für die Kooperation zwischen Krankenkasse und Betrieb, IGES-Papier G 153, Berlin

Debold, P./R. Neuhaus/R. Paquet/W.F. Schräder (1985): Leistungs- und Kostentransparenz in der GKV. Konzeptionelle Grundlagen und Anwendungsbeispiele für Modellversuche nach § 233 RVO, Schriftenreihe Strukturforschung im Gesundheitswesen, Bd. 14, Technische Universität Berlin

Peter Lemke

Möglichkeiten präventiver Gesundheitssicherung für Bevölkerungsgruppen in benachteiligten Lebenslagen durch die gesetzlichen Krankenkassen

1. Primärprävention als Aufgabenstellung der Krankenkassen

Nach dem II. Weltkrieg wurde bereits 1957 im "Sozialplan für Deutschland", der im Auftrag des damaligen SPD-Bundesvorstandes erarbeitet wurde, eine stärkere Hinwendung der Kassen zur präventiven Gesundheitssicherung gefordert. Aber erst in den siebziger Jahren nahmen sich die Kassen verstärkt der Prävention, der Vorsorge und Früherkennung an, wenn auch - gesundheitspolitisch bewertet - nur im Rahmen symbolischer Politik.

Die wesentliche konzeptionelle Grundlage des Kassenhandelns in der Primärprävention bildet das Risikofaktorenkonzept, wie es vor allem für die koronaren Herzkrankheiten entwickelt worden ist. Aber die Prävention bezieht sich auch hier nur auf solche Faktoren, die mit Mitteln der Pädagogik und Psychologie über das Verhalten der Versicherten zu beeinflussen sind. Diese Orientierung bestimmt dann weitgehend auch die inhaltlichen Themen, die sich vor allem auf die Bereiche Ernährung, Bewegung, Rauchen und Streß als definierte Risikofaktoren für den Bereich der Herz-Kreislauferkrankungen beziehen. Darüber hinaus werden Angebote zur Karies- und Zahnprophylaxe, zur Drogenaufklärung und zur Schwangerenberatung durchgeführt. Innerhalb der Angebote lassen sich entsprechend der Zielsetzung, Zielgruppe und Organisation zwei Kategorien unterscheiden. Einerseits werden von den Kassen massenmediale Angebote durchgeführt, wie beispielsweise Blutdruckmeßaktionen, Sehtests und weitere computergarnierte Maßnahmen. Diese in ihrer Anlage weitgehend an Screening-Verfahren orientierten Angebote richten sich unselektiert an die Gesamtbevölkerung des jeweiligen Kassenbezirks, wobei - neben den damit verfolgten wettbewerbsstrategischen Überlegungen - unter inhaltlichen Gesichtspunkten eher gesundheitsaufklärerische Aspekte dominieren.

Zum anderen bieten die Kassen eine Vielzahl von Kursen, Vorträgen und Beratungen an, wobei die eigenen Versicherten als definierte Zielgruppe gelten. Bei diesen personalen Maßnahmen, die sich vor allem an "Risikopersonen" wenden, steht der Erziehungsgedanke stärker im Vordergrund. Dementsprechend wird hier wesentlich mit standardisierten Programmen gearbeitet, die von geschulten Experten durchgeführt werden. Bei ihren methodisch-didaktischen Konzepten handelt es sich um geschlossene Curricula, so daß der Eigeninitiative der Teilnehmer enge Grenzen gesetzt sind.

Einen Überblick gibt das folgende Schaubild:

Maßnahmenform	Adressaten	Ziele
Personale Maßnahmen - Kurse - Beratungen	Versicherte/ Risikoträger	Gesundheitserziehung/ Verhaltensänderung
Vorträge	Versicherte/ Öffentlichkeit	Gesundheitsaufklärung/ Gesundheitserziehung
Massenmediale Maßnahmen - Aktionen - Informationsstände	Öffentlichkeit	Gesundheitsaufklärung/ Öffentlichkeitsarbeit

Der personale Präventionsansatz betont einseitig die subjektive Verantwortung und den persönlichen Entscheidungsprozeß der Individuen für ein gesundheitsgerechtes Verhalten. Hiermit wird ein hoher Anspruch an die individuelle Kompetenz formuliert, wobei autonome, weitgehend frei verfügbare Handlungsalternativen des einzelnen wie auch sozialer Gruppen unterstellt werden. Damit korrespondierend wird dann auch die Entscheidung für ein gesundheitsgerechtes Verhalten überwiegend durch kognitive und verhaltenstherapeutische Strategien erwartet. Unabhängig davon, daß Gesundheit eine Qualität ist, die keinen absoluten Maßstab hat, die nur verstanden werden kann als eine Größe im subjektiven Werteraster jedes einzelnen und determiniert wird durch die individuelle Lernerfahrung sowie die objektiven Lebensverhältnisse, vernachlässigt dieser Ansatz auch weitgehend die soziale Dimension von Gesundheit und Krankheit (Spree 1981, Pflanz 1969). Personale Prävention verabsolutiert außerdem eine Gesundheitsqualität, indem postuliert wird, daß Risikofaktoren generell für jeden gleich schädlich sind und bei jedem von daher mit denselben präventiven Maßnahmen bekämpft werden können.

Von den gegenwärtig vorherrschenden "Zivilisationskrankheiten" sind überproportional häufiger untere Schichten betroffen als mittlere und obere, d.h. die gesundheitlichen Risikolagen variieren schichtenspezifisch (Scharf 1978, Siegrist et al. 1980, Townsend et al. 1982).

Die gesundheitspolitische Relevanz präventiver Strategien der Kassen hätte sich u.a. durch den Umfang auszuweisen, in welchem es ihnen gelingt, gesundheitliche Problemgruppen innerhalb der Versicherten zumindest entsprechend ihres Anteils an der Gesamtversichertenzahl zu erreichen bzw. welche Handlungsspielräume den Kassen bei Berücksichtigung organisatorischer, rechtlicher und politischer Rahmenbedingungen zur Verfügung stehen, um Inanspruchnahmedefizite dieser Gruppe abzubauen.

2. Nutzung primärpräventiver Maßnahmen und soziale Lage

Über die Inanspruchnahme primärpräventiver Maßnahmen durch unterschiedliche soziale Versichertengruppen liegen bisher kaum quantitative Ergebnisse vor.

Zwar wird ganz allgemein konstatiert, daß den bisherigen Strategien der Gesundheitserziehung, wie sie von den verschiedenen Anbietern durchgeführt werden, ein durchschlagender Erfolg versagt geblieben ist (v. Troschke 1978, Freudenberg 1981). Diese Aussagen werden von konservativen Kritikern häufig dahingehend gewendet, Prävention als relevante Strategie insgesamt abzulehnen, vor allem mit "Formulierungen vom 'drohenden Krankenkassenstaat' oder von der 'staatlich verordneten Pflicht zur Gesundheit'" (Rosenbrock 1985).

Weiterreichende Analysen mit der Zielperspektive, das Kassenhandeln zu optimieren, weisen im wesentlichen in ihren konzeptionellen Überlegungen auf die Überwindung organisationsstruktureller Defizite hin, um eine effektivere Ausschöpfung vorhandener Ressourcen zu gewährleisten (v. Ferber 1978, Neuhaus 1979). So notwendig derartige Analysen und die Entwicklung von Alternativkonzepten vor dem Hintergrund der divergierenden Interessenlagen innerhalb des Systems der GKV wie auch der weiteren am Gesundheitssystem beteiligten Gruppen ist, kann eine

Einschätzung über Nutzungsbarrieren erst erfolgen, wenn die Analyse auf Benutzerebene weitergeführt wird.

Die diesen Bereich miteinbeziehenden Untersuchungen beziehen sich jedoch fast durchweg nur auf Modellversuche wie beispielsweise die "Aktion Gesundheit" der AOK-Mettmann und sind nur begrenzt in der Lage, verallgemeinerungsfähige Aussagen über die präventive Realität des Kassenhandelns in der Bundesrepublik bereitzustellen. Da auch auf Kassenebene selbst - wenn überhaupt - Daten im wesentlichen nur über Teilnehmerquoten vorhanden sind, sind hinreichende Wirkungsanalysen über das Nutzerverhalten kaum möglich.

Aus der Inanspruchnahme-Forschung für das kurative System sind als wesentliche, Disparitäten begründende Einflußgrößen soziale und raum-zeitliche Faktoren nachgewiesen (Wendt 1983). In welchem Umfang hierdurch auch die selektive Nutzung der Primärprävention beeinflußt wird und welche weiteren Dimensionen einen negativen Effekt bewirken, wurde in einem 1-Jahres-Zeitraum bei 3 Ersatzkassen (DAK, BEK, KKH) und der AOK in der Rhein-Neckar-Region, einem industriellen Ballungs-gebiet mit dem großstädtischen Zentrum Mannheim, untersucht.

Bei diesen Kassen sind ca. 65% der Wohnbevölkerung versichert.[1]

Die Kassen führten während des Untersuchungszeitraums 24 massenme-diale Angebote und 13 personale Maßnahmen durch. Während letztere alle in die Untersuchung miteinbezogen wurden, konnten von den Aktionen nur 5 Angebote evaluiert werden. Insgesamt wurden 237 Maßnahme-Teilneh-mer befragt und, um Verzerrungseffekte zu minimieren, eine Kontrollbe-fragung bei 200 zufällig ausgewählten Schalterbesuchern durchgeführt.

Es zeigt sich zwar, daß die Kassen mit ihren Angeboten die unter primärpräventiven Gesichtspunkten relevante Altersgruppe der 25-45jähri-gen erreichen. Diese stellen mit 53,6% über die Hälfte aller Teilnehmer und damit fast doppelt soviel wie die Gruppe der 45-65jährigen (26,8%), wobei Frauen eher als Männer und verheiratete eher als Ledige die Angebote nutzen. Bei den jüngeren und mittleren Altersgruppen wird entsprechend dem Risikofaktorenkonzept davon ausgegangen, daß durch eine Reduktion riskanter Verhaltensweisen eine Senkung der Häufigkeit der Krankheits- und Todesfälle erfolgen kann, indem der Verlauf von Chronifizierungsprozessen positiv verändert wird. Eine weitere relevante Zielgruppe stellen jedoch auch die unter 25jährigen dar, da Primärpräven-tion sich auch und gerade an Gesunde wendet, bei denen die Verhütung

von Krankheiten durch Einwirkung auf gesundheitsschädigende Verhaltensweisen verhindert werden soll. Diese Gruppe wird jedoch nur unzureichend erreicht. Die Gründe liegen einerseits darin, daß für diese Altersgruppe die als Risikoverhalten definierten Verhaltensmuster häufig als
soziale Handlungsorientierung gelten, denen im soziokulturellen Kontext
eine identitätsstiftende Funktion zukommt. Ein Präventionskonzept, das
individuelles Risikoverhalten diskriminiert und aus seinen sozialen
Zusammenhängen herauslöst, kann somit kaum einen Zugang zu den
lebensweltlichen Bezügen dieser Altersgruppe finden.

Bei der weitergehenden Analyse zur Erfassung disparitärer Inanspruchnahme wurden die wesentlichen unterschiedliche soziale Lagen konstituieren-
den Einflußgrößen untersucht. Es zeigte sich, daß entsprechend ihrer
Berufsstellung Arbeiter mit 15% deutlich unterrepräsentiert waren,
während Angestellte und Beamte mit 74% dominierten (siehe Graphik).

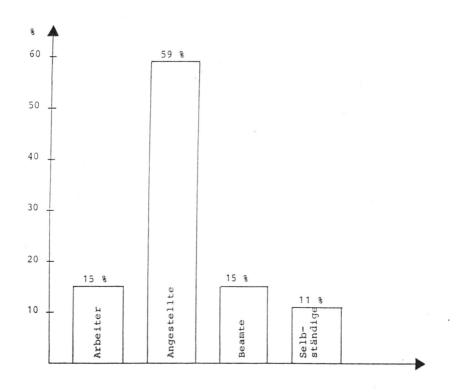

Inanspruchnahme primärpräventiver Angebote nach Berufstätigkeit
n=237

Selbst wenn man berücksichtigt, daß mit der versicherungsrechtlichen Kategorie "Angestellte" sehr heterogene Berufe erfaßt werden, die in ihrer Qualifikationsanforderung, der Arbeitsplatzorganisation, der Arbeitszeitstruktur etc. sowie den daraus resultierenden Belastungs- und Beanspruchungsdimensionen qualitativ variieren, ist dennoch festzuhalten, daß eine stärkere Nutzung durch Mittelschichtangehörige erfolgt. Bezieht man den Bildungsabschluß bzw. die berufliche Qualifikation als bedeutsamen Indikator zur Bestimmung der sozialen Lage in die Analyse mit ein, so wird deutlich, daß die Angebote überproportional stärker von Personen mit qualifizierten Abschlüssen genutzt werden. Zwar hatten ca. 47% eine abgeschlossene Lehre, aber immerhin 38% einen Hochschul-bzw. Fachschulabschluß oder eine Meisterprüfung, während Personen ohne Berufsausbildung mit ungefähr 14% deutlich unterrepräsentiert waren. Insgesamt zeigt sich, daß mit steigender Berufsausbildung die Inanspruchnahme überproportional steigt.

Tabelle 1

Zusammensetzung nach Berufsausbildung

	Im Projekt	Wohnbevölkerung BRD	Erwerbsbevölkerung BRD
ohne Berufsausbildung	14,2%	52,3%	29,8%
mit abgeschlossener Lehre	47,9%	39,1%	55,4%
Fachschulabschluß/ Meisterprüfung	17,2%	3,9%	6,4%
Fachschul- bzw. Hochschulabschluß	20,7%	4,7%	8,4%

Quelle: Grund- und Strukturdaten 1983/84, hrsg. vom BMBuW, Bonn
N = 237

Bei einer getrennten Analyse der Teilnehmer an AOK-Maßnahmen wird deutlich, daß es der AOK als "Arbeiterklasse" nur begrenzt gelingt, ihr eigenes Klientel zu erreichen. Zwar liegt der Anteil von Arbeitern mit 2% geringfügig über dem Durchschnittswert - genutzt werden diese Angebote jedoch vor allem von Angestellten und Beamten, die zum überwiegenden Teil nicht bei der AOK versichert sind.

So waren lediglich 23% der Maßnahmeteilnehmer AOK-Versicherte, und der Anteil der freiwillig Versicherten - als AOK-untypische Klientel - lag um fast 35% über dem der AOK Mannheim.

Selbst bei einer vorsichtigen Interpretation der Ergebnisse - die durch weitere Untersuchungen abzusichern wären - deutet doch einiges darauf hin, daß die AOK'en, die im Bereich der Primärprävention als aktivste Anbieter auftreten, teilweise für andere Kassentypen eine "Alimentationsfunktion" übernehmen. Sie gleichen offensichtlich deren Defizite aus, da andere Kassenarten die Nachfrage ihrer Versicherten nur ungenügend abdecken. Die Gründe für das stärkere Interesse der Mittelschichten, das sich in der stärkeren Inanspruchnahme ausdrückt, liegen sicherlich auch in subjektiven Faktoren, die jedoch ebenfalls gesellschaftlich vermittelt sind. Hierzu gehören vor allem ein umfassenderes Gesundheitswissen, die Möglichkeit, sich besser zu informieren und positivere Erfahrungen mit der ärztlichen Versorgung (Schmädel 1975, 1981).

Allerdings befinden sich die AOKen hier zugegebenermaßen in einem Zielkonflikt, da sie aufgrund ihrer Versichertenstruktur gegenüber den anderen Kassen benachteiligt sind. Um diesen systembedingten Mangel auszugleichen, unternehmen sie vielfältige Anstrengungen, um "neue Versichertenkreise" zu erschließen, d.h. verstärkt Angestellte anzusprechen bzw. Wanderungsbewegungen zu den Ersatzkassen zu reduzieren. Hierzu bietet sich aufgrund des durch die RVO vorgegebenen weitgehend identischen Leistungsrechts im wesentlichen der präventive Bereich an, in dem relative Gestaltungsmöglichkeiten vorhanden sind. Aufgrund von Experteninterviews mit Kassenmitarbeitern kann jedoch bezweifelt werden, ob diese Erwartungen realisierbar sind - zumindest bei der hier untersuchten AOK haben sich bisher keine Entwicklungen in die angestrebte Richtung ergeben.

Die Versichertengruppen, bei denen einerseits durch die objektiven Arbeits- und Lebensverhältnisse gesundheitliche Belastungen kumulieren und die andererseits durch ihre benachteiligte Lebenslage in der Nutzung öffentlicher oder privat organisierter Hilfssysteme eingeschränkt sind, werden durch die Kassenangebote nur unzulänglich erreicht. Mittelschichtsangehörige, die aufgrund ihrer materiellen Lage wie auch sozial geprägter Einstellungsmuster - vermittelt über Sozialisationserfahrungen - eine größere Affinität zum Gesundheitssystem aufweisen, nehmen auch diese Angebote vermehrt wahr. Für sie ergibt sich damit eine zusätzliche Gratifikation im Sinne der Verbesserung gesundheitsrelevanter Informationen. Die geringe Teilnahme von Unterschichtsangehörigen vergrößert die Gesundheitsdefizite dieser sozialen Gruppen, was unter gesundheitspolitischen Gesichtspunkten als Handlungsdefizit auch zu sehen ist. Die von v.Ferber aufgestellte These, daß die gesetzlichen Kassen der Bevölkerung bzw. dem Versicherten nicht als Einrichtungen der Gesundheitsvorsorge bewußt sind (v.Ferber 1979), ist vor dem Hintergrund der vorliegenden Daten dahingehend zu modifizieren, daß dieser Sachverhalt im wesentlichen auf untere soziale Versichertengruppen zutrifft, während mittlere und gehobene Sozialschichten - im Rahmen der Möglichkeiten, die personale Prävention bietet - durchaus erreicht werden.

3. Möglichkeiten zur Verbesserung der Inanspruchnahme präventiver Angebote

Wenn Angehörige unterer sozialer Gruppen in geringerem Maße die Präventionsangebote in Anspruch nehmen, so müssen die Kassen, u.a. auch in Anbetracht grundgesetzlicher Bestimmungen ("Sozialstaatspostulat", "Gleichbehandlungsgrundsatz"), daran interessiert sein, ein weiteres Auseinanderklaffen zwischen Zielsetzung und Nutzung im primärpräventiven Bereich zu verhindern. Hierzu reicht eine allein quantitative Ausweitung vorhandener Angebote nur in begrenztem Maße aus. Vielmehr ist eine positive Veränderung des Nutzerverhaltens nur dann zu erwarten, wenn Prävention sich stärker als bisher an der Lebens- und Arbeitssituation dieser Gruppen orientiert, und wenn darüber hinaus die Angebotsstrukturen von Gesundheitsleistung selbst verändert werden (v.Ferber 1973).

3.1 Stadtteil- und gemeindeorientierte Angebote

Als eine wesentliche Einflußgröße, für die Inanspruchnahme unterer Sozialgruppen, werden in letzter Zeit verstärkt nicht allein schichtungsdeterminierende Faktoren genannt, sondern als zusätzliche Erklärungsvariable sozial-ökologische Faktoren in die Analyse mit einbezogen (Thorbecke 1975, Bargel 1978).

Auf die Relevanz dieser Dimension hat schon Bahrdt hingewiesen. In dem von ihm entworfenen "Erschließungskonzept" räumlicher Strukturen plädiert er dafür, daß bei der Untersuchung von Disparitäten die unmittelbare Verschränkung von Räumlichem und Sozialem stärker zu berücksichtigen sei (Bahrdt, 1974). Er weist nach, daß der soziale Raum, z.B. eine Stadt, nicht an sich nutzbare Umwelt ist, sondern daß dieser von den verschiedenen Sozialgruppen selektiv genutzt wird.

Gerade für untere Sozialgruppen ist das nähere Wohnumfeld, z.B. der Stadtteil, nicht nur das relevante Sozialbezugsfeld, sondern diese räumliche Orientierung beeinflußt auch die Nutzung und Inanspruchnahme in dem Sinne, daß diese Gruppen größere Vorleistungen erbringen müssen, wenn sie Angebote, die außerhalb ihres Wohnquartiers durchgeführt werden, wahrnehmen wollen, wohingegen Mittelschichtsangehörige den gesamten Sozialraum entsprechend ihren Bedürfnissen nutzen.

Neuere Ansätze der Primärprävention versuchen, diese Überlegungen konzeptionell umzusetzen, indem eine stärkere Hinwendung zur gemeindeorientierten, bzw. kommunalen Strategie gefordert wird (Nüssel 1983, v. Troschke 1983, Laaser 1985). In dieselbe Richtung zielt auch das Lebensweisenkonzept der WHO, das davon ausgeht, daß Prävention dort ansetzen muß, wo Lebensweisen entwickelt werden, d.h. wo Menschen wohnen, arbeiten, aufwachsen, erzogen werden und ihre Freizeit verbringen: in der Gemeinde (Wenzel 1983).

Bei den Krankenkassen ist zwar einerseits durch ihre dezentrale Organisationsstruktur eine größere Ortsnähe - gegenüber vergleichbaren Institutionen - gegeben, andererseits werden die Angebote bevorzugt in Innenstadtbezirken bzw. in Kooperation mit zentral gelegenen Organisationen wie beispielsweise Volkshochschulen, durchgeführt.

Um ansatzweise zu überprüfen, in welchem Umfang durch den Abbau räumlicher Distanz Zugangschancen verbessert werden können, führten die beteiligten Kassen in einem ausgewählten Mannheimer Stadtteil fast die Hälfte aller personalen Maßnahmen durch. Daß bei den Versicherten ein Bedarf nach solchen bewohnernahen Angeboten besteht, weist sich darin aus, daß fast 60% (N = 437) der Befragten angaben, daß Bewohnernähe solcher Maßnahmen eine wesentliche Nutzungsvoraussetzung ist. Insgesamt konnte die Teilnehmerzahl zwar um 30% gesteigert werden, d.h. von ca. 7 auf 10 Personen. Hier werden die Defizite personaler Präventionsstrategien jedoch besonders deutlich. In seiner didaktischen Konzeption ist dieser Ansatz von vornherein auf geringe Teilnehmerzahlen ausgerichtet und kann als relevante Strategie zu einer massenwirksamen Verhaltensänderung nur einen begrenzten Beitrag leisten, selbst dann, wenn man indirekte Wirkung im Sinne eines Multiplikatoreneffekts unterstellt. Auch die multimediale Variante, die sich unselektiert an die Gesamtbevölkerung richtet, vernachlässigt den soziologisch relevanten Tatbestand, daß individuelles Verhalten zu einem ganz wesentlichen Teil eingebettet ist in sozial überformte Verhaltens- und Handlungsmuster. Hierdurch sind die Chancen und Möglichkeiten, gesundheitliche Aufforderungen und Ratschläge in tägliches Handeln umzusetzen, schichtenspezifisch ungleich verteilt. Gerade für die unteren Schichten zielen Angebote und Botschaften, die an den abstrakten Wert "Gesundheit" appellieren, häufig ins Leere, da sie ihn aufgrund ihrer materiellen Lebensbedingungen ohnehin nicht erreichen können.

Selbst wenn die Inanspruchnahme unterer sozialer Versichertengruppen nicht gesteigert werden konnte, so verweist dies nicht gegen eine Weiterverfolgung dieser Strategie durch die Kassen, zumal dann, wenn durch weitere Disparitäten verursachende Einflußgrößen verändert werden.

Einerseits ist bekannt, daß bei der Initiierung veränderter Angebotsstrukturen diese anfänglich von Personen mit einem entwickelten Gesundheitsbewußtsein genutzt werden (Abholz 1980), d.h. also vorwiegend von gehobenen Sozialschichten, so daß für diese zumindest kurzfristig ein "Surpluseffekt" entsteht. Andererseits bieten die Ergebnisse von stadtteilorientierten Projekten, wie sie vor allem in den USA und England umgesetzt wurden, wie beispielsweise die Neighbourhood-Health-Centre oder die sozialmedizinisch ausgerichtete Community Medicine, durchaus Hinweise darauf, daß durch solche bewohnernahen Aktivitäten die Zugangschancen im Zeitverlauf verbessert werden können.

Für die Bundesrepublik liegen nur wenige Erfahrungen über die Wirkungsweise gemeindezentrierter Prävention vor (Becker, Laugsch 1985). Größere Bevölkerungsstudien, die sich explizit in ihrem interventiven Teil auf ein derartiges Konzept stützen, wie beispielsweise die Deutsche Herz-Kreislauf-Präventionsstudie (Hoffmeister, Kreuter, v. Troschke 1983), befinden sich gegenwärtig erst in der Umsetzungsphase.

Jedoch deuten Analysen, wie sie im Zusammenhang mit der Bewertung der "aktivierenden Gemeinwesenarbeit" als neuerem Konzept der Sozialarbeit durchgeführt worden sind, darauf hin, daß hier durchaus Perspektiven vorhanden sind, die Partizipation unterer Sozialgruppen zu verbessern (Bahr/Gronemeyer 1974, Arbeitsgruppe Gemeinwesenarbeit 1979).

3.2 Entwicklung zielgruppendifferenzierter Angebote

Als erfolgversprechende Perspektive zum Abbau disparitärer Nutzung wird sich ein gemeindezentrierter Ansatz jedoch erst dann erweisen, wenn er durch die Berücksichtigung weiterer, gleiche Zugangschancen begründender Dimensionen ergänzt und optimiert werden wird.

Unter der Prämisse, durch Prävention die Gesundheitslage der Bevölkerung zu verbessern, müssen nicht nur die Faktoren bekannt sein, die die jeweilig schlechtere Gesundheitslage der verschiedenen Sozialgruppen bedingen, sondern darüber hinaus müssen zumindest Kenntnisse darüber vorliegen, ob mit dem Angebot die Interessen und Bedürfnisse verschiedener sozialer Versichertengruppen hinlänglich berücksichtigt werden oder ob für benachteiligte Sozialschichten wenig relevante Inhalte thematisiert werden und damit der Gebrauchswert von ihnen eher als gering veranschlagt wird.

Daß hier bei den Kassen Defizite vorhanden sind, kann aufgrund der Untersuchungsergebnisse zumindest vermutet werden. Dies wird deutlich, wenn man die im Untersuchungszeitraum angebotenen Maßnahmen mit den Themenbereichen vergleicht, die in der Wertskala der Versicherten höherrangig angesiedelt sind (vgl. Tabelle 2).

Es zeigen sich hier deutliche Nachfrageüberhänge, die sich vor allem auf Themenbereiche beziehen, die in letzter Zeit die gesundheitspolitische Dimension zunehmend beherrschen, wie beispielsweise der Komplex der Umweltepidemiolgoie, der von den Kassen bisher kaum thematisiert worden ist. Auch im Bereich "psychische Gesundheit", der im Kassenangebot eher vernachlässigt wird und sich in verhaltensorientierten Streßreduktionsprogrammen erschöpft, lassen sich Defizite nachweisen. Auf den Stellenwert und die Zunahme psychosomatischer Beeinträchtigung, die von der naturwissenschaftlich orientierten Medizin in ihren Ursache-Wirkung-Zusammenhängen kaum diagnostizierbar sind und von daher häufig als "unspezifische Befindlichkeitsstörung" klassifiziert werden, hat schon A. Mitscherlich hingewiesen (Mitscherlich 1969).

In neueren Untersuchungen konnte darüber hinaus der Zusammenhang zwischen psychosozialen Belastungsstrukturen am Arbeitsplatz, Berufs-

Tabelle 2

Nachgefragte Themen der Prävention
(Mehrfachnennungen)

	Zahl der Nennungen
1. Gesunde Ernährung*	166
2. Alkohol- und Drogenprobleme	158
3. Bewegung und Sport	131
4. Umweltprobleme*/Psychische Gesundheit*	125
5. Rauchen und Gesundheit	101
6. Bluthochdruck, Diabetes	94
7. Behindertenrpobleme*	88
8. Vorsorge im Kindesalter	74
9. Selbsthilfe*	72
10. Wohnen und Gesundheit*	68
11. Sonstige	26

Die mit * gekennzeichneten Themen wurden von der Kasse in der Untersuchungsregion nicht angeboten.

gruppenzugehörigkeit und den daraus resultierenden gesundheitlichen Beeinträchtigungen weitgehend erhärtet werden. Wenn auch einzelne spezifische Wirkungsmechanismen, wie sie durch unterschiedliche Arbeitsabläufe und den technisch-organisatorischen Wandel der Arbeitswelt hervorgerufen werden, noch nicht abgeklärt sind, konnte doch beispielsweise für den Bereich der koronaren Herzerkrankungen gezeigt werden, daß zwischen dem beruflichen Status bzw. der Schichtzugehörigkeit und dem KHK-Risiko eine inverse Beziehung besteht (u.a. Karasek 1981, Theorell 1981).

Die unter zielgruppenspezifischen Aspekten relevanten Ergebnisse werden von den Kassen bisher kaum in die Bearbeitung miteinbezogen - vielmehr ist eine weitere Ausweitung des Angebots im Bereich klassischer gesundheitserzieherischer Thematiken, wie beispielsweise 'Ernährung' oder 'Bewegung', zu konstatieren. Gerade diese Bereiche weisen in ihrer

Gewichtung jedoch schichtenspezifische Unterschiede auf. So wurde eine Ausweitung des Angebots in diesen Bereichen nur von ca. 20% der Arbeiter gefordert, während 42% der Angestellten hier einen konkreten Bedarf artikulierten.

Selbst unter Beibehaltung der verhaltensorientierten Prävention können die Kassen nicht davon ausgehen, daß eine quantitative Ausweitung risikofaktorenbezogener Angebote Effekte zeigt, die die Nutzungschancen unterer sozialer Gruppen verbessert. Um ein nach sozialen Schichten differenziertes Angebot zu entwickeln, erscheint es zweckmäßig, die unterschiedliche Lebenslagen determinierenden Faktoren zu identifizieren. Lebenslage beschreibt hierbei den durch die objektiven Arbeits- und Lebensverhältnisse konstituierten Freiraum, der den Individuen zur Entfaltung und Befriedigung ihrer wichtigsten Bedürfnisse - also auch ihres Gesundheitszustandes - zur Verfügung steht (Nahnsen 1975). Der Einkommens- und Versorgungsspielraum, der Kommunikations- und Interaktionsspielraum, der Lern- und Erfahrungsspielraum, der Dispositions- und Entscheidungsspielraum und der Muse- und Regenerationsspielraum sind die Einflußgrößen, die unterschiedliche Lebenslagen konkretisieren, die Handlungsspielräume bestimmen, die Individuen zur Selbstverwirklichung und zur Teilnahme am gesellschaftlichen Geschehen zur Verfügung stehen und somit ihre sozialen Chancen positiv wie negativ konstituieren. Diese lebenslagerelevanten Faktoren beeinflussen auch ganz wesentlich die Möglichkeit der Inanspruchnahme präventiver Angebote (Lemke 1983). Die Berücksichtigung lebenslagenspezifischer Handlungsspielräume hätte sich u.a. darin auszuweisen, daß Lernschritte und -ziele, d.h. die pädagogische Vermittlungsebene, auf die jeweilige soziale Lebenswelt dieser Gruppen abgestellt werden, indem etwa Lernprinzipien, wie sie in der Erwachsenenpädagogik und gewerkschaftlichen Bildungsarbeit entwickelt worden sind (Negt 1971) stärker rezipiert und auf ihre Übertragbarkeit hin überprüft werden.

4. Zur Notwendigkeit der Entwicklung eines sozialen Präventionsansatzes

Vermittelt über die im Gesundheitswesen dominierenden Experten - vor allem die Ärzte - und deren gesellschaftlich legitimierter Monopolanspruch als einzig relevante Gruppe über gesundheitlichen Wissensvorrat und Handlungskapazität zu verfügen, sind Prozesse begünstigt worden, die nicht nur zu einer Individualisierung gesundheitlicher Problemlagen geführt haben, sondern als Reflex in der gesundheitspolitischen Diskussion seit den 60er Jahren auch in der oft wiederholten Forderung nach "Selbstbeteiligungsmodellen" für die Versicherten geführt haben.

Unabhängig davon, daß im Gesundheitssystem die geradezu klassischen marktwirtschaftlichen Angebots- und Nachfrageregulatorien außer Kraft gesetzt sind, hat die einseitige Betonung der Kostenentwicklung zu Problemverschiebungen geführt, "die von den Hauptproblemen von Gesundheit und Krankheit im entwickelten Kapitalismus systematisch ablenkt" (Naschold 1976).

Die gängige Praxis der Primärprävention, die durch ihren nahezu ausschließlichen Zugriff auf die verhaltensbedingten Anteile am Krankheitsentstehungsprozeß gekennzeichnet ist, orientiert sich damit nicht nur weitgehend am herrschenden medizinischen Paradigma, sondern könnte unter Umständen bei ihrer weiteren relativen Erfolgslosigkeit konservativen Strömungen Vorschub leisten, die im Sinne des "Selbstverschuldungsprinzips" finanzielle Sanktionen gegen "Risikopersonen" einfordern. Durch die Einengung der Primärprävention auf individuelle Krankheits- und Gesundheitskarrieren wird die Verantwortung nicht nur dem Individuum zugeschrieben, sondern diese Strategien konfrontieren den einzelnen wie auch soziale Gruppen in ihren alltäglichen Lebensvollzügen mit Verhaltensanforderungen und -zwängen. Diese verordneten sozialen Lernprogramme besitzen gerade für untere Sozialgruppen einen quasi "zwangssozialisierenden Charakter" (Spree 1981), da sie von den in Abhängigkeit von der sozialen Lage unterschiedlichen Handlungsspielräumen, die der Verwirklichung präventiven Verhaltens entgegenstehen, weitgehend abstrahieren. Als Folge derartiger Orientierung werden die Bereiche objektiver Gesundheitsbelastung und damit die soziale Dimension von Gesundheit und Krankheit, d.h. die in den Arbeits- und Lebensbedingungen wurzelnden Krankheitsursachen zunehmend dethematisiert.

Prävention bedeutet jedoch in einem allgemeinen Verständnis, die Entstehung gesundheitlich virulenter Problemlagen zu verhindern und verfolgt damit eine Zielperspektive, die darin besteht, Lebensqualität zu verbessern. Ein derartiges Verständnis, das Prävention als "gesellschaftliche Veranstaltung" begreift, setzt voraus, daß gesundheitliche Belastungssituationen neben der individuellen Ebene auch die in der Arbeitswelt begründeten Faktoren, wie auch die außerbetrieblichen und ökologischen Einflußgrößen in die Bearbeitung miteinbezieht und in ihren sich gegenseitig beeinflussenden Wirkungszusammenhängen analysiert.

Ein derartig umfassender Ansatz ist in seiner Umsetzung jedoch darauf angewiesen, daß neben dem Expertenwissen auch die Kenntnisse gesundheitsgefährdender Faktoren, die bei den Versicherten vorhanden sind, genutzt werden, indem ihnen eine aktive Einflußnahme bei der Planung und Durchführung ermöglicht wird. Die Initiierung von Partizipationsprozessen muß jedoch die eingeschränkte Handlungsmöglichkeit gerade unterer Sozialgruppen berücksichtigen, da Artikulations- bzw. Beteiligungsanstrengungen bei ihnen an sich nur auf Kosten anderer Bedürfnisse verwirklicht werden können. Ein Schritt in diese Richtung würde darin bestehen, daß die Perzeption gesundheitsgefährdender Faktoren, wie sie bei den Versicherten vorhanden ist, zum Ausgangspunkt der Entwicklung krankheitsunspezifischer Schwerpunktprogramme gemacht wird. Dies gilt beispielsweise für den Bereich der gesundheitsbeeinträchtigenden Umweltbelastungen, für die im Sinne der Risikofaktorenmedizin kaum isolierbare verhaltensbedingte Größen benennbar sind, die unter Fehlverhaltensweisen subsumierbar wären. Die stärkere Einbindung der Nutzer wäre darüber hinaus zu ergänzen durch konkrete Bedarfsanalysen, die Erstellung regionaler Krankheitskataster etc., d.h. auf Kassenebene selbst müßte es in zunehmendem Maße zu einer professionellen Bearbeitung des Themas Prävention kommen (Rosenbrock 1985).

Gegen solche Neuformulierungen der Primärprävention werden häufig Einwände erhoben, die in ihrem Kern darauf hinauslaufen, daß unter kurz- und mittelfristigen Perspektiven keine ökonomischen Problementlastungen zu erwarten sind. Unabhängig davon, daß auch die Erfolge der bisher verfolgten Prävention eher gering zu veranschlagen sind, handelt es sich bei der sozialen Prävention notwendigerweise um eine langfristige Strategie, deren Gewinn sich auch nur begrenzt in Geldeinheiten messen lassen dürfte. Der Erfolg hätte sich vielmehr darin auszuweisen, in welchem Umfang es gelingt, die Zugangschancen für untere Sozialgruppen durch derartige Strategien zu verbessern. Wenn Prävention mehr als nur eine Vermittlung instrumenteller Fähigkeit im Umgang mit Gesundheit bedeutet, dann wird es darauf ankommen, die soziale Kompetenz gerade gesundheitlicher Problemgruppen zu verbessern, indem mit ihnen gemeinsam kollektive Bewältigungsstrategien erarbeitet werden.

Es wäre verfehlt, für die Umsetzung solcher Strategien allein die Kassen in die Pflicht zu nehmen und den Staat und die Kommunen und weitere Anbieter aus ihrer Verantwortung zu entlassen. Die Kassen könnten aufgrund ihrer relativen Kontextnähe zu Gesundheitsproblemen jedoch hier durchaus eine richtungsweisende Funktion übernehmen. Ihre Orts-,

Betriebs- und Versichertennähe und die dadurch vorhandene Kompetenz prädestiniert sie dazu, die Entwicklung von stadtteilorientierten und zielgruppenspezifischen Angebotsstrukturen im Sinne einer aktiven Präventionsstrategie voranzutreiben. Eine Rückbesinnung auf die eigene Geschichte - positiv wie negativ - könnte hier unter Umständen hilfreich sein.

Anmerkung

1) Die folgenden Ergebnisse beziehen sich auf das Projekt "Bewohnernahe Präventionsangebote durch Krankenkassen in den Gemeinden und Stadtteilen", das am Dt. Institut zur Bekämpfung des hohen Blutdruckes in der Abt. Epidemiologie, Statistik und Transferforschung (Leitung PD Dr. med. U. Laaser) in Heidelberg, durchgeführt wurde. Neben dem Verfasser haben an dem Projekt die Kollegen Fredy Pfirrmann, Volker Schumann und Karin Merk gearbeitet. Das Projekt wurde im Rahmen des Forschungsvorhabens "Schichtenspezifische Versorgungsprobleme im Gesundheitswesen" vom BMAuS unter der Projektträgerschaft der DFVLR (Kennzeichen 82/05/09/09) gefördert.

Literatur

Abholz, H., 1980: Welche Bedeutung hat die Medizin für die Gesundheit, in: Deppe, H. (Hrsg.): Vernachlässigte Gesundheit, Köln 1980

Arbeitsgruppe Gemeinwesenarbeit, 1979: Victor-Gollanz-Stiftung 1979

Bahr, H.E./Gronemeyer (Hrsg.), 1974: Konfliktorientierte Gemeinwesenarbeit, Darmstadt 1974

Bahrdt, H.P., 1974: Umwelterfahrungen. Soziologische Betrachtungen über den Beitrag des Subjekts zur Konstitution von Umwelt, München 1974

Bargel, T. u.a., 1979: Die Indizierung von Soziotopen als Grundlage der Messung sozialer Disparitäten, in: Hoffmann-Nowotny, H.J. (Hrsg.): Messung sozialer Disparitäten, Frankfurt 1979

Becker, K.; Laugsch, B., 1985: Health Work in a Working-Class District of Mannheim, in: Laaser, U. et al. (Hrsg.): Primary Health Care in the Making, S. 516ff., Heidelberg 1985

Ferber, v., Chr., 1979[3]: Soziale Distanz zwischen Versicherten und Krankenkasse - Möglichkeiten der Gesundheitsvorsorge im Rahmen der Krankenversicherung, in: Wissenschaftliches Institut der Ortskrankenkassen (WIDO) (Hrsg.): Gesundheitsvorsorge und Krankheitsfrüherkennung, Teil 2, Bonn 1979[3]

Ferber, v., Chr., 1978: Das sozialtherapeutische Instrumentarium der Gesundheitshilfe, in: Bundesverband der Ortskrankenkassen (Bd. 0) (Hrsg.): Die Ortskrankenkasse, 60. Jg., 1978

Ferber v., Chr., 1973: Soziologische Aspekte der Gesundheitsplanung, in: Schäfers, B. (Hrsg.): Gesellschaftliche Planung, Stuttgart 1973, S. 312

Freudenberg, N., 1981: Die Rolle der Gesundheitserziehung bei der Veränderung des sozialen Umfelds - Vorschläge für eine Strategie des öffentlichen Gesundheitswesens in den Vereinigten Staaten, in: Internationale Union für Gesundheitserziehung (IJGE) (Hrsg.): Internationales Journal für Gesundheitserziehung Vol. XXIV 1981/3, S. 156ff., Genf 1981

Hoffmeister, H.; Kreuter, H.; Troschke, v., J., 1983: Studienhandbuch der Deutschen Herz-Kreislauf-Präventionsstudie (DHP), unveröffentlicht, Bonn 1983

Karasek, R.A. et al., 1981: Job decision attitude, job demands, and cardiovascular disease: A prospective study of swedish man, in: American Journal of Public Health, 1981, 71, 7, S. 694-705

Laaser, U., 1985: Lay Involvement in the Primary Prevention of Cardiovascular Disease: The Rhein-Neckar Community Study (GRN), in: Laaser, U. et al. (Hrsg.): Primary Health Care in the Making, S. 524ff., Heidelberg 1985

Lemke, F., 1983: Bewohnerorientierte primäre Prävention durch Krankenkassen, in: Bundeszentrale für gesundheitliche Aufklärung (BZgA) (Hrsg.): Gesundheitserziehung durch Krankenkasse, S. 61ff., Köln 1983

McKeown, T., 1979: Die Bedeutung der Medizin, Frankfurt 1979

Mitscherlich, A., 1969: Krankheit als Konflikt, Studien zur psychosomatischen Medizin, Frankfurt 1969

Nahnsen, J., 1975: Bemerkungen zum Begriff und zur Geschichte des Arbeitsschutzes, in: Osterland, H. (Hrsg.): Arbeitssituation, Lebenslagen und Konfliktpotential, Frankfurt 1975

Naschold, F., 1978: Strukturelle Bestimmungsfaktoren für die Kostenexplosion im Gesundheitswesen, in: Murswieck (Hrsg.): Staatliche Politik im Sozialsektor, München 1976, S. 126

Negt, O., 1971: Soziologische Phantasie und exemplarisches Lernen - Zur Theorie der Arbeiterbildung, Frankfurt 1971

Neuhaus, R., 1979: Krankenversicherung und Gesundheitssicherung. Die Rolle der Krankenkassen in der Prävention, in: Bundesverband der Innungskrankenkassen (Hrsg.): Die Krankenversicherung 5/1979, Köln 1979

Nüssel, E.; Lamm, G. (Hrsg.), 1983: Prävention im Gemeinderahmen, München 1983

Pflanz, M., et al., 1969: Medizinsoziologische Untersuchungen über Gesundheitsverhalten, in: Mitscherlich, A. et al. (Hrsg.): Der Kranke in der modernen Gesellschaft, Berlin 1969

Rosenbrock, R., 1985: Primärprävention durch GKV - Dreizehn Thesen und Gegenthesen, in: Soziale Sicherheit, 34. Jg., Heft 1, S. 2, Köln 1985

Scharf, B., 1978: Lebenslage, Gesundheitsrisiko und gesundheitspolitisch-medizinische Versorgungsdefizite sozialer Problemgruppen, Düsseldorf 1978

Schmädel, D., 1975: Schichtspezifische Unterschiede im Gesundheits- und Krankheitsverhalten der Bevölkerung der Bundesrepublik Deutschland, in: Ritter-Röhr, D. (Hrsg.): Der Arzt, sein Patient und die Gesellschaft, Frankfurt 1975

Schmädel, D., 1981: Sozialpsychologische Faktoren des Inanspruchnahmeverhaltens im Gesundheitswesen, in: BMAuS (Der Bundesminister für Arbeit und Sozialordnung) (Hrsg.): Schichtenspezifische Versorgungsprobleme im Gesundheitswesen, Forschungsbericht Gesundheitsforschung 55, Bonn 1981

Siegrist, J. et al., 1980: Soziale Belastungen und Herzinfarkt, Stuttgart 1980

Spree, R., 1981: Soziale Ungleichheit vor Krankheit und Tod, Göttingen 1981

Theorell, T., 1981: Life events, job stress and coronary heart disease, in: Siegrist, J., Halhuber, M.J. (Hrsg.): Myocardial infarction and psychosocial risks, Berlin 1981

Thorbecke, R., 1975: Bewältigung von Krankheitsperioden in der Familie, in: Ritter-Röhr, D. (Hrsg.): Der Arzt, sein Patient und die Gesellschaft, Frankfurt 1975

Townsend, P. et al., 1982: Inequalities in Health, Middlesex 1982

Troschke, v., J., 1983: Präventive Gemeindestudien in der Bundesrepublik Deutschland, in: Deutsches Ärzteblatt, 80, Jg., Oktober 1983

Troschke, v., J., 1978: Über Aufwand und Effizienz der Gesundheitserziehung in der Bundesrepublik Deutschland, in: Medizinische Klinik 47, 1976, zit. nach: WIDO (Hrsg.): Gesundheitsvorsorge und Gesundheitsfrüherkennung, Teil 1, Bonn 1978

Wendt, G., 1983: Disparitäten der ärztlichen Versorgung in Großstädten der BRD, unveröffentlichte Dissertation, Göttingen 1983

Wenzel, E., 1983: Die Auswirkungen von Lebensbedingungen und Lebensweisen auf die Gesundheit - Synthese des Seminars, in: Bundeszentrale für gesundheitliche Aufklärung (BZgA) (Hrsg.): Lebensweisen und Lebensbedingungen in ihren Auswirkungen auf die Gesundheit - Europäische Monographien zur Forschung in Gesundheitserziehung 5, S. 15, Köln 1983

Wildavsky, A., 1983: Doing Better and Feeling Worse: The Political Pathology of Health Policy, in: Deadalus (Winter 1977), S. 105-123, zit. nach: Taylar, R., Die Konstruktion der Prävention: Wissenschaft und Ideologie in den USA, in: Wambach, M. (Hrsg.): Der Mensch als Risiko, Frankfurt 1983

Friedrich Hauß

Verpaßte Gesundheit - Herausbildung und Wirkungsweisen präventiver
Maßnahmen der Kassen

1. Prävention als Gesundheitspolitik - die volksgesundheitliche Notwendigkeit präventiver Maßnahmen

Angesichts des immer noch steigenden Anteils chronischer Volkskrankheiten an der Mortalität und Morbidität und der Hilflosigkeit der Medizin
gegenüber dieser Entwicklung ist Prävention zu einem "Deutungsmuster
gesellschaftlicher Programmatik" (v. Ferber in diesem Band) geworden.
Jede Gesundheitspolitik, die sich ihrer Umdefinition in Kostenpolitik
entziehen kann, versteht sich als "präventiv". Sie reicht damit weit in
andere Bereiche von Teilpolitiken hinein, indem sie dort die Berücksichtigung gesundheitlicher Aspekte durch eben diese Teilpolitiken fordert.

Der allseits geteilten gesellschaftlichen Präventionsprogrammatik entspricht die gesellschaftliche Praxis nicht: Präventionskonzepte sind
teilweise in sich umstritten und bestehen unverbunden nebeneinander.
Dies betrifft die unterschiedlichen Konzepte selbst, wie auch die institutionellen Träger dieser Konzepte.
Schärfer noch: Prävention wird sogar zum Instrument der Konkurrenz und
des Wettbewerbs (siehe unten) und unterliegt damit einer Umdefinition,
die mit Sicherheit nicht gesundheitsförderlich ist.

Die Krankenkassen in der BRD sind seit langem einer der Träger von
Prävention, in den viele Hoffnungen gelegt wurden, vor allem auch, weil
sich gezeigt hat, daß andere Präventionsträger offensichtlich mit starken
Defiziten in bezug auf ihre gesundheitliche Wirkung arbeiten. Es wäre
jedoch zu undifferenziert, schlicht von "Prävention" zu reden, denn die
Auseinandersetzung um die Prävention findet nicht über die allgemeine
Programmatik, sondern über die Konzepte statt, mit denen Prävention
durchgeführt wird.
In Übereinstimmung mit den meisten Referenten in diesem Band (siehe
v. Ferber, Karmaus, Abholz) unterscheiden wir zwischen der Verhältnisprävention und der personenbezogenen Prävention, die sich ihrerseits

aufteilt in Vorsorge und Früherkennung auf der einen und in Verhaltensprävention auf der anderen Seite. Dabei besteht insofern Konsens, als die Verhältnisprävention zwar als die wirksamste Form von Prävention überhaupt anerkannt wird, die jedoch auf die größeren Widerstände trifft.

Im folgenden soll gefragt werden, welche äußeren und inneren Bedingungen Präventionsmaßnahmen der Kassen beeinflussen, welche Maßnahmetypen sich in der Praxis der Kassen finden lassen, welche gesundheitlichen Wirkungen sie haben und welche Handlungsmöglichkeiten es für die Kassen gibt, um die Wirksamkeit ihrer Präventionsmaßnahmen zu erhöhen.

2. Das Bedingungsgefüge für Kassenmaßnahmen und seine Auswirkungen

Kassen der gesetzlichen Krankenversicherung haben allgemein das Recht und, für besondere Leistungen, die Pflicht zur Prävention (§ 187 RVO). Allerdings ist nicht näher definiert, um welche Art der Prävention es sich handelt oder handeln soll (Däubler 1984), so daß auch hier zunächst keine Einschränkungen durch die Rechtsprechung zu sehen sind. Prävention kann den Kassen durch Rechtsaufsicht oder durch Satzungsgebung zugewiesen werden, wobei sich Satzungserweiterungen in Richtung Prävention allerdings in engen finanziellen und juristischen Grenzen bewegen müssen.
Soweit die Präventionsleistung von den traditionellen Trägern der medizinischen (ambulanten und stationären) Versorgung erbracht werden können, ist der Handlungsspielraum der Kassen relativ groß. Je mehr sich die Durchführung der Präventionsleistung jedoch auf andere Träger bezieht und weniger stark Personen anspricht, desto geringer wird der Handlungsspielraum der Kassen; Maßnahmen der Verhältnisprävention in der Arbeitswelt kann sie z.B. nicht durchsetzen, da ihr hierzu die formale Berechtigung fehlt. Sie kann allenfalls solche Maßnahmen anregen, vorbereiten etc., wird aber die Realisierung bei gegebener Rechtslage meist anderen Trägern überlassen müssen (z.B. dem betrieblichen Arbeitsschutzsystem, dem technischen Dienste der Berufsgenossenschaft etc.), und bereits dabei auf die Zustimmung aller anderen zuständigen Träger angewiesen sein. Angesichts der Nichtzuständigkeit in diesem Bereich neigen die Kassen zu einer vorschnellen Problemdelegation, indem sie Maßnahmen der Verhältnisprävention nicht daraufhin untersuchen,

welches der spezifische Beitrag der Kasse sein könnte, sondern das gesamte Problem sofort an andere mögliche Träger delegieren.

Es wird manchmal argumentiert, daß Präventionsmaßnahmen, die die Kasse selbst durchführen (v.a. personenbezogene Prävention), zu kostenaufwendig sein. Tatsächlich weist jedoch das Projekt "Betriebskrankenkassen und Prävention" (1984) nach, daß selbst die am weitesten fortgeschrittenen Modelle, wie z.B. das der AOK Mettmann, kaum mehr als ein Prozent der Beitragseinnahmen in Anspruch nehmen.

Im Bereich der Betriebskrankenkassen sind die Ausgaben für "Vorsorge und Verhütung" im übrigen von 1.12% (1981) auf 0.85% (1984) gefallen. Die Ausgaben der Krankenkassen für Prävention sind daher derzeit eine Quantité negligiable im Rahmen der Gesamtbudgets. Nicht zuletzt diesem Umstand ist es auch zuzuschreiben, daß innerhalb der Selbstverwaltung oder der gesamten Kasse Präventionsmaßnahmen nur geringe Beachtung geschenkt wird. Der geringe Aufmerksamkeitsgrad, den diese Maßnahmen auf sich ziehen, wirkt sich in der Regel nicht positiv aus, sondern so, daß die Maßnahmen eher ein Profil entwickeln, das sich jeweils an dem Standard orientiert, der jeweils mit dem geringsten Aufwand erreicht werden kann. Dies macht präventive Kassenmaßnahmen unter anderem auch so stabil gegen Veränderungen durch neue Impulse.

Diese vorherrschende Entwicklungsdynamik präventiver Maßnahmen innerhalb der Kasse birgt jedoch auch positive Entwicklungspotentiale in sich. Der geringen Aufmerksamkeit, die der Budgetposten "Prävention" auf sich zieht, ist es auch geschuldet, daß kassenintern dieses Feld relativ unstrukturiert ist und sich dadurch zumindest innerhalb des traditionellen Präventions-Profils als gestaltbar erweist. Die große Varianz der (meist verhaltensbezogenen) Maßnahmen der einzelnen Kassen ist ein Beleg dafür, daß z.B. persönliches Engagement einzelner Geschäftsführer auf diesem Gebiet in Präventionsmaßnahmen umgesetzt werden kann, ohne daß dies etwa zu nennenswerten Konflikten oder auch nur zu Diskussionen in der Kasse führen müßte. Dies gilt jedoch nur dann, wenn die Maßnahmen dem üblichen Präventionsparadigma folgen. (Vgl. dazu unten)

Weitere Bedingungen für die Herausbildung von Präventionsmaßnahmen ergeben sich aus ökonomischen oder, milder ausgedrückt, aus professionellen Interessen der Anbieter von Gesundheitsleistungen. Die Interessen dieser Anbieter sowie ihre technischen und organisatorischen Möglichkeiten und professionellen Fähigkeiten bestimmen in zweifacher Weise das dominierende Profil präventiver Maßnahmen:

Da die ärztliche Niederlassung den Grundpfeiler des Gesundheitswesens in der BRD darstellt, bestimmt diese Organisationsform wesentlich die Art der präventiven Leistung. So wird z.B. als Vorsorge und Früherkennung genau das angeboten, was eine durchschnittliche ärztliche Niederlassung leisten und was im Rahmen der GOÄ-Struktur befriedigend abgerechnet werden kann. Mit der Veränderungsdynamik der medizinischen Leistungsfähigkeit der ärztlichen Niederlassung verändert sich auch das präventive Leistungsangebot. Er wird also nicht gebunden an die Entwicklung von Gesundheit und Krankheit und an daraus erwachsende Interventionsnotwendigkeiten. Unabhängig von der gesundheitlichen Wirkung bzw. Wirkungslosigkeit solcher Maßnahmen (vgl. den Beitrag von Abholz in diesem Band) folgen sie zunächst nicht einer gesundheitlichen, sondern eher einer ökonomischen Begründung. Zum weiteren führt die Bindung von Prävention an die ärztliche Niederlassung dazu, daß die Prävention überwiegend personengebunden durchgeführt wird.

Dies geschieht überwiegend durch Heranziehung der Risikofaktorentheorie, in deren Konsequenz die möglichen verursachenden Faktoren in zwei Sorten unterteilt werden: diejenigen, die medikalisiert werden können (z.B. milder Hochdruck) und diejenigen, für die das Individuum selbst verantwortlich ist (Tabak- und Alkoholabusus, Ernährungs- und Bewegungsgewohnheiten etc.). Die an sich notwendige Berücksichtigung des sozialen Kontextes fällt der in der Organisationsform der ärztlichen Niederlassung notwendigen Arbeits-Geschwindigkeit und Pragmatik zum Opfer. Einher mit der Medikalisierung von Gesundheitsproblemen geht so die Individualisierung bei ihrer Überwindung. Fast unüberwindlich wird diese personengebundene Orientierung auch durch die Organisation der Niederlassung selbst, die auf Behandlung einzelner abgestellt ist. Hier ergänzen sich die Theorie und die aus ihr folgenden Handlungsstränge zu einer ganz auf das Individuum bezogenen Sichtweise von Prävention, die nahezu das gesamte Präventionsgeschehen dominiert. Auch in diesem Fall sucht sich die Prävention den Weg des geringsten Widerstandes und bleibt kompatibel mit den vorherrschenden Sichtweisen und Realisierungsformen auf diesem Gebiet.

Im Falle der Betriebskrankenkassen ließen sich Besonderheiten für die Herausbildung von Präventionskonzepten durch die enge Beziehung zwischen Kasse und Betrieb vermuten, zumal, allerdings fast nie veröffentlicht, häufig angeführt wird, es handele sich bei diesen Kassenarten um "Unternehmerkassen". Die Tatsache, daß das Verwaltungspersonal der Betriebskrankenkassen durch den Betrieb gestellt wird, verstärkt oft diese Vermutung.

Tatsächlich zeigt sich jedoch, daß eventuelle Sonderbeziehungen zwischen Krankenkassen und Betrieb sich nicht dadurch ausdrücken, daß die Kassen als verlängerter Arm der betrieblichen Gesundheitspolitik fungieren oder von seiten des Betriebes in eine solche Richtung gedrängt würden. Vielmehr zeigt sich, daß unabhängig von der Möglichkeit solcher Beeinflussung bei den Kassen Sichtweisen vorliegen, die sich weitgehend kongruent zu den betrieblichen Vorstellungen von Gesundheit und Krankheit verhalten. Es ist z.B. diese Kongruenz der Sichtweisen, die zahlreiche Kassen veranlaßt, von sich aus Krankenstandskontrollen bei den Versicherten durchzuführen, obwohl dies nicht zu den Aufgaben der Kassen gehört, und obwohl dies in den meisten Fällen auch nicht auf Drängen der Betriebe erfolgt. Daß diese Maßnahmen oft als Prävention bezeichnet werden, ist ebenfalls eher auf die kassenspezifische Sichtweise von Gesundheitserhaltung zurückzuführen.

Auf die kasseninternen und kassenspezifischen Politikprozesse bei der Herausbildung von Präventionsmaßnahmen hat R. Rosenbrock (in diesem Band) ausführlich hingewiesen: Die paritätische Zusammensetzung der Selbstverwaltungsorgane läßt in der Regel nur solche Maßnahmen passieren, die im Konsensrahmen gefunden werden können. Die Konsensfalle bewirkt dabei, daß Maßnahmen von vornherein so zugeschnitten werden, wie es dem erwarteten Konsens entspricht. D.h., die Konsensfähigkeit einer Präventionsmaßnahme wird nicht in einem Diskussions- und Auseinandersetzungsprozeß hergestellt, wobei die Chance ihrer Modifikation oder Erweiterung bestünde, sondern dieser Prozeß wird bereits vor der Diskussion von der einen oder anderen Seite vorweggenommen. Dieses Verfahren ist verständlich, denn das Gegenstück der Konsensfalle, die Konfliktfalle, besteht darin, daß gegensätzliche Standpunkte und konfliktorische Verfahrensweisen dazu führen würden, daß sich die Selbstverwaltung in ihrem Handeln blockiert und gar keine Maßnahmen zustande kommen.

3. Drei maßnahmegestaltende Begriffe:
Individualisierung - Ökonomisierung - Anpassung

Die dargestellten Bedingungen, unter denen sich präventive Maßnahmen der Betriebskrankenkassen herausbilden können, bündeln sich in den drei Begriffen: Individualisierung, Ökonomisierung und Anpassung. Bevor die jeweils dazugehörigen Maßnahmen vorgestellt werden, soll kurz auf die Bedeutung dieser Begriffe eingegangen werden: mit Individualisierung ist gemeint, daß sowohl die Krankheitsentstehung als auch die Krankheitsbehandlung und Krankheitsverhütung nur auf das Individuum bezogen werden. Dies entspricht zwar der klassischen medizinischen Orientierung, nicht aber einer gesundheitsgefährdenden Realität, von der bekannt ist, daß sie zwar auf das Individuum wirkt, nicht aber durch den einzelnen verursacht wird. Gerade die Gesundheitsgefährdungen, die heute zu chronischen Volkskrankheiten führen, sind Produkt gesellschaftlicher Verhältnisse, die als solche gestaltet werden müßten, und zwar nicht erst dann, wenn sie bereits Schäden verursacht haben.

Ökonomisierung meint, daß Krankheitsprobleme nicht primär auf (zu erhaltende) Gesundheit, sondern auf (zu sparende) Kosten bezogen werden. Besonders auf die Verhältnisprävention trifft dies zu, wo sich manifeste Interessenpositionen an ökonomischen Zielvorstellungen orientieren.
Aber auch im Bereich von Kassen wird ökonomisch in bezug auf Präventionsmaßnahmen argumentiert. Nicht so sehr in bezug auf die verursachenden Kosten, sondern durch die Integration verhaltenspräventiver Aspekte in Wettbewerbsmaßnahmen und Maßnahmen der Öffentlichkeitsarbeit (vgl. dazu unten).

Auch die Anpassung der Versicherten entweder an die betrieblichen Formen und Bedingungen der Lohnarbeit etwa durch kassengetragene Krankenstandskontrollen oder aber durch Anpassung der Versicherten an die vorherrschende, individualisierte Sichtweise von Gesundheit und Krankheit (blaming-the-victim-Strategie) führt dazu, daß sich die dominierende Art der Verhaltensprävention immer wieder reproduziert und zur alleinig wirksamen, denkbaren und letztlich legitimen Form von Prävention erhoben werden kann. Demgegenüber wird die Verhältnisprävention begründungspflichtig. Diese ständige Begründungspflichtigkeit verhindert oft gerade, daß durchsetzbare und realistische Konzepte der Verhältnisprävention entwickelt werden können, da immer wieder erst

234

ihre Grundlagen diskutiert werden müssen. Dies soll hier nicht als Klagelied verstanden werden, sondern eher als Aufforderung, nach konkreten und erprobbaren Möglichkeiten der Verhältnisprävention zu suchen, kleinste Schritte auf diesem Weg zu unternehmen, um an solchen Beispielen "Machbarkeit" und "Wirksamkeit" der Verhältnisprävention erhärten zu können.

4. Die Individualisierung von Gesundheit und Krankheit Verhaltensprävention durch die Kassen

Über Gesundheitserziehung und Aufklärung ist viel gesprochen worden, fast könnte man meinen, daß die Frage nach der Wirksamkeit verhaltenspräventiver Maßnahmen das beherrschende Thema dieser Konferenz war. Ich möchte deshalb hier einige empirische Befunde referieren und die Grundsatzdiskussion über Berechtigung oder Nichtberechtigung von Verhaltensprävention nicht wiederholen, sondern lediglich kurz umreißen, welche Bedingungen geschaffen sein müßten, damit Verhaltensprävention zumindest immanent eine höhere, d.h. gesundheitsgerechtere Wirkung entfalten kann.

Maßnahmen des vorbeugenden, an der Person des Versicherten orientierten Gesundheitsschutzes dominieren heute das Präventionsgeschehen in den Kassen. 84% der Kassen führen nach eigenen Angaben Maßnahmen des vorbeugenden Gesundheitsschutzes durch, 73% klären über "gesunde Lebensweise" auf, wobei der Kampf gegen die Risikofaktoren Alkohol und Nikotin an der Spitze steht. Immerhin warnen auch 43% vor Arzneimittelmißbrauch, 40% aktivieren zu mehr Bewegung und 38% klären über Unfallgefahren auf. Verglichen mit den programmatischen Aussagen gerade der Betriebskrankenkassen ist der Anteil von sieben Prozent der Kassen, die an betrieblichen, arbeitsbedingten Risiken ansetzen, verschwindend gering. Für etwa die Hälfte der Kassen, die solche Art der Aufklärung betreiben, ist dabei das Medium der Informationsschrift das einzige überhaupt, nur 23% veröffentlichen auch in Betriebszeitungen und jede fünfte Kasse hat für die persönliche Beratung geschultes Personal eingestellt. In diese Maßnahmen fließt, trotz ihrer finanziellen Bedeutungsarmut, ein großer Teil der ungebundenen Ressourcen einer Kasse. Das spiegelt sich z.B. in den Verbandsorganen wider, in denen Maßnahmen der Verhaltensprävention oft als Tätigkeits- und Legitimationsnachweis von Kassen erscheinen.

Mitgliederstarke Kassen sind hierbei im Vorteil, mit wachsender Größe des Trägerbetriebes steigt der Anteil der Kassen, die Aufklärensmaßnahmen durchführen. Darin verbirgt sich jedoch auch ein Problem des rationalen Mitteleinsatzes, denn die Durchführungsaufwendungen für die Aufklärungsarbeit sind relativ unabhängig von der Zahl der erreichten Personen, so daß sich entsprechende Aktivitäten im Großbetrieb eher "lohnen". Dies gilt vor allem für Vorsorge- und Früherkennungsmaßnahmen bzw. für alle Maßnahmen, bei denen die Kasse mit Leistungserbringern in Verhandlung treten muß.

Über die Wirkungsweise verhaltensbezogener Maßnahmen gibt es wenig Informationen und Erkenntnisse. Vor allem wenn als Kriterium nicht die tatsächliche Verhaltensänderung, sondern die Entwicklung von Mortalität und Morbidität herangezogen werden, türmen sich kaum überwindliche Evaluationsschwierigkeiten auf. Die Annahme jedoch, daß möglichst langfristig wirkende und möglichst intensive Aufklärung und Gesundheitserziehung "irgendwie" wirken müsse, kann nicht erhärtet werden. Einige Autoren (z.B. Horn u.a. 1985) vermuten sogar, daß solche Maßnahmen iatrogene Effekte nach sich ziehen und das Gegenteil von dem erreichen, was sie bewirken wollen: der einzelne wird unempfänglich für die aktuelle Gesundheitsbotschaft und jede folgende.

Die Skepsis von Horn u.a. begründet sich nicht in erster Linie auf die äußere Gestaltungsform der Aufklärungsmaßnahmen, etwa in dem Sinne, daß sie werbetechnisch nicht auf der Höhe der Zeit seien, sondern er leitet sie vielmehr aus dem Problemfeld selbst ab: nicht immer muß Gesundheit als "höchstes Gut" auch verhaltensbestimmend sein, es gibt zahlreiche andere, individuell verschiedene Orientierungsparameter, deren Verfolgung für den einzelnen ebenso rational sein kann, wie für die Kassen die Verfolgung des Gesundheitsziels.

Darüber hinaus lassen sich folgende Forderungen an die Gesundheitserziehung ableiten:

- Die Maßnahme sollte anders, als dies bislang die Regel ist, für ausgewählte Problemgruppen erfolgen, d.h. epidemiologisch und adressatenspezifisch begründet sein. Prioritäten müssen festgelegt werden.
- Die Zerlegung von Gesundheitsproblemen in einzelne Risikofaktoren und die Zuweisung der Bewältigung dieser Risikofaktoren nur an die Versicherten (d.h. die Betroffenen) ist dann unrealistisch, wenn die

Krankheitsgründe nicht nur im Verhalten des einzelnen zu sehen sind; und dies ist fast nie der Fall. Wenn z.B. das Gesundheitsproblem "Schadstoffe in der Luft" auf den Risikofaktor "Rauchen" reduziert wird, entspricht dies nicht der Wahrnehmung der Versicherten, weil die Bewältigungsmöglichkeiten, die ihnen nahegelegt werden, sich nur auf das Rauchen beziehen.

- Die Thematisierung des gesamten Gesundheitsproblems erfordert konsequenterweise auch seine Abarbeitung an breiter Front, durch zahlreiche Akteure mit unterschiedlichen Aufgaben. Auf regionaler und/oder betrieblicher Ebene können dafür Präventionsbündnisse geschaffen werden, in denen jedem Akteur eine besondere Aufgabe zugewiesen wird.

- Die Aufstellung eines Präventionsbündnisses bedeutet zugleich auch die Sensibilisierung oder sogar Mobilisierung der Versicherten für Gesundheitsprobleme in ihrer Lebens- und Arbeitswelt. Die weit verbreitete Aussparung von krankmachenden Faktoren aus der Umwelt, Lebens- und Arbeitswelt, führt leicht zu Unglaubwürdigkeiten der Verhaltensprävention, weil ein wesentlicher Teil von möglichen Gesundheitsgefährdungen nicht erwähnt und damit bestimmte Verursacher solcher Gesundheitsgefährdungen einseitig bevorzugt oder geschont werden. Verhalten kann auch so geändert werden, daß der einzelne in die Lage versetzt wird, die gesundheitsschädigenden Faktoren seiner Lebens- und Arbeitswelt zu erkennen.

- Schließlich hätten gerade Krankenkassen die Möglichkeit, langfristig angelegte Maßnahmen der Verhaltensprävention qualitativ, d.h. in bezug auf ihre gesundheitliche Wirkung und nicht nur auf die Menge der ausgestoßenen Materialien zu bewerten.

Wenn diese Forderungen auch angesichts der Schwierigkeiten von Kooperation, Selbstdarstellung und Einsicht zunächst utopisch erscheinen, geben sie meiner Meinung nach doch die Richtung an, in der auch Verhaltensprävention einen Sinn machen könnte.

5. Ökonomisierung von Maßnahmen: nicht auf die Gesundheit bezogen

Zahlreiche Kassenmaßnahmen erscheinen im Gewand von Gesundheitsaufklärung und -erziehung, sollen aber einen anderen Zweck erfüllen als die Aussendung einer Gesundheitsbotschaft: sie dienen der Konkurrenz der

Kassenarten untereinander im Wettbewerb um Mitglieder und um Imagepflege, und - das haben zahlreiche Experten bestätigt - auch dem Wettbewerb der Kassengeschäftsführer und Einzelkassen untereinander. Immerhin: mehr als ein Viertel aller Kassen führt Maßnahmen, die sie selbst als Prävention bezeichnen, ausschließlich unter dem Gesichtspunkt der Öffentlichkeitsarbeit und des Wettbewerbs durch.

Die Grenzziehung zwischen gesundheitlich gemeinter Aufklärung und Erziehung und Maßnahmen der Öffentlichkeitsarbeit und des Wettbewerbes ist schwer zu ziehen, oft nicht zu erkennen. Die gesamte Öffentlichkeitsarbeit der meisten Kassen und ihrer Verbände vollzieht sich stets zwischen veröffentlichten Vorschlägen zur Verhaltensprävention und reinem Wettbewerb. Smigielski hat auf dieser Konferenz empfohlen, den Wettbewerb der Kassenarten untereinander als unschöne Gegebenheit hinzunehmen und sich zu überlegen, wie aus dieser Gegebenheit heraus sinnvolle Präventionspolitik entwickelt werden könnte. Ich bin skeptisch, ob dies ein taugliches Konzept zur Erhöhung der Wirksamkeit von Präventionsmaßnahmen sein kann. Folgende Gründe sprechen dagegen:

- Wettbewerb fördere die Kreativität der Kassen und helfe ihnen, sich gegenüber ihren speziellen Klientel mit ihren Vorteilen zu profilieren. Tatsächlich trifft dies jedoch gar nicht zu: die Mittel und Themen des Wettbewerbs sind in der Regel so allgemein gehalten, daß sie von jeder Kassenart eingesetzt werden könnten, denn als Wettbewerbsargument gilt allein die Tatsache, daß die jeweilige Kasse Maßnahmen der Gesundheitsaufklärung etc. betreibt. Kassen unterscheiden sich hierbei in ihrem Werbegeschenkverhalten nicht von kommerziellen Anbietern. Um ein Beispiel zu gebrauchen: wenn eine Automobilfirma mit den hohen passiven und aktiven Sicherheitsreserven ihres Produktes wirbt, steigt dadurch noch nicht die Verkehrssicherheit im allgemeinen. Ähnlich wirksam ist die Kassenwerbung für die Gesundheit einzuschätzen.
- Wettbewerb sei notwendig, um "gute Risiken" für die eigene Kassenart zu gewinnen. Dieses Argument mag unter Kostenaspekten für die jeweilige Kasse gelten. Für die gesetzliche Krankenversicherung insgesamt ist damit ein verheerender Trend eingeleitet. Da auch "schlechte Risiken" versichert werden müssen, würden sich langfristig wohl "Armenkassen" herausbilden müssen, die dann in erheblichen Umfang staatlich subventioniert werden müßten. Inwieweit unter diesen Bedingungen die Selbstverwaltung haltbar wäre, sei dahingestellt. In jedem Fall würden durch solche Prozesse Ungleichheiten in der Versorgung fast zwangsläufig zunehmen.

Der Wettbewerb zwischen den Kassen der GKV nutzt also weder der Gesundheit noch der Wirtschaftlichkeit der einzelnen Kassenart. Er gefährdet jedoch auf lange Sicht das System der gesetzlichen Krankenversicherung.

Nun könnte auch anders herum argumentiert werden: unter gesundheitspolitischen Gesichtspunkten werden Maßnahmen entworfen und realisiert, die im spezifischen Wirkungsfeld der Kasse durchzuführen wären (für die AOK käme eher der regionale Bereich in Frage, für die Betriebskrankenkassen etwa der Betrieb). Es spräche in solchen Fällen nichts dagegen, die beispielgebende Wirkung solcher Maßnahmen zu verbreiten und zur Nachahmung zu empfehlen. Der Erfolg auch für das Image der Kasse ist jedoch daran geknüpft, daß die durchgeführte Maßnahme nicht nur spürbaren Nutzen verspricht, sondern sichtbar und erfaßbar macht. Hier hätten wir es jedoch nicht mehr mit Maßnahmen des Wettbewerbs zu tun, denn die Parameter sind nicht solche ökonomischer Art, sondern gesundheitspolitischer Natur. Dieser Parameterwechsel könnte unter günstigen Bedingungen dann auch - wenn es schon sein muß - unter Wettbewerbsaspekten förderlich eingesetzt werden.

6. Kontrolle und Anpassung - gesundheitspolitisch wenig hilfreich

Maßnahmen der Krankenstandsdokumentation müssen alle Kassen nach § 19 SGB durchführen. Aus dieser Dokumentation ergibt sich der Krankenstand. Seine Schwankungen indizieren keineswegs nur die Entwicklung der Morbidität, in erheblichem Umfang gehen auch die veränderten betrieblichen Strategien im Umgang mit dem Problem der individuellen AU sowie ein verändertes Bewältigungsverhalten der Beschäftigten (vgl. Hauss, Oppen 1985) in ihn ein. Aus dieser Tatsache speist sich der Vorwurf des Mißbrauchs im Zusammenhang mit dem Krankenstand. Unter den Mißbrauchsverdacht fällt vor allem die sog. Kurzzeit-AU von eins bis bis sieben Tagen, die insgesamt nur 6,9% des gesamten AU-Volumens ausmacht und die Kassen mit ca. 6,5% der Fallgesamtkosten belastet (Alle Zahlen Volkholz 1983). Die Kurzzeit-AU von eins bis drei Tagen macht sogar nur 1,7% des gesamten Krankenstandsvolumen aus. Gegenüber den Fällen derjenigen, mit mehr als 45 Tage Krankschreibung (in diesen Fällen muß die Kasse Krankengeld zahlen), die 38% des gesamten Krankenstandsvolumens und 46,6% der Gesamtfallkosten ausmachen, ist die Kurzzeit-AU ein untergeordnetes Problem, das trotzdem viel

Aufmerksamkeit bei den Kassen genießt. 54,8% der Kassen schalten bei "auffällig Versicherten", deren Auffälligkeit allerdings nicht näher definiert wird und von Kasse zu Kasse verschieden interpretiert wird, verstärkt den VäD ein, obwohl es als nachgewiesen gelten kann, daß unterschiedlich stark ausgeprägte Kontrollpraktiken des VäD keinen Einfluß auf die Höhe des Krankenstandes haben (Bürkardt, Oppen 1984). 37,2% der Kassen nehmen Kontakt mit dem Versicherten auf und führen mit ihm Gespräche. Wie hilfreich dies im Einzelfall auch sein kann, so deutlich ist damit oft eine direkte und unmittelbare Kontrolle verbunden. Kassenexperten geben auch an, daß die Betriebe solche Kontrollen gerne sehen, weil sie entsprechende Gespräche des Personalbüros mit den Beschäftigten überflüssig machen und gleichzeitig die Mitbestimmung des Betriebsrats umgangen wird. Die Kontrollpraktiken setzen in erster Linie nicht bei Versicherten mit Langzeit-AU ein, sondern bei solchen mit zahlreichen kurzen AU-Fällen, die zumindest kostenmäßig unverhältnismäßig weniger stark ins Gewicht fallen.

Natürlich bestehen auch hier Ambivalenzen zwischen direkter Kontrolle durch die Kassen zur Erhöhung der Arbeitsbereitschaft und dem Handeln aus Verantwortung für die Gesundheit der Versicherten. Daß ersterer Fall auch zahlenmäßig überwiegt, geht aus Expertengesprächen hervor: in vielen Betriebskrankenkassen wurden bei einzelnen Angestellten oder auch in der Kasse insgesamt Identifikationsprozesse mit dem Betrieb und seinen ökonomischen Zielen wirksam, die kaum mit dem Handeln einer öffentlich-rechtlichen Institution zu vereinbaren sind. Damit vergeben sich manche Kassen die Chance, ein Vertrauensverhältnis mit den Versicherten herzustellen, welches die Grundlage einer aktiven Gesundheitspolitik durch die Kasse sein könnte.

Ich möchte an dieser Stelle die Beschreibung von Maßnahmen beenden. Wie sicherlich aufgefallen sein wird, habe ich nichts über arbeitsplatzbezogene Präventionsmaßnahmen der Kassen berichtet. Es hat zum einen seinen Grund in der kleinen Anzahl von Kassen, die angegeben hat, solche Maßnahmen durchzuführen (sieben Prozent); über die Art dieser Maßnahmen wissen wir nichts. Zum anderen hat Rolf Rosenbrock (in diesem Band) die Realisierungsschwierigkeiten, die sich im Zusammenhang mit solchen Maßnahmen ergeben, bereits in diesem Band dargestellt.

Auf dieser Konferenz ist häufig die Frage gestellt worden, ob es unter den gegebenen Bedingungen überhaupt sinnvoll ist, wenn sich Kassen präventiven Aufgaben zuwenden, zumal sie überfordert zu sein scheinen, ihre ursprünglichen Aufgaben zu bewältigen.

Weder die Art und Weise, in der die meisten Maßnahmen durchgeführt werden, noch die Art der Maßnahmen selbst und ihre Wirkungsweise ermuntern zu noch größeren Aktivitäten auf diesem Gebiet, unabhängig davon, daß es immer wieder Einzelkassen gibt, die mit großem Know-how wirklich sinnvolle Maßnahmen für ihre Versicherten durchführen. Dies gilt vor allem für flankierende Maßnahmen, mit denen z.B. den Versicherten erst die Wahrnehmung anderer Maßnahmen ermöglicht wird (z.B. großzügige Gewährung von Haushaltshilfen für kurende Mütter).

Obwohl nur präventive Maßnahmen, etwa des arbeitsweltbezogenen Gesundheitsschutzes eine adäquate Antwort auf die vorherrschenden Gesundheitsprobleme wären, ist ihre Realisierung durch die Kasse nahezu unmöglich, bestenfalls müssen sich die Kassen hier auf eine Zuliefererfunktion beschränken.

Wo großes Know-how im Bereich der Verhaltensprävention besteht, sorgen eine individualisierende Sichtweise von Gesundheit und Krankheit dafür, daß die durchgeführten Maßnahmen am Gesundheitsproblem vorbeizielen und adressatenspezifisch so selektiv wirken, daß nur diejenigen sich an der Maßnahme beteiligen, die ohnehin zu den weniger gesundheitsgefährdeten Gruppen der Bevölkerung gehören (siehe dazu v. Ferber in diesem Band).

Dort, wo schließlich Informationen über Gesundheit und Arbeitswelt bei den Kassen vorliegen, droht die Gefahr, daß diese Informationen von Betriebsseite mißbraucht werden, um gefährdete Personen herauszuselektieren.

Die Perspektiven der Prävention durch Kassen scheinen nicht besonders günstig zu sein.

Ich will am Schluß versuchen nachzuweisen, daß bei allem realistischen Pessismismus in bezug auf Prävention durch Kassen kaum eine andere Möglichkeit bleibt, als die bestehenden Strukturen der Kassen auch für Maßnahmen der Prävention zu nutzen:

1. Zwar gibt es einen gesellschaftlichen Konsens über die Notwendigkeit von Prävention (in welcher Form auch immer), aber innerhalb der Kassen besteht darüber noch keineswegs Einigkeit. Bezweifelt wird nicht nur, ob Prävention zu den Aufgaben der Kasse gehört, sondern auch, ob dies überhaupt eine sinnvolle Strategie ist. Oft entscheidet die jeweilige Sichtweise des einzelnen Kassengeschäftsführers darüber, ob entsprechende Aktivitäten durchgeführt werden oder nicht. Wenn dies wahr ist, kann versucht werden, das Problem durch Aus- und Weiterbildung der Kassenmitarbeiter zu lösen. Hier käme es nicht nur darauf an, unterschiedliche Präventionsmaßnahmen vorzustellen, sondern die Notwendig-

keit von Prävention aus der volksgesundheitlichen Gesamtsituation abzuleiten.

2. Für verhaltensbezogene Maßnahmen können sinnvolle Strategien entwickelt werden, die diesen Maßnahmen ihre Zufälligkeit nehmen. Hier ist nicht an einer Verbesserung im werbetechnischen, sondern im inhaltlichen Sinne gedacht. Die Konzentration auf das "Sender-Empfänger-Modell" und seine Verbesserung wird solange nicht zum gewünschten Erfolg führen, wie ziemlich beliebig bleibt, was gesendet wird und an wen die Sendung geht. Einige inhaltliche Kriterien habe ich schon genannt. Ich habe im übrigen den Eindruck, daß auf diesem Gebiet langsam ein Prozeß in Gang kommt, der in eine gesundheitlich hilfreiche Richtung weisen kann. Es gibt erste Ansätze, bei denen sich auch die Kassen z.B. an einer regionalen Krankheitsartenanalyse beteiligen, um daraus Schlußfolgerungen für die Prävention zu ziehen, oder, daß Betriebskrankenkassen darangehen, betriebliche Informationssysteme über Arbeit und Gesundheit zu erstellen etc. Als informative Voraussetzung für Prävention in der Arbeitswelt sind solche Systeme unerläßlich.

3. Es gibt einen erkennbaren Trend (forciert durch die Standesvertretungen der Ärzte), Prävention bei den traditionellen Anbietern medizinischer Leistungen anzusiedeln, entsprechende Verträge auszuhandeln etc. Dies kann, bezogen auf wenige und besonders sorgfältig zu bestimmende Leistungen, sinnvoll sein. Im Prinzip sollte aber beachtet werden, daß, wie gezeigt wurde, weder die Organisationsform der ärztlichen Niederlassung noch die Inhalte der medizinischen Profession von vornherein zur Prävention, ja auch nur zu präventivem Denken befähigen. Wenn es richtig ist, daß sich das Profil präventiver Maßnahmen immer entlang den vorhandenen Möglichkeiten und entlang der Linie herausbildet, auf der der geringste Widerstand zu erwarten ist, dann wird diese Entwicklung zunehmen, da sie von ärztlicher Seite auch unter dem Aspekt der Ausdehnung des Leistungsangebotes standespolitisch verfolgt wird.

4. Schließlich sollten sich die Kassen jedoch auch nicht in die Präventionsecke drängen lassen. Zahlreiche präventive Forderungen, vor allem die nach Verhältnisprävention, gehen weit über den Kompetenzbereich der Kasse hinaus und können eher von anderen Institutionen oder gesellschaftlichen Trägern realisiert werden. Kassen können sich höchstens an diesen Prozessen beteiligen, sollten jedoch ihre Möglichkeiten voll ausschöpfen. So haben sie z.B. die Möglichkeit, als Körperschaft des Öffentlichen Rechtes "Gesundheitsbelange" bei allen öffentlichen Planun-

gen geltend zu machen und hier insofern präventive Gesundheitspolitik zu betreiben, als sie den Gesundheitsaspekt in solche Vorhaben schon im Planungsstadium einbringen und auf seine Berücksichtigung drängen können. Dies könnte auch eine Mobilisierungswirkung auf die Mitglieder und die Bevölkerung haben. Ohne diese Mobilisierung aber läßt sich der Gesundheitsaspekt in unserer Lebenswelt wohl kaum durchsetzen.

Diskussion

Die Diskussion wandte sich zunächst dem Problem zu, ob Kassen überhaupt und wenn ja (oder nein) unter welchen Bedingungen und mit welchem Anspruch "Prävention" betreiben sollten. A. Holler argumentierte für die Ausgliederung der Prävention aus dem Kassenrahmen vor allem aus folgenden Gründen: traditionellerweise betreiben Kassen Medizinal- und nicht Gesundheitspolitik. Ihre Leistungen beziehen sich auf Rechte; Prävention im umfassenden Sinne sei jedoch kaum im Leistungsrecht zu finanzieren, die Kassen seien darüber hinaus zu unbeweglich und bereits jetzt mit ihren Aufgaben überlastet.

Dieser Position wurden relativierende Statements entgegen gehalten, R. Rosenbrock stellte die politische (auch gesundheitspolitische) Formbarkeit der Kassen heraus; Kassen seien keine monolithischen Blöcke, sondern, wie die Geschichte zeige, vielfach politischen und ökonomischen Prozessen ausgesetzt und haben sich auch in ihrer Aufgabenstellung durch diese Prozesse immer wieder verändert. H. Reiners und R. Müller relativierten einen umfassenden Präventionsanspruch der Kassen. Sie könnten nicht Regieinstanz im Gesundheitswesen werden, weil schon die Formulierung eines solchen Anspruches angesichts der Kassenwirklichkeit sein programmatisches Scheitern in sich trüge. R. Müller betonte die Rolle der Kasse als Thematisierungsinstanz, die auf andere Bereiche (z.B. Betriebsärzte, Berufsgenossenschaften etc.) gesundheitspolitisch einwirken könnte. K. Friede unterstützte diese Position insofern, als auch er das Ausnützen vorhandener Gegebenheiten einschließlich informeller Entwicklungsmöglichkeiten auf mögliche Präventionspartner herausstellte und dabei auf konkrete Beispiele durch den BdB verwies. A. Labisch verwies darauf, daß konkrete Präventionsmaßnahmen nur ganz selten vorformulierten theoretischen Konzepten folgen, sondern oft genug durch Merkmale wie Macht, Interessen, Geld strukturiert sind und, wie auch Chr. v. Ferber ausführte, von Personen und Persönlichkeiten in den Kassen durchgesetzt oder auch verhindert würden. Das Warten auf "das richtige" Konzept und seine Akzeptanz sei daher eine verfehlte Politik.

Smigielski sieht jedoch, daß eine präventive Politik sich bei den Kassen noch nicht verankern konnte, und nennt dafür folgende drei Trends: Prävention falle aus dem Selbstverständnis der Kassen heraus. Die zunehmende Wettbewerbsorientierung der Kassen führe eher dazu, daß Präventionsmaßnahmen zu Maßnahmen des Wettbewerbes und der Öffentlichkeitsarbeit degenerierten; schließlich sei für die Zukunft die Ersetzung des Äquivalenzprinzipes durch das Versicherungsprinzip zu befürchten; dies würde präventive Ansätze eher verhindern als fördern.

B. Braun und Chr. v.Ferber stellten anschließend fest, daß trotz der zahlreichen Hindernisse, Trichter und Restriktionen offensichtlich noch nicht geklärt sei, wieso Krankenkassen trotzdem, wenn auch nicht im ausreichenden Umfang Präventionsmaßnahmen durchführen. Hier seien noch zahlreiche Fragen offen. Ein Verweis auf Personen und oder auf gesundheitspolitische Rationalität genüge nicht.

Im Anschluß an die Referate über konkrete Präventionsmodelle weist F. Hauß auf einige Widersprüche in Verbindung mit der Realisierung präventiver (vor allem verhältnispräventiver) Konzepte hin. Unklar sei, wer in den Betrieben eigentlich als "Bündnispartner" in Frage komme. Da im Betrieb die größten Widerstände gegen Prävention zu erwarten sind, schlägt er vor, auf die bereits bestehenden und oft eng an die Paradigmata der Arbeitsmedizin geknüpften Verfahrensweisen der Verhältnisprävention auszunutzen. Hierzu gehöre auch die Weiterentwicklung oder Einrichtung betrieblicher Informations- und Datenbanksysteme, die der Gesundheitserhaltung und nicht der Personalselektion dienen müßten. Bevor dies nicht systematisch geschehe oder sich als unmöglich erweise, sei die Frage nach möglichen anderen Akteuren und Aktivitäten zu früh gestellt.

R. Müller bezweifelte in seinem Beitrag, ob die Ausschöpfung der traditionellen Arbeitsmedizinischen Verfahrensweisen überhaupt einen Fortschritt bringen könnte. Es müsse mit gänzlich anderen und neuen Parametern gearbeitet werden, z.B. mit der Artikulation und Thematisierung von betrieblichen Gesundheitsproblemen durch die Beschäftigten.

Dem Problem von Verhältnisprävention und ihren Realisierungsmöglichkeiten werden von G. Eberle und M. Krause Schwierigkeiten der Verhaltensprävention entgegengestellt. Es sei zwar richtig, daß Verhaltensprävention streng genommen nur eine zweitbeste Lösung darstellt; angesichts der noch größeren Hilflosigkeit bei der Realisierung von Verhältnisprävention sei jedoch zu fragen, ob mit der Verhaltensprävention nicht auch positive Ergebnisse erreicht werden könnten, noch dazu, da sich ihre Methoden und Herangehensweisen ständig weiterentwickeln würden. Ein Weg sei es z.B., auch die Verhaltensprävention in die Betriebe hineinzutragen und hier quasi ein "Präventionsvertrauen" herzustellen, welches auch der Verhältnisprävention zugute kommen könnte. In ähnliche Richtung argumentierte H. Schnoks, als er darauf hinwies, daß Maßnahmen der Verhaltensprävention nicht nur an einem Gesundheitsaspekt zu messen seien, sondern insgesamt zur Verbesserung von Lebensqualität beitragen könnten. R. Rosenbrock hielt dem Ansatz der Verhaltensprävention seine immanenten Mängel und Widersprüche entgegen: da Verhaltensprävention allgemein nur als "zweitbeste" Lösung angesehen würde, Verhältnisprävention sich jedoch als die gesundheitspolitisch logische Konsequenz aus der Veränderung des Krankheitsspektrums herleite, sei die Abweichung von der Verhältnisprävention begründungspflichtig. Eigentlich könne es nur auf zwei Ebenen entsprechende Gründe geben: auf einer normativ-ethischen Ebene, die dann wichtig sei, wenn Verhältnisprävention Freiheitsspielräume drastisch einschränke. Oder es handelt sich um solche Gründe, die in der politischen Nicht-Durchsetzbarkeit von Prävention liegen. Dieser letzte Aspekt dürfte aus der wissenschaftlichen Diskussion nicht ausgeklammert bleiben, weil sonst, zwar vorgeblich unpolitisch, aber auch unredlich argumentiert würde und Illusionen über die Machbarkeit von Verhältnisprävention entstünden. R. Rosenbrock warnte vor einer Funktionalisierung der Betriebsärzte für die Aufgaben der Primärprävention. Es gebe inzwischen zahlreiche Untersuchungen, die in der engen Anbindung der Betriebsärzte an die Unternehmerseite ein wesentliches Hindernis für deren Einsatz innerhalb der verhältnisorientierten betrieblichen Prävention sehen.

R. Stuppardt teilt diese pessimistische Sicht nicht. Die Betriebskrankenkassen z.B. können als Mittler zwischen allen Beteiligten auftreten und präventive Aufgaben anregen. Natürlich sei dabei zu verhindern, daß nur eine Seite die Absichten oder Ergebnisse sich zu nutzen mache. Es gibt positive Einzelfälle, von denen man lernen könnte. E. Zoika ergänzt Stuppardt und berichtet von Beispielen, in denen die Betroffenen selbst aktiv für die betriebliche Gesundheitspolitik eingetreten sind. Hier könnten die Kassen ihr Wissen (ihre Daten) zur Verfügung stellen. Aus diesem Grunde würden auch Durchschnittsangaben über die Verteilung präventiver Maßnahmen wenig aussagen, weil sich dahinter interessante "konkrete" Fälle verbergen können. R. Müller sieht sich durch diese Beispiele bestätigt, mehr oder weniger ganz auf Maßnahmen der Verhaltensprävention zu verzichten. Sie stellten lediglich eine symbolische Politik dar und verhinderten als solche das Aufkommen verhältnispräventiver Forderungen. F. Hauß hielt dem abschließend entgegen, daß eine Radikalisierung der Standpunkte insofern nicht weiterführe, da es durchaus denkbar sei, die Methoden und Kenntnisse, die inzwischen im Bereich der Verhaltensprävention gewonnen wurden, dazu zu verwenden, die Aufmerksamkeit der einzelnen Betroffenen auf ihre krankmachenden Verhältnisse zu richten.

IV. Thesen und Perspektiven

Bernhard Badura

Gesundheitspolitik: Probleme und Reformperspektiven*

Gesundheitserziehung beruht auf dem Glauben, daß Einsicht in die Risiken bestimmter Verhaltensweisen zu deren Vermeidung beiträgt. Dieser Glaube wurzelt tief in unserem von der abendländischen Aufklärung geprägten Menschenbild. Und er paßt vorzüglich in eine Welt, die zweckrationales Handeln zur wichtigsten Maxime individueller wie gesellschaftlicher Lebensgestaltung erhoben hat. Die gesellschaftliche Realität fügt sich diesem Glauben oft jedoch nicht. Belege dafür liefert nicht zuletzt die mangelhafte Wirksamkeit einer auf individuelle Verhaltensänderung ausgerichteten Gesundheitserziehung und - in noch sehr viel eindrucksvollerer Weise - die praktisch-politische Wirkungslosigkeit der mittlerweile angehäuften Einsichten in Mängel und Defizite unserer Gesundheitsversorgung. Aber vielleicht ist auch nur der "Leidensdruck" in diesem Politikfeld noch nicht stark genug, verteilen sich die materiellen, physischen und seelischen Kosten dieses bereits viele Jahre anhaltenden Zustandes auf eine Weise, die (noch?) keinen ausreichenden politischen Entscheidungsbedarf erzeugt. Die konzertierte Aktion im Gesundheitswesen war bei ihrer Einführung Mitte der siebziger Jahre als Beginn einer Wende in der Gesundheitspolitik gedacht. Diese Wende wurde aber - um im Sprachgebrauch der gegenwärtigen Bundesregierung zu bleiben - "noch nicht vollzogen". Dies wohl auch deshalb, weil man den Hauptleidtragenden, den Versicherten und Konsumenten medizinischer Dienstleistungen, in der konzertierten Aktion (wohlweislich?) weder Sitz noch Stimme zugebilligt hat, und weil die Neigung gerade der auch bei ihren medizinischen Kollegen angesehenen Experten, sich öffentlich über "Leistungsangebote" zu äußern, die "ihr Geld nicht wert sind"[1] gering erscheint. Darüber herrscht unter den Kennern des Systems weitgehend Übereinstimmung: Die zahlreichen sattsam bekannten Mängel unserer Gesundheitsversorgung sind gründlich durchorganisiert und gesetzlich abgesichert und können nicht behoben werden, solange die Verantwortlichen sich weigern, die gegebenen Versorgungsstrukturen dem sozialen Wandel anzupassen.[2] Die ungeheuren Summen, die wir heute für unsere medizinische Versorgung aufwenden, dürfen nicht mehr länger nur als "Errungenschaften" des Sozialstaates gedeutet, sie müssen vielmehr zu einem guten Teil auch als Eingeständnis eines Mißerfolges erachtet werden in dem Bemühen, unsere Gesellschaft gesünder zu machen und Krankheiten zu verhüten statt sie

*Nachdruck mit freundlicher Genehmigung aus: Gewerkschaftliche Monatshefte, Nr. 6, 1985 (36. Jahrg.), S. 342-351.

zu behandeln. "Förderung der Gesundheit", nicht "Versorgung von Kranken" sollte die Hauptmaxime zukünftiger Gesundheitspolitik sein. Erforderlich hierfür ist zunächst eine grundlegende Wende im gesundheitspolitischen Denken. Erst wenn diese Wende vollzogen ist, werden sich Wege zu einer längerfristig erfolgreichen Lösung auch der Finanzierungsprobleme finden lassen. andere westliche Länder sind hier bereits wegweisend vorangeschritten[3], und wir sollten ihnen folgen. Da Gesundheit nicht nur Sache von Planern, Experten oder Professionellen, sondern in allererster Linie Sache jedes einzelnen Bürgers ist, sollte die wichtigste gesundheitspolitische Forderung lauten: weg von einer hierarchisch organisierten und von medizinischen Experten gesteuerten stationären Versorgung, hin zu dezentralen und ambulanten, von Experten unterstützten, ihren unverzichtbaren Sachverstand optimal nützenden, dennoch vom Geist der Selbsthilfe und Selbstbestimmung durchdrungenen Maßnahmen der Gesundheitsförderung und primären Gesundheitsversorgung.

Auf der Suche nach einer neuen Gesundheitsphilosophie

Der Mängelkatalog medizinischer Versorgung ist mittlerweile recht lang und reicht von der unzureichend kontrollierten Einführung neuer Techniken, Verfahren und Medikamente über die Feststellung, der Begriff Wirtschaftlichkeitsanalyse sei im deutschen Gesundheitswesen "ein Fremdwort", bis hin zu der bereits zitierten lapidaren Feststellung, zahlreiche Leistungsangebote seien schlicht "ihr Geld nicht wert".[4] Sicher scheint, daß die enormen Kostenschübe im Gesundheitswesen der vergangenen Jahrzehnte sich nicht in entsprechend nennenswerten Verbesserungen des Gesundheitszustands der Bevölkerung niedergeschlagen haben, daß im Gegenteil die Säuglingssterblichkeit im internationalen Vergleich recht hoch ist und die sozial Schwächeren sowie die mittleren Altersgruppen unter einer bemerkenswerten Übersterblichkeit leiden. Sicher scheint auch, daß die kurative Medizin nach aller Voraussicht in Zukunft keine bahnbrechenden Erfolge bei der Bekämpfung moderner Massenkrankheiten zu leisten imstande sein wird. Sicher erscheint schließlich, daß die Zukunft nicht der kurativen, sondern der gesellschaftlichen Prävention (Vorbeugung) gehört und unser Versorgungssystem im Bereich der seelischen Nöte, der chronisch Kranken und Pflegebedürftigen sowie im Bereich der Psychiatrie erhebliche Mängel aufzuarbeiten hat.

Wie verträgt sich dieser Mängelkatalog mit der in den letzten hundert Jahren doch sehr positiven Entwicklung der Lebenserwartung; und welche Lehren lassen sich aus der Geschichte und aus dem gegenwärtigen Diskussionsstand für die Gesundheitspolitik in der Bundesrepublik ziehen?

Folgt man den medizin- und sozialhistorischen Arbeiten des angesehenen britischen Sozialmediziners McKeown, so verdanken wir die erfolgreiche Bekämpfung früher sehr verbreiteter und lebensbedrohender Infektionskrankheiten wie Tuberkulose, Malaria oder Cholera nicht in erster Linie, wie man uns immer noch glauben machen will, dem "medizinischen Fortschritt", sondern gesundheitsförderlichen Eingriffen in die Umwelt des Menschen (zum Beispiel einer verbesserten Nahrungsmittelkontrolle und einer besseren Abwasserbeseitigung), verbesserten materiellen Lebensbedingungen (etwa der Erhöhung der Realeinkommen) und gewandelten Lebensweisen (beispielsweise der Beachtung hygienischer Vorschriften).[5]

In den vergangenen hundert Jahren lag also das größte Potential zur Gesundheitsförderung nicht in Fortschritten bei der Behandlung Kranker, auch nicht in Fortschritten im Bereich der kurativen Prävention am einzelnen Menschen. Das größte Gesundheitspotential lag vielmehr in einer Verbesserung der allgemeinen Lebensbedingungen und in dem dadurch hervorgerufenen Wandel in unseren Lebensweisen. Alles spricht dafür, daß dies auch in Zukunft so bleiben wird. Je eher die Verantwortlichen ein solches ökologisches Gesundheitskonzept akzeptieren und einer entsprechenden Wende der Gesundheitspolitik zugrundelegen, um so wirksamer werden sich die vorhandenen Versorgungsmängel bekämpfen und die chronischen Kostenprobleme im Gesundheitssektor kontrollieren lassen.

Deutlich machen sollte das bisher Gesagte die Dringlichkeit eines radikalen Umdenkens in unserer Gesundheitspolitik, insbesondere eine verstärkte Berücksichtigung des sozialen Wandels und eine dementsprechend verstärkte Förderung interdisziplinärer Erforschung seiner gesundheitlichen Folgen. Bereits heute zeichnen sich die Grundzüge einer neuen (sozial-)ökologischen Gesundheitsphilosophie ab, deren wichtigste Prämissen folgende sind:
1. Die seit der industriellen Revolution vom Menschen selbst geschaffene natürliche, technische und soziale Umwelt überfordert vielfach seine seelische und physiologische Anpassungsfähigkeit.
2. Gesundheitspolitische Anstrengungen sollten sich auf die Wiedergewinnung eines Gleichgewichtes zwischen Umweltanforderungen einerseits und Bewältigungsmöglichkeiten andererseits richten.
3. Das wichtigste Instrument dafür werden Maßnahmen im Bereich der gesellschaftlichen Prävention sein, deren wissenschaftliche und praktische Voraussetzungen es zu fördern oder überhaupt erst einmal herzustellen gilt.
4. Umweltbedingungen und Lebensweisen bilden die hauptsächlichen Ansatzpunkte gesellschaftlicher Prävention.

Herausforderungen zukünftiger Gesundheitspolitik

Obwohl die medizinische Versorgung mit über 10 Prozent des Bruttosozialproduktes sich zu einem auch volkswirtschaftlich überaus bedeutsamen Faktor entwickelt hat, gelang es bisher nicht, den überstarken gesundheitlichen Verschleiß der sozial Schwächeren unserer Gesellschaft zu beseitigen. Christian von Ferber prägte dafür bereits vor vielen Jahren die Formel von der "gesundheitspolitischen Hypothek der Klassengesellschaft".[6] Die Beantwortung der Frage, wodurch die Übersterblichkeit sozial Schwächerer verursacht wird und wie sie wirksamer zu bekämpfen wäre, gehört meines Erachtens zu den dringlichsten Aufgaben der Zukunft. Eine mögliche Antwort kann schon heute als falsch zurückgewiesen werden: der weitere Ausbau kurativer Medizin, d.h. eine über das bisherige Volumen noch hinausgehende Versorgung mit medizinischen Leistungen, deren Wirksamkeit ungeprüft und deren Angemessenheit fragwürdig ist, wird dazu keinen wesentlichen Beitrag leisten.

Obwohl noch längst nicht alle gesundheitlichen Folgen einer vergangenen Klassengesellschaft bewältigt worden sind, werden wir heute bereits mit neuen gesundheitlichen Folgen geradezu lawinenartig über uns hereinbrechender technischer, chemischer und biologischer Produkte und Innovationen konfrontiert, die uns vor zum Teil noch weitgehend unbekannte Probleme stellen. Zu nennen wären hier beispielhaft: mögliche genetische Schäden, bedingt durch Weiterverbreitung der Kerntechnik; chronische Arbeitslosigkeit mit entsprechenden psychosozialen und psychosomatischen Schäden, bedingt durch das Vordringen von Mikroelektronik und Automation; zunehmende psychosoziale und physische Belastungen durch neue Formen der Daten- und Textverarbeitung und durch Zunahme von Nacht- und Schichtarbeit; neue Risiken für Nahrungsmittel, Wasser, Boden, Luft,. bedingt durch neue chemische Produkte und Verfahren; Unfallrisiken und Umweltverschmutzung als bewußt einkalkulierte und (bisher) akzeptierte Gefahren moderner Verkehrstechnologien. Die mit dem Siegeszug der modernen Medizin einhergehende Konzentration auf Reparaturleistungen körperlicher Schäden führte gleichzeitig zu einem zunehmenden Desinteresse der medizinischen Versorgung insgesamt an gesundheitsrelevanten Umweltfaktoren, mit der Konsequenz, daß heute Risiken in der Umwelt meist nur zufällig erkannt werden und selbst dies oft erst bei eingetretenem Schaden. Das von Politikern und Experten heute vielfach als "Umwelthysterie" gebrandmarkte Verhalten der Bevölkerung muß, so gesehen, vielmehr als durchaus "gesunde" Reaktion auf zunehmend "ungesunde", weil potentiell riskante und gleichzeitig völlig unzureichend kontrollierte Verhältnisse begriffen werden. Gesundheitsförderliche Gestaltung nicht nur der sozialen, sondern auch der natürlichen Umwelt bildet daher eine wichtige Herausforderung zukünftiger Gesundheitspolitik.

Industrialisierung und Urbanisierung hatten neben den bereits genannten noch eine Reihe weiterer, weit weniger sichtbarer, aber dennoch vermutlich höchst gesundheitsrelevanter Folgen. Sie erzeugten zugleich auch einen tiefgreifenden Wandel sozialer Beziehungen und Werte und stellten den Menschen, dessen stammesgeschichtliche Ausstattung ursprünglich auf ein Leben als Sammler und Jäger zugeschnitten war, vor neue Anforderungen an seine Psyche und sein Verhalten, deren negative physiologische Konsequenzen von der Streßforschung erst in jüngster Zeit schrittweise aufgedeckt wurden.[7]

Industrialisierung und Urbanisierung beeinflussen nicht nur das Ausmaß psychosozialer Belastungen, denen wir ausgesetzt sind, sie beeinflussen auch die Persönlichkeitsentwicklung sowie den Umfang und die Qualität sozialer Netzwerke des einzelnen und damit die seelische und körperliche Verwundbarkeit der Bevölkerung. Stabile Sozialbeziehungen und die schützende und stützende Kraft als hilfreich und positiv erlebter sozialer Alltagserfahrungen bilden wichtige psychosoziale Lebensgrundlagen, deren gesundheitsförderliche Bedeutung in der Forschung und in der Praxis gegenwärtiger Gesundheitsversorgung noch weitgehend unterschätzt werden und deren Beeinträchtigung oder Zerstörung ein erhebliches zusätzliches Gesundheitsrisiko darstellen.[8] Überstarker Verschleiß sozial schwacher Mitglieder unserer Gesellschaft, zum Teil noch unbekannte Risiken technischer und chemischer Innovationen, psychosoziale Belastungen sowie die Schädigung sozialer Schutzfaktoren und, nicht zu vergessen, auch die starke Verbreitung riskanter Lebensweisen - sie alle sind wirksam zu bekämpfen nur mit Hilfe einer ökologisch orientierten und wissenschaftlich wohlfundierten Strategie gesellschaftlicher Prävention.

Eine weitere wichtige Herausforderung zukünftiger Gesundheitspolitik liegt auf einem ganz anderen Gebiet, nämlich im Bereich chronisch Kranker und Behinderter. Wo Heilung nicht mehr oder noch nicht möglich ist, bei der in den vergangenen Jahrzehnten rasch angewachsenen Zahl Herz- und Krebskranker, bei denjenigen, die an unheilbaren Geburts- oder Unfallschäden oder an Bronchitis oder Rheuma leiden - um nur die wichtigsten Beispiele zu nennen -, aber auch bei der demographisch bedingten wachsenden Zahl älterer Pflegebedürftiger gewinnen Maßnahmen zur medizinischen, praktischen und psychosozialen Betreuung ein erhebliches Gewicht. Die moderne Hochleistungsmedizin hat sich bisher viel zuwenig auf diesen Problembereich eingestellt. Pflege, Rehabilitation und Nachsorge sind Stiefkinder medizinischer Ausbildung und medizinischer

Praxis. Vor allem die auch in Zukunft weiter wachsende Zahl chronisch Kranker und Pflegebedürftiger erzwingt ganz neue Organisations- und Behandlungsformen, die an den Fundamenten der bisherigen medizinischen Versorgung rütteln: an der Vorherrschaft der medizinischen Profession, der Konzentration auf körperliche Schäden statt auf deren Ursachen, der Trennung zwischen ambulanter und stationärer Versorgung, dem Prinzip der Einzelleistungsvergütung. Neue Berufsgruppen (insbesondere Sozialarbeiter) werden verstärkt im Gesundheitsbereich tätig werden müssen, neue Arbeitsformen wie interdisziplinäre Teamarbeit und ein eher partnerschaftliches Verhältnis zwischen Experten und Laien werden sich durchsetzen müssen. Selbsthilfe und Selbstorganisation werden zu zentralen Bestandteilen zukünftiger Gesundheitsversorgung.[9]

Was tun?

Sozialversicherung und medizinische Versorgung: Zu diesen Themen ist bereits viel geschrieben und nahezu alles gesagt worden.[10] Deshalb beziehe ich mich im folgenden auf einige wenige, in ihrer Aussage sicherlich für das derzeitige System charakteristische Ergebnisse eigener Forschung im Bereich der Herzinfarkt- und Krebsrehabilitation.[11] Bis heute ist es nicht gelungen, die Aufgaben der Rehabilitation einem eigenständigen Träger der Sozialversicherung zu übertragen. Rehabilitationsmaßnahmen werden von sechs (!) verschiedenen Trägergruppen durchgeführt. Dadurch werden beispielsweise medizinisch unsinnige und rein bürokratisch bedingte Mehrfachbegutachtungen notwendig. In einer repräsentativen Studie mit 1000 Erstinfarktpatienten konnte nachgewiesen werden, daß die Mehrfachbegutachtungen Ängstlichkeit und Depressivität der Betroffenen erhöhen und ihr Selbstvertrauen schwächen, neben unnötigen finanziellen und administrativen also auch unnötige psychische Kosten erzeugen. Weitaus am häufigsten erbracht werden Leistungen der medizinischen Rehabilitation. Psychische und soziale Probleme chronisch Kranker werden systematisch vernachlässigt, obwohl sie, wie wir in mehreren Studien nachweisen konnten, einen erheblichen Einfluß auf den Genesungsverlauf haben.

Durch ausgiebige Beratung auch über nichtmedizinische Themenstellungen, die von den meisten Patienten nachdrücklich gewünscht wird, durch frühzeitige Einbeziehung des Partners und weiterer wichtiger Bezugspersonen ließe sich die Rehabilitation chronisch Kranker erheblich verbessern. Wie die erwähnte Infarktstudie zeigt, beträgt die durchschnittliche Verweildauer nach einem Herzinfarkt in der Bundesrepublik 32 Tage. Verglichen mit der Situation im Ausland ist dies sehr lang. In England liegen die Vergleichszahlen bei 15 Tagen, in den Vereinigten Staaten sogar noch etwas niedriger. Auch hier zeigt unsere Studie, daß ein offensichtlich nicht medizinisch, sondern betriebswirtschaftlich begründeter überlanger Krankenhausaufenthalt sich negativ auf die Psyche der Betroffenen auswirkt, daß also große Summen für überflüssige Leistungen aufgewendet werden, die zusätzlich auch noch erhebliche Schäden anrichten. Dringend erforderlich wäre eine verstärkte Berücksichtigung der psychischen und sozialen Problemlagen, eine Aufweichung der starren Grenzen zwischen ambulanter und stationärer Versorgung, eine Organisation der Rehabilitationsträger unter einem Dach, eine deutliche Verringerung der Krankenhausverweildauer sowie eine Förderung der psychischen und sozialen Selbstheilungskräfte chronisch Kranker - um nur einige Beispiele herauszugreifen.

Öffentliches Gesundheitswesen: Gesundheitsämter sind die traditionsreichsten Träger gesellschaftlicher Prävention in unserem Lande. Die Konzeptionslosigkeit der Gesundheitspolitik (falls überhaupt etwas existiert, das diesen Namen verdient) zeigt sich beispielhaft in der Tatsache, daß zu einem Zeitpunkt, zu dem nichts dringender scheint, als die Verbesserung gesellschaftlicher Prävention, ihr traditionsreichster Träger von Zerfall und Auflösung bedroht ist. Der öffentliche Gesundheitsdienst in der Bundesrepublik muß einer totalen Erneuerung unterzogen und zur Bewältigung dringlicher Gesundheitsprobleme im Bereich der Umweltkontrolle, der Gesundheitserziehung und -aufklärung, der allgemeinen Gesundheitsförderung und der Kontrolle medizinischer Einrichtungen befähigt werden. Kommunale Gesundheitsförderung muß zu einem Schwerpunkt zukünftiger Gesundheitspolitik werden. Denn nur auf lokaler Ebene lassen sich Risiken und Probleme sachgerecht überwachen und Ressourcen zu ihrer Bewältigung mobilisieren. Die Kommune ist das Haupttätigkeitsfeld gesellschaftlicher Prävention. Verbessert werden müßte daher die Informationsverarbeitungs- und Forschungskapazität der Ämter. Auch Personal- und Organisationsstrukturen müßten auf die neuen Herausforderungen und Aufgaben zugeschnitten werden. Die Ausbildung der dort Tätigen müßte an einigen Universitäten konzentriert und durch entsprechend zu fördernde interdisziplinäre Grundlagenforschung abgesichert werden.[12]

Arbeitsschutz, betriebliche Gesundheitsvorsorge: Die Arbeitsschutzgesetzgebung in der Bundesrepublik gehört sicherlich zu den fortschrittlichsten Regelungen unseres Gesundheitswesens. Ihre praktische Umsetzung wird gegenwärtig jedoch noch durch bürokratische Erschwernisse, durch Schwächen und Einseitigkeiten des zuständigen Personals sowie durch eine weitgehend fehlende wissenschaftliche Infrastruktur erheblich behindert. Auch hier möchte ich mich auf kurze Bemerkungen aus der eigenen

Forschungserfahrung beschränken. In einer Studie mit 274 Lokführern der Region Oldenburg/Bremen konnten wir einige, in mancher Hinsicht sicherlich exemplarische, Mängel und Defizite des Arbeitsschutzes und der Gesundheitsvorsorge feststellen.[13] Eines der Hauptprobleme bei den Lokführern (und bei allen anderen, die Nacht- und Schichtarbeit leisten müssen) ist die Arbeitszeit. Unregelmäßiger Wechselschichtdienst verbunden mit Nacht- und Wochenendarbeit sowie häufige auswärtige Übernachtungen greifen die psychische und physische Gesundheit der Lokführer stark an. 66.4 Prozent der Befragten klagen über Schlafstörungen. Bei Tagesarbeitern liegt dieser Satz nur bei 15 bis 25 Prozent. Auch andere Symptome machen den Lokführern sehr zu schaffen: 43.3 Prozent leiden unter Magenbeschwerden, 43 Prozent unter Rheuma, 52.5 Prozent unter Nervosität und 36 Prozent unter Herz- und Kreislaufstörungen. Hoch ist auch der Anteil der Lokführer, die über häufige Kopfschmerzen und Konzentrationsstörungen klagen. Diese Zahlen schnellen bei den Lokführern des sogenannten Sonderdienstes noch in die Höhe, deren Arbeitszeit durch besonders extreme Unregelmäßigkeit gekennzeichnet ist. 74 Prozent geben hier Schlafstörungen an, 46 Prozent Magenbeschwerden und 70 Prozent Nervosität. In der Studie konnte auch ein Zusammenhang zwischen Arbeitsbelastung und Raucherverhalten festgestellt werden. Der Anteil der Raucher bei den sogenannten Sonderdienstlern liegt bei 44 Prozent, bei den Plandienstlern lediglich bei 32 Prozent. 51 Prozent der Raucher geben Herz-Kreislaufbeschwerden an, bei den Nichtrauchern liegt dieser Prozentsatz bei 28 Prozent. Ein weiteres Problem der Lokführer sind ihre Bandscheibenbeschwerden, unter denen 54 Prozent leiden. Die Bandscheibenschäden sind nach Untersuchungen unserer Forschungsgruppe relativ eindeutig auf die Tatsache zurückzuführen, daß in vielen älteren Lokomotiven noch ungefederte Fahrersitze installiert sind, so daß sich die Vibration der Maschine direkt auf das Rückgrat der Lokführer übertragen kann. Insgesamt kommt unsere Studie zu dem Ergebnis, daß neben der Arbeitszeitregelung und der Grundbelastung (Lärm, Vibration, Temperaturverhältnisse im Führerhaus) das Alleinsein bei der Arbeit und die damit verbundene soziale Isolierung das seelische und körperliche Befinden beeinträchtigen. Aus diesem Grunde erscheint es erforderlich, daß Nacht-, Schicht- sowie Sonntagsarbeit abgebaut oder zumindest durch zusätzliche Freizeit ausgeglichen werden.

Ebenso wichtig scheinen bessere Lärmisolation und der Einbau von Klimaanlagen und von besseren Sitzgelegenheiten auf den Führerständen der Loks. Art und Umfang der Morbidität der von uns untersuchten Lokführer läßt in vielerlei Hinsicht keinen Zweifel über die Arbeitsbedingtheit ihrer Leiden zu. Dies gilt insbesondere für die hohe Zahl der Schlafstörungen und Bandscheibenbeschwerden, aber auch für eine

Vielzahl der sonst festgestellten gesundheitlichen Beeinträchtigungen. Zu fragen bleibt, warum solche Schäden und Beeinträchtigungen durch eine mehr oder weniger zufällig zustandegekommene Studie und nicht durch eine systematische Erhebung der Arbeitsbelastungen in der Bundesrepublik aufgedeckt wurden. Zu fragen bleibt aber auch, wieso die zuständigen Betriebsmediziner nicht über diese Situation informiert sind oder bislang offenbar wenig dagegen unternommen haben. Zu fragen bleibt schließlich, wie es mit der Fürsorgepflicht des Arbeitgebers und den Aktivitäten der zuständigen Gewerkschaften steht. Zu tun wäre gerade hier sehr viel. Gesundheitsvorsorge am Arbeitsplatz sollte ein zweiter großer Schwerpunkt einer zukünftig wesentlich zu intensivierenden gesellschaftlichen Prävention werden.

Selbstverwaltung der Krankenkassen: Die Selbstverwaltung der Krankenkassen war in den vergangenen Jahrzehnten weder zu einer wirksamen Kosten- noch zu einer wirksamen Qualitätskontrolle medizinischer Versorgung imstande. Insofern trifft sie ein Teil der Schuld an der gegenwärtigen Situation. Ohne grundlegende Änderungen in ihren Entscheidungsstrukturen und Kompetenzen werden die Kassen auch in Zukunft ihrer Hauptaufgabe nicht gerecht werden können, die darin besteht, die Gesundheitsbedürfnisse der Versicherten auf angemessene und wirtschaftlich vertretbare Weise zu befriedigen. Dies heißt im wesentlichen zweierlei: Verbesserung der Mitwirkungsrechte der Versicherten und wirksame Kontrolle der Angemessenheit, Qualität und der Effizienz medizinischer Akutversorgung. Die gegenwärtigen, quasi ständestaatlichen Strukturen der Selbstverwaltung müssen durch echte Wahlmöglichkeiten und durch Selbstverwaltungsorgane abgelöst werden, mit denen sich die Versicherten wieder zu identifizieren vermögen, nicht zuletzt auch deshalb, weil sie dann wieder mit echten versorgungspolitischen Alternativen konfrontiert werden können. Genau dies ist gegenwärtig nicht der Fall und hat wesentlich zur Gleichgültigkeit der Wählerschaft bei den Sozialwahlen beigetragen. Erst wenn der Wähler den Eindruck hat, seine Stimme könne etwas bewirken, und erst wenn man diesen Wähler mit wirklichen Alternativen konfrontiert (wie Abbau der stationären zugunsten ambulanter Rehabilitation, Förderung der Selbsthilfe, Einstellung von Sozialarbeitern usw.), werden sich bisher nur zahlende wieder zu politisch aktiven Kassenmitgliedern entwickeln. Auf der Leistungsseite sollten sich die Kassen auf den Bereich der Akutversorgung konzentrieren. Der Bereich der gesellschaftlichen Prävention sollte ganz einem total revidierten öffentlichen Gesundheitswesen und dem ebenfalls wesentlich zu verbessernden Arbeitsschutz und der Gesundheitsförderung am Arbeitsplatz überlassen bleiben.

Zusammenfassend stehen den notwendigen grundlegenden Veränderungen im Gesundheitswesen der Bundesrepublik zwei Dinge entgegen: eine immer noch zu sehr kurative und medizinische Sichtweise auf Gesundheit und Krankheit und eine für den gesamten Bereich der gesellschaftlichen Prävention völlig unterentwickelte wissenschaftliche Infrastruktur. In der Erforschung arbeitsbedingter Krankheiten und in der wissenschaftlichen Fundierung nichtkurativer Gesundheitsförderung insgesamt darf die Bundesrepublik als Entwicklungsland bezeichnet werden.

Anmerkungen

1) H. Schaefer in: Wido-Materialien, Bd. 21, Strukturfragen im Gesundheitswesen in der Bundesrepublik Deutschland, Bonn-Bad Godesberg 1983, S. 26.

2) Vgl. dazu die Gutachten in Bd. 14 (Leistungssteigerungen im Gesundheitswesen bei Nullwachstum, Bonn-Bad Godesberg 1981) der Wido-Materialien und Bd. 21 (s. Anm.1).

3) Vgl. I. Kickbusch/R. Anderson, Report of a Study Tour on Health Promotion to Canada and the United States of America, in: Europ. Monogr. in Health Ed. Res. Bd. 6 (1984), S. 77-118.

4) Ebd. (s. Anm. 1).

5) Vgl. dazu B. Badura, Thomas McKeown und die ökologische Gesundheitsstrategie, in MMG 9 (1984), S. 151-160; W.W. Holland et al. (Eds.), Oxford Textbook of Public Health, Oxford etc. 1984ff.; D. Mechanic (Ed.), Handbook of Health, Health Care, and the Health Professions, New York 1983; Th. McKeown, Die Bedeutung der Medizin, Frankfurt a.M. 1981.

6) Ch. v. Ferber, Gesundheit und Gesellschaft. Haben wir eine Gesundheitspolitik?, Stuttgart 1971, S. 71.

7) J.P. Henry/M.P. Stephens, Health, Stress, and the Social Environment, New York etc. 1977.

8) B. Badura (Hrsg.), Soziale Unterstützung und chronische Krankheit, Frankfurt a.M. 1981.

9) Ch. v. Ferber/B. Badura (Hrsg.), Laienpotential, Patientenaktivierung und Gesundheitsselbsthilfe, München 1983.

10) Vgl. z.B. die beiden genannten Wido-Bände (Anm. 1 und 2).

11) Vgl. S. Schafft/S. Töpfer, Psychische und soziale Probleme krebserkrankter Frauen - eine ethnographische Studie, Manuskript, Oldenburg 1984 und B. Badura u.a., Der Streß des Herzinfarkts - eine sozialepidemiologische Studie, Manuskript, Oldenburg 1985.

12) B. Badura/K. Lenk, Der öffentliche Gesundheitsdienst oder Neubeginn?, in: A. Evers/H. Wollmann (Hrsg.), Leviathan-Sonderband 1985 (im Druck).

13) K. Zelder u.a.; Die Gesundheit des Lokführers. Eine sozialepidemiologische Studie,. Manuskript, Oldenburg 1985.

Rolf Rosenbrock

Primärprävention durch GKV*
- Dreizehn Thesen und Gegenthesen -

Dem Satz, daß Vorbeugen besser als Heilen sei, ist angesichts seiner unschlagbaren Plausibilität und der zunehmenden Unfähigkeit der Medizin, "heilende" Antworten auf das Massengeschehen der chronisch verlaufenden Volkskrankheiten zu finden, vorläufig noch fast ungeteilte Zustimmung gewiß.

Sobald es aber ein wenig konkreter wird, stößt man auf eine Fülle von Widersprüchen. Widersprüche nicht nur zwischen verschiedenen Präventionskonzepten und -praktiken, sondern auch Einwände gegen die Wünschbarkeit und Machbarkeit gesundheitspolitischer Präventionsbemühungen überhaupt. Diese Gegenargumente kommen aus unterschiedlichen Disziplinen und politischen Richtungen. Teilweise haben sie bereits die Gewalt materieller Politik angenommen, teils deuten sie sich erst in vorsichtigen Formulierungen als Bedenken an. Sie liegen auf unterschiedlichen Argumentationsebenen und werden in unterschiedlichen Kombinationen angeboten.

Daraus folgt zunächst, daß es kein geschlossenes "antipräventives Weltbild" gibt. Doch ist andererseits festzustellen, daß in den politischen und wissenschaftlichen Auseinandersetzungen derzeit solche Argumente zunehmen, die auf ein Abrücken von Prävention als gesundheitspolitischem Konzept hinauslaufen[1]. Da sich angesichts der staatlichen Maßnahmen des Ab- und Umbaus des Sozialleistungssystems mancherorts auch die politischen Prioritäten verschieben, könnte aus alledem ein Trend zur Abkehr vom gesundheitspolitisch kaum betretenen Feld der Prävention entstehen.

Wer am Konzept einer auf Krankheitsverhütung zielenden Gesundheitspolitik und der Möglichkeit ihrer Umsetzung (auch durch die Institutionen der GKV) festhält, bewegt sich demnach gegen die derzeitige Hauptstromrichtung. Er muß daher die Argumente aufgreifen und ihnen Gegenthesen, zumindest aber offene Fragen entgegensetzen. Das soll hier anhand einiger exemplarischer Stichpunkte jeweils in Rede und Widerrede geschehen[2]. Dabei wird auf die großen Unterschiede in Rang, Konsistenz

*Nachdruck mit freundlicher Genehmigung aus: Soziale Sicherheit Nr. 1, 1985 (34. Jahrg.), S. 1-9

und Gewicht der einzelnen Argumente ebensowenig eingegangen wie auf die Widersprüche, die zwischen ihnen bestehen. Ziel der Darstellung ist vielmehr, die trotz aller Einwände gegebenen Möglichkeiten des Einstiegs in präventive Gesundheitspolitiken sichtbar zu halten.

1. Die gesundheitliche Veränderung bzw. Gestaltung von Arbeits- und Lebensbedingungen überfordert jede Gesundheitspolitik, da dies in der Konsequenz die Unterordnung aller anderen Politikfelder (Wirtschafts-, Umwelt-, Produktions-, Technologie-, Forschungs-, Verkehrs-, Außen-, Bildungs-, Rechts-Politik etc.) unter den Primat eines zudem höchst unbestimmten Konzepts namens "Gesundheit" bedeuten würde.

Dieser These liegt eine vorwiegend unter ideologiekritischen Gesichtspunkten interessante Argumentationsfigur zugrunde: Vor allem konservative Stimmen warnen gern und häufig schon vor den ersten Schritten auf einem neuen Weg, weil entweder das Ende dieses Weges (noch) nicht absehbar (operationalisierbar) ist, oder weil der Weg - konsequent eindimensional zu Ende gedacht - zu einem Ziel führen kann, das neuartige Übel oder Gefahren in sich bergen könnte. Bezogen auf präventive Gesundheitspolitik kleidet sich dieses Argument in Formulierungen vom "drohenden Krankenkassenstaat" oder von der "staatlich verordneten Pflicht zur Gesundheit".

Demgegenüber ist zunächst auf die überall feststellbare politische Realität zu verweisen, in der die Beachtung gesundheitlicher Wirkungen politischer Maßnahmen die ganz seltene Ausnahme ist. Gegenüber dieser Realität wäre es schon ein gewaltiger Fortschritt, wenn Gesundheit als ernstgenommene Nebenbedingung politischer Entscheidungen berücksichtigt würde. Der Streit kann deshalb eigentlich nicht darum gehen, ob uns der "Krankenkassenstaat" droht, sondern ob es möglich ist, Gesundheit als **eine** Zielvariable in den verschiedenen Politikbereichen (z.B. als Querschnittsaspekt in den verschiedenen Ressorts) zu verankern (Prüfung der Gesundheitsverträglichkeit politischer Maßnahmen).

Zudem übersehen die Verfechter dieser These, daß sich derartige zu Beginn notwendigerweise breit angelegte Konzepte in aller Regel erst im Verlaufe ihrer Umsetzung konkretisieren lassen. Das zeigt auch ein Blick auf erfolgreiche Präventionspolitiken in der Vergangenheit (Impfschutz, Wasserhygiene etc.). Und welche in der Sache liegenden Gründe sollte es beim Konzept gesundheitsbezogener Politiken für den eher konservativen Standpunkt des "Wehret den Anfängen!" geben? Die gesundheitspolitische und gesundheitliche Situation gibt dafür jedenfalls kein Argument her.

2. Der vor allem in den siebziger Jahren groß angelegte Versuch, durch Prävention Krankenstände und damit Kosten zu senken, muß als gescheitert angesehen werden. Eine Weiterverfolgung dieses Weges lohnt sich demzufolge nicht.

Dieser Argumentationsfigur liegen drei Mißverständnisse bzw. Irrtümer zugrunde:

a) Die siebziger Jahre waren mehr eine Phase der präventiven Programmatik als der präventiven Politik. Es sind demzufolge nicht so sehr die Konzepte präventiver Gesundheitspolitik an den Realitäten der Lebens- und Arbeitsbedingungen gescheitert. Vielmehr ist der Versuch, präventive Programmatik auch umzusetzen, überwiegend im Gestrüpp widerstreitender wirtschaftlicher und wissenschaftlicher Interessen hängengeblieben, zumal er durch Halbherzigkeit, unzureichende Mobilisierung und politische Rücksichtnahmen seiner Initiatoren nur mit von vornherein verminderter Schubkraft ausgestattet war. Hier gilt es, der Legendenbildung und Geschichtsklitterung vorzubeugen.

b) Ziel präventiver Gesundheitspolitik ist die Verhütung von Krankheit und damit die Verminderung von Leiden sowie die Verlängerung von Leben. Die gemeinsame Zielvariable ist Lebensqualität. Die Senkung von Krankenständen ist demgegenüber nur ein möglicher Indikator unter vielen. Seine Aussagekraft ist durch die vorherrschende Meßmethode (ärztlich attestierte Arbeitsunfähigkeit) zudem stark eingeschränkt. Im übrigen liegt eine halbwegs flächendeckende Wirkungsanalyse der Gesundheitspolitik der siebziger Jahre bis heute nicht vor.

c) Inwieweit es zum Zielkatalog von Präventionsstrategien gehören soll, "die Kosten zu senken", ist eine alte und immer noch offene Streitfrage. Prävention findet jedenfalls die Begründung ihrer Notwendigkeit zunächst in positiven Zielkonzeptionen, die sich nicht auf Kalküle in Geldeinheiten stützen (lassen/müssen).

3. Die Durchsetzung von Gesundheitszielen und -standards in allen relevanten Politikbereichen führt zu einer Medikalisierung der Gesellschaft. Sie stärkt damit die Macht sowie die aus ihr resultierenden Privilegien und Allkompetenz-Ansprüche der Ärzte.

Über die optimale Funktionszuweisung der ärzlichen Profession zu Fragen der Gesundheit und Krankheit bestehen tatsächlich noch viele Unklarheiten. Gegenüber der These ist jedoch festzuhalten, daß es nach wie vor keinen ersichtlichen Grund gibt, Prävention für eine **vorwiegend** ärztliche Aufgabe zu halten. Die Kritik am vorherrschenden medizinischen Paradigma und an der ärztlichen Standespolitik ergibt vielmehr gute Gründe dafür, Präventionsstrategien ohne ärztliche Dominanz zu entwerfen. Dabei ist es sinnvoll, gesundheitspolitische und gesundheitliche Aufgaben und Funktionen in berufliche und Lebensvollzüge anderer Gruppen hineinzudenken und aus diesem Denkmaterial gesundheitspolitische Strategien zu destillieren.

4. **Prävention führt zu einer immer umfassenderen Kontrolle des Verhaltens von Individuen. Am Horizont zeichnet sich der "soziale Sicherheitsstaat" ab, in welchem Politikern der "inneren Sicherheit" mit Maßnahmen der gesundheitlichen und sozialen Sicherung zu einer unentwirrbaren und unentrinnbaren Gesamtheit von mehr oder weniger sanfter Repression zusammenfließen.**

Angesichts der unbezweifelbaren Tendenz des Staates und von Privatunternehmen, immer mehr individuelle und gesellschaftliche Merkmale und Prozesse in Form von "Datenschatten" abzubilden und damit ihre Kontroll- und Steuerungskapazität auszudehnen und zugleich intransparenter werden zu lassen, kommt diesem Argument ein großes Gewicht zu.

Bezogen auf die hier diskutierten Zusammenhänge ist demgegenüber jedoch darauf hinzuweisen, daß die "Mittel der Wahl" präventiver Gesundheitspolitik darin bestehen, materielle Lebens- und Arbeitsbedingungen zu schaffen und zu sichern, in denen sich die Individuen und Gruppen möglichst unbeeinträchtigt entfalten können, und zwar unbeeinträchtigt sowohl von Krankheit als auch von unerwünschter Kontrolle. Die datenförmige Herstellung des "gläsernen" Bürgers bzw. Versicherten bzw. Patienten, wo sie denn tatsächlich eine reale Gefahr ist, bedient sich daher in der Regel entweder zu Unrecht der gesundheitlichen Prävention nach Art einer falschen Fassade, oder sie geht von einem systematisch verkürzten Präventionskonzept aus, welches Krankheitsverhütung auf individuelle Verhaltenskontrolle reduziert. In diesem Zusammenhang ist daran zu erinnern, daß solche Warnungen bemerkenswert häufig von solchen Berufsgruppen und Wirtschaftszweigen vorgebracht werden, deren wirtschaftliches Verhalten mit den Mitteln moderner Datenverarbeitung kontrolliert werden soll. Auch gegen die Erfassung objektiver Daten über die Belastungen in der Arbeits- und Lebenswelt sind Einwände häufig gerade von denjenigen zu hören, in deren Verantwortungsbereich die Entstehung daraus resultierender Gesundheitsgefahren liegt.

Zudem errichtet das im Jahre 1983 vom Bundesverfassungsgericht konstatierte "informationelle Selbstbestimmungsrecht" des Bürgers Schranken und Transparenzkriterien, deren Respektierung nicht zuletzt von den Gewerkschaften gefordert und ansatzweise auch durchgesetzt wird, also jenen Organisationen, die auch am ehesten die gesellschaftlichen Interessen an Prävention artikulieren und vertreten. Diese gesundheits- und kontrollpolitische Doppelfunktion der Gewerkschaften beinhaltet die Tendenz zu wachsender Sensibilität und mindert Mißbrauchsgefahren. Weiterhin ist zu berücksichtigen, daß sich die Mehrzahl der empirisch belegten Problemfälle von Kontrolle auf außerstaatlichen, in der Regel wirtschaftlich motivierten Mißbrauch des durch Datenverfügung gegebenen Kontrollpotentials bezieht. Auf diesen Feldern bestehen für gewerkschaftliche und Verbraucher-Organisationen noch große und ungelöste Aufgaben, die jedoch keine hinreichende Begründung für Perhorreszierung und Dämonisierung der technisch gegebenen Möglichkeiten bieten.

Bei der für jede Arbeits- und Sozialepidemiologie notwendigen Erhebung von Merkmalen von Personen und Lebensverhältnissen handelt es sich im schlimmsten Fall um ein Kontrollpotential, nicht um Kontrolle selbst. Das auch gesundheitspolitisch wichtige Problem besteht darin, ob der Übergang von der (potentiellen) Kontrolle durch Daten zu der (tatsächlichen) Kontrolle durch Taten politisch kontrolliert werden kann.

Für eine realistische Abschätzung des politischen (auch gesundheitspolitischen) Risikopotentials ist dazu eine Analyse der wirtschaftlichen und politischen Kosten der (meistens illegalen) Realisierung des Interesses an derartiger Kontrolle unerläßlich. Solche Analysen werden nur selten durchgeführt: wo sie - z.B. in betrieblichen Zusammenhängen - vorgenommen werden, relativiert sich zumeist die ursprünglich angenommene Gefährdung: Angesichts des hohen Wissensstandes von Unternehmen über die Beschäftigten und angesichts der relativ geringen prognostischen Qualitäten der meisten medizinischen Befunde erweist sich der **Grenznutzen zusätzlicher Informationen** über gesundheitliche Sachverhalte aus epidemiologisch angelegten Untersuchungen als relativ gering im Hinblick auf die Kontrolle von Arbeitskraft. Jedenfalls ist er in der Regel zu gering, um den Erwerb solcher Daten durch Verletzungen des Datenschutzes als politisch oder wirtschaftlich sinnvoll erscheinen zu lassen.

Die Akzeptanz und damit Durchsetzbarkeit der für epidemiologische Zwecke tatsächlich notwendigen Datenerfassung und -auswertung wird in Zukunft nicht zuletzt davon abhängen, ob Staat und Privatunternehmen ihr datenförmiges Kontrollpotential weiterhin zielstrebig und mit wenig sozialer Sensibilität ausbauen werden. Es könnte sich dann ein politisches Klima verfestigen, in dem die Differenz zwischen Datenerhebung für Epidemiologie sowie Krankheitsverhütung und Datenverwendung für tendenziell umfassende Verhaltenskontrolle nicht mehr vermittelt werden kann.

5. Die Erfahrungen der siebziger Jahre haben erwiesen, daß die gewachsenen Interessen- und Machtstrukturen zu stark und zu unflexibel sind, als daß ihre Zielfunktionen durch gesundheitsbezogene Parameter wirksam modifiziert werden könnten. Das gilt für die Gestaltung der Arbeitswelt ebenso wie für die Produkt- und Umweltpolitik der produzierenden Einheiten wie auch für die Ausrichtung der Struktur des Medizinsystems.

So richtig es ist, die gesundheitspolitischen Erfolge der siebziger Jahre nicht zu hoch zu veranschlagen, so irreführend ist es auch, die Erfolgsarmut dieser relativ kurzen Phase für unabänderlich zu halten.

Überdies zeigen gerade die gesundheitspolitischen Ergebnisse dieser Jahre die prinzipielle Möglichkeit der Überwindung vorher für unüberwindlich gehaltener Hindernisse. Erinnert sei z.B. an die Welle von arbeitsweltbezogenen Gesetzen aus dieser Phase, deren Wirkungen sich zwar nicht auf die zentralen gesundheitlichen Gefährdungen dieser Sphäre erstrecken, die aber ernstzunehmende Ansätze staatlich garantierter Schutz- und Mindestnormen in diesem wichtigen Gefährdungsbereich darstellen. Die Politik, die diese, bei aller Relativierung, unbestreitbaren Erfolge erreichte, war zudem immer auf möglichst weitgehende Befriedigung aller beteiligter Interessengruppen sowie auf möglichst breiten Konsens bedacht und deshalb nicht sehr durchsetzungsfähig konzipiert. Wenn die Themenkarriere der Prävention (vgl. unten 9.b) unter diesen Umständen häufig in der Konsensfalle (vgl. unten 8.a) steckenblieb (und deshalb überwiegend unterhalb der Wirksamkeitsschwelle liegende oder sogar kontraproduktive Lösungen und Ersatzhandlungen hervorbrachte), so darf dies nicht mit einer auf ewig vorprogrammierten Erfolglosigkeit für derartige Politik verwechselt werden.

Überdies deutet vieles darauf hin, daß auch die Interessenlage bislang überwiegend blockierender Interessengruppen aus Gründen einer sich verändernden Wirtschaftlichkeitssicht (Unternehmen) oder infolge eines langsam wirksam werdenden Paradigmenwechsels (Gesundheits-Professionals) in Bewegung geraten. Diese Verschiebungen von Interessenlagen und Sichtweisen sind (theoretisch und praktisch) daraufhin zu prüfen, inwieweit sie neue (zumindest punktuelle) Bündnisse ermöglichen und damit die politischen Handlungsfelder für Prävention vergrößern können.

6. Den volksgesundheitlichen Problemen ist nur mit Verhaltensprävention beizukommen, die die Masse der gesundheitsriskant lebenden Bevölkerung durch multimedial organisierte Bewußtseinsbildung und Gesundheitserziehung erreicht. Solange die Sozialwissenschaften keine wissenschaftlich gesicherten und praktisch erfolgreichen Wege zu diesem Ziel der Verhaltenssteuerung der Menschen weisen können, sollten sie nicht für sich in Anspruch nehmen, ihr Gegenstandsbereich sei die Prävention

Hinter der mit dieser These verbundenen Ablehnung von Prävention mittels gesundheitsgerechter Gestaltung von Lebensbedingungen verbirgt sich häufig eine logisch unzulässige Vermengung zwischen "derzeit politisch nicht durchsetzbar" und "gesundheitspolitisch nicht wirksam". Nun ist gerade der allzu häufig verdrängte Aspekt der politischen Durchsetzbarkeit ein zentrales Anliegen der Sozialwissenschaften, der Wissenschaft von der Arbeitspolitik zumal.

Was die gesundheitliche Wirksamkeit angeht, so können die Verfechter der am je individuellen Fehlverhalten ansetzenden Prävention bislang kaum große Erfolge für sich in Anspruch nehmen. Die Kritik an weitergehenden Konzepten ist daran zu messen und entsprechend zu relativieren. Vor allem die nimmermüde ärztliche Standespolitik versucht trotzdem immer wieder, präventionspolitische Ansätze auf solche der bloßen Gesundheitserziehung und Verhaltenssteuerung zu reduzieren, weil derartige Projekte mit der behaupteten ärztlichen Kompetenz für Fragen der Gesundheit am ehesten vereinbar sind. Durch die Präsenz bzw. Dominanz von Ärzten wird dabei den meisten dieser Projekte der Stempel des verengten medizinischen Paradigmas aufgedrückt. Durch die dabei z.T. offensichtliche Überdehnung seines Kompetenzbereiches liefert der Ärztestand ungewollte zahlreiche Anknüpfungspunkte für einen in der Konsequenz irrationalen Anti-Professionalismus.

Massenhaftes Verhaltenstraining setzt zu seiner Wirksamkeit zudem einigermaßen zwingend teilgruppen- und schichtenspezifische Programme voraus. Solange die verhaltensorientierten Präventionsstrategien von dieser Tatsache nicht systematisch Kenntnis nehmen, werden sie auch weiterhin weitgehend an ihrem Gegenstand vorbei agieren.

Nehmen sie aber die soziale Schichtung, die im wesentlichen durch diese bestimmten Lebensstile und die dadurch unterschiedlichen Bedeutungszuschreibungen für "Gesundheit" zur Kenntnis, werden sie um zwei Erkenntnisse nicht herumkommen:

a) Gesundheitliches Fehlverhalten ist durch die soziale Umwelt wenn nicht determiniert, so doch zumindest geprägt. Lernprogramme, die durch Information und Motivierung massenhaft individuelles Ausscheren aus gesundheitsriskantem Verhalten erleichtern oder bewirken sollen, stoßen auf eine Reihe theoretisch und praktisch nach wie vor überwiegend ungelöster Probleme: Zum einen erweisen sich Einstellungen zur Gesundheit und zum gesundheitsgerechten Verhalten als ziemlich resistent gegenüber Informationen und "Botschaften", soweit diese die Zielgruppe überhaupt erreichen; zum anderen entspricht das reale Verhalten durchaus nicht immer der jeweiligen Einstellung. Verhalten und Einstellung sind dabei nicht nur individuelle Gegebenheiten, sondern auch Bestandteile sozial kollektiv geprägter Verhaltens- und Interpretationsmuster. Es ist deshalb erforderlich, die Lernschritte und -ziele sowie die Medien auf das jeweilige Sozialmilieu der gemeinten Teilgruppen auszurichten. Dazu müssen die Lebensbedingungen und die daraus resultierenden Bewußtseinsformen wenigstens in Umrissen bekannt sein. Für die Lösung dieser Aufgabe ist die Mitwirkung von Sozialwissenschaften unverzichtbar. Die geringe Berücksichtigung dieser Zusammenhänge läßt sich z.B. an so gut wie allen Kassenmaßnahmen bis hin zu kassengetragenen Gesundheitszentren ablesen.

b) Ist auf diese Weise in der Praxis (auch an erfolgsarmer Praxis kann gelernt werden) deutlich geworden, daß verhaltensänderndes Lernen ohne konkrete Bezugnahme auf den sozialen Kontext der Zielgruppen die Ausnahme bleibt, so wird sich in einem nächsten Schritt die häufig untrennbare Verschmelzung zwischen sozialen Engen und - keineswegs nur extrem - Lebenslagen einerseits und gesundheitsschädigendem Fehlverhalten andererseits erweisen. Daraus folgt die Notwendigkeit, die sozialen Lebensbedingungen derer, die ihr Verhalten ändern sollen, nicht nur als Datenkranz für die professionelle Erstellung von Lernprogrammen zu berücksichtigen, sondern die Zielgruppe auch darauf zu orientieren, die krankmachenden Faktoren in ihren Lebenszusammenhängen als änderungsbedürftige Variable zu sehen. Das Defizit an solcher Orientierung tritt auch bei den fortgeschrittensten Konzepten und Projekten der Verhaltensprävention besonders deutlich zutage, sobald es sich um den Abbau von Gesundheitsgefahren aus der Arbeitswelt handelt.

Werden diese Defizite systematisch angegangen, so ergeben sich deutliche Bezugslinien zu einem Verständnis von Prävention, das von vornherein plausibel prekäre, objektiv faßbare Lebensbedingungen und Arbeitsbelastungen (auch wenn sie als Noxen nicht naturwissenschaftlich identifi-zierbar sind) und die Möglichkeit der Betroffenen, auf diese Bedingungen und Belastungen verändernd einzuwirken, zu seinem Gegenstand ge-nommen hat.

In diesen Bereichen liegen weite Gemeinsamkeiten zwischen dem Konzept einer "leistungssteuernden Strukturpolitik im Gesundheitswesen" und möglichen Konkretisierungen der WHO-Strategie "Gesundheit für alle bis zum Jahr 2000".

7. Die Institutionen der GKV als spezifisch deutsche Mischform (para-) staatlicher Regulierung gesundheitlicher Probleme sind von ihrer Geschichte und Struktur her unfähig und ungeeignet, Probleme der Prävention wirksam anzugehen bzw. zu bewältigen.

a) Der historische Teil dieses Arguments bezieht sich meist auf die Entwicklung der deutschen Sozialversicherung (als Modernisierungsstrategie oder als Produkt eines labilen Klassengleichgewichts begriffen) mit ihrer systematischen Herausbildung der Trennung zwischen Sphären der Krankheitsentstehung und dem (professionellen und finanziellen) System der Krankheitsbewältigung. Gerade Untersuchungen der letzten Jahre haben dagegen immer wieder interessante Grenzüberschreitungen in der Geschichte der GKV ans Tageslicht gebracht. Untersuchungen dieser "Grenzüberschreitungen" ergeben, daß sie überwiegend aus je verschiede-nen, historisch zu benennenden Gründen gescheitert bzw. durch Einverlei-bung in bestehende Machtstrukturen ihrer Wirksamkeit beraubt worden sind. Es sind deshalb keine struktur-inhärenten oder sonstwie zwingenden Gründe erkennbar, die einer Veränderung, Verlagerung oder Vergrößerung des Aufgabenbereichs der GKV-Institutionen entgegenstehen. Wenn aber ein wesentliches Hindernis für den Erfolg die unzureichende Schubkraft der Initiativen bzw. ihre mangelnde Verknüpfung mit sozialen Bewegungen gewesen sein sollte, so ist zu berücksichtigen, daß diese Variable von den beteiligten Organisationen z.B. durch Strategievorgaben und Qualifizie-rungsmaßnahmen beeinflußbar ist.

Auch die letzten Jahre haben - bei aller Kritik an der unzureichenden Eingriffstiefe und der Fülle von wirkungslosen Ersatzmaßnahmen vor allem in Folge des Wirkens der Konsensfalle (vgl. u. 8a) - zahlreiche Beispiele von Kassenaktivitäten erbracht, die den ursprünglich durch die ehernen Kategorien der "Verrechtlichung" und "Ökonomisierung" gezogenen Handlungsrahmen überschreiten (z.B. Soziale Dienste, Gesundheitszentren, Ernährungsberatung, Gesundheitsatlanten etc.). Es spricht nichts dafür, daß dieser Spielraum bereits ausgeschöpft ist. Er wird zum gesundheitspolitischen Handlungsraum werden, wenn die hinter "Verrechtlichung" und "Ökonomisierung" liegenden Hindernisse als gesundheitspolitische Probleme begriffen werden. Diese Hindernisse bestehen im wesentlichen in der Interessen- und Machtbesetzung der für Prävention wichtigen Interventionsfelder.

b) Das Argument der **Unfähigkeit** bezieht sich **zum einen** auf die unterstellte **gesundheitspolitische Unterlegenheit** der Kassen gegenüber diesen Machtkonstellationen. Es kann dabei auf die lähmenden Effekte der paritätischen Zusammensetzung in der Selbstverwaltung zwischen Kapital und Arbeit verweisen. Es übersieht allerdings die Chancen, die in einer Weiterentwicklung von Interessenpositionen bei den beteiligten Gruppen liegen können. Damit solche Veränderungen im Kassengeschehen politikrelevant werden können, müssen die zentralen Verursachungsbereiche von Krankheit immer wieder als Gegenstand des Kassenhandelns thematisiert werden. Zudem zeigt ein Blick auf konkrete Erfahrungen aus der Selbstverwaltung, daß es keineswegs durchgängig die Unternehmerseite ist, die die Thematisierung von präventiven Konzepten und Projekten blockiert. Vielfach wird ihr mangels Initiativen der Versichertenvertreter nicht einmal die Möglichkeit geboten, ihre tatsächlichen Interessenlagen (mit ihren positiven Ansatzpunkten für Koalitionen wie auch mit ihren Veto-Elementen) zum Ausdruck zu bringen.

Die gesundheitspolitische Belastbarkeit der GKV-Institutionen im Hinblick auf Prävention kann noch keineswegs als ausgetestet gelten.

c) Das Argument der **Unfähigkeit** der Kassen bezieht sich **zum anderen** auch auf ihre **innere Struktur** und ihre Wirkungen auf die Politikprozesse in der Kasse. Die Rede ist von Machtlosigkeit der Selbstverwaltung und der Dominanz bürokratischer und finanztechnischer Verhaltens- und Sichtweisen der Geschäftsführungen und Verwaltungen. So unbestreitbar solche Analysen ein Stück Realität einfangen, so wenig werden sie den folgenden Tendenzen gerecht:

- Eine nicht mehr nur auf Verwaltung, sondern zunehmend auch auf Gesundheitspolitik bezogene Professionalisierung der Kassengeschäftsführungen führt zu einer wachsenden Unzufriedenheit dieser Gruppe mit nur finanztechnischer und bürokratischer Routine im Kassengeschehen. Daraus können - bei entsprechender Förderung durch die Institutionen und Verbände - wachsendes Interesse und zunehmende Kompetenz für gesundheitliche und gesundheitspolitische Fragestellungen erwachsen.

- Die Beobachtung einer überwiegend in Routine und peripheren Konflikten leerlaufenden Selbstverwaltung unterschätzt die gesundheitspolitische Impulskapazität dieser Gremien bzw. einzelner ihrer Mitglieder. Gezielte gesundheitspolitische Orientierung und Ermutigung durch Rückkopplung mit positiven Beispielen aus anderen Kassen können diese Kapazität vergrößern.

d) Das Argument der "Nichteignung" der Kassen für präventive Politik bezieht sich überwiegend auf den rechtlich eng gezogenen Rahmen des Kassenhandelns. Dabei entsteht oft ein immunisiertes System gegenseitiger Schuldzuweisungen: Staatliche Stellen verweisen angesichts der unübersehbaren gesundheitspolitischen Defizite auf die Untätigkeit der Kassen. Kassen wiederum begründen ihr Verhalten mit den ihnen vom Staat auferlegten Rechtsschranken. Demgegenüber ist auf die Erfahrung aus anderen Politikbereichen zu verweisen, nach denen sich staatlich zugelassene Handlungsräume in der Regel nicht durch huldvoll gewährte Zugeständnisse erweitern. Vielmehr kommt es zu auch rechtlichen Ausdehnungen der Kompetenz dann (und dadurch), wenn die betreffenden Gruppen bzw. Institutionen bei der Verfolgung konkreter und gesellschaftlich einsichtiger Projekte durch diese Grenzen behindert werden. Solange die Institutionen der GKV den ihnen heute gegebenen Spielraum nicht adäquat nutzen, kann von der staatlichen Gesundheitspolitik (wer immer sie gerade administriert) kaum erwartet werden, daß sie darin einen hinreichenden Anlaß zur Erweiterung dieser Grenzen sieht.

8. Die Struktur der paritätischen Selbstverwaltung in den Institutionen der GKV führt zur "paritätischen Selbstlähmung". Wo nur noch "das geht, was die jeweils restriktivere Gruppe mitträgt", kann eine Politik der Prävention nicht in Gang kommen.

Dieses Argument verkürzt die Probleme der gesundheitsbezogenen Politisierung der Selbstverwaltung unzulässig auf die griffige Formel der Stimmen-Verhältnisse und entläßt die Selbstverwaltung der GKV dadurch faktisch aus der Verantwortung. Einer differenzierteren Betrachtung eröffnen sich dagegen folgende politisch angehbare Problembereiche:

a) In der Praxis der Selbstverwaltung kommt es selten zu offenen Kampfabstimmungen oder Blockierungen durch eine Gruppe. Die Regel besteht vielmehr darin, daß die Thematisierung präventiver Probleme von vornherein unterbleibt oder bereits im Vorfeld potentiell konfliktiver Erörterungszonen abgebrochen bzw. auf konsensfähige, und dann meist gesundheitlich wirkungsärmere Ersatzthemen und -projekte umgelenkt wird. Der dem zugrundeliegende Mechanismus der Konsensfalle kann

269

durch adäquate Thematisierungsformen, die auch die Gefahren der blockierenden **Konfliktfalle** vermeiden, umgangen bzw. zumindest verzögert oder modifiziert werden. Voraussetzung sind strategische und nicht nur taktische gesundheitspolitische Konzepte auf Seiten der Initiatoren solcher Projekte in der Selbstverwaltung. Derartige Konzepte müssen nicht auf die Handlungsmöglichkeiten der Kassen selbst beschränkt bleiben. Im Gegenteil kann die Verzahnung oder Koordination mit anderen gesundheitspolitisch wirkenden Institutionen (z.B. Sportvereine, Selbsthilfegruppen, Schulen, betriebliche Interessenvertretungen) Handlungsmöglichkeiten eröffnen, die der Kasse selbst verschlossen sind. Da der Beitrag der Kassen sich häufig auf eher unauffällige Hilfestellungen (z.B. Stellung des technischen Apparates, Erhebung und Übermittlung epidemiologischer Befunde) beschränken kann, ist die mancherorts zu beobachtende hohe Gewichtung der Öffentlichkeitsarbeit im Kassenhandeln nicht hilfreich.

b) Ein weiterer Aspekt des Argumentes zielt auf die gesundheitspolitische Qualifikation und Impulskapazität vor allem der Versichertenvertreter in der Selbstverwaltung. Die darin liegende Geringschätzung für die ehrenamtliche Arbeit zehntausender Selbstverwalter wird der Problematik nicht gerecht. Übersehen wird nämlich zumeist das Wechselverhältnis zwischen Qualität und Umsetzbarkeit gesundheitspolitischer Strategievorgaben durch die (z.B. gewerkschaftlichen) Zentralen einerseits und dem Aktivitätsniveau sowie den Rekrutierungsmechanismen der Selbstverwaltung andererseits. Zudem haben neuere Untersuchungen über die reale Tätigkeitsstruktur der ehrenamtlichen Selbstverwalter ergeben, daß angesichts der Flut von Routineangelegenheiten das Zeitbudget und die Verarbeitungskapazität der meist anderweitig voll berufstätigen Selbstverwalter definitiv überfordert ist. Die Möglichkeiten von Informationsrationalisierung, (Teil-)Freistellung und Qualifizierung im Sinne der Vermittlung von gesundheitspolitischen Relevanzkriterien scheinen bei weitem noch nicht ausgeschöpft. Dabei ist zu berücksichtigen, daß die Mehrzahl der Selbstverwalter durchaus traditionelle, dem herkömmlichen Medizinbetrieb verpflichtete Vorstellungen von Gesundheitspolitik mitbringt und deshalb die Notwendigkeit und Möglichkeiten von Prävention häufig eher unterschätzt. Voraussetzung für darauf zielende Qualifizierungsmaßnahmen wäre ein entschiedener Ausbau z.B. der gewerkschaftlichen Infrastruktur für Fragen der Gesundheitspolitik.

9. Die Durchführung von Maßnahmen der Prävention erfordert regelmäßig andere organisatorische Träger als die Institutionen der GKV. Wichtiger als die Aktivierung der GKV für Maßnahmen und Kampagnen, die eher außerhalb ihrer bisherigen Aufgabenwahrnehmung

liegen, wäre die Orientierung bzw. Mobilisierung der bereits vorhandenen Institutionen auf bzw. für Ziele der Gesundheit.

a) Es ist eine unbestreitbare Tatsache, daß die meisten der "an sich" für Primärprävention geeigneten Institutionen dieser Aufgabe nicht oder nur sehr unzureichend gerecht werden (z.B. öffentlicher Gesundheitsdienst, professioneller Medizinbetrieb, Schulen, Kommunal- und Regionalverwaltungen, Sportvereine, Berufsgenossenschaften, Betriebsärzte, Sicherheitsfachkräfte und betriebliche Interessenvertretungen, Verbraucherorganisationen etc.). Unter diesem Aspekt könnte die Entwicklung der GKV-Institutionen zu Regie-Instanzen, die Anregungen geben, organisatorische Hilfe leisten und Aufgaben der Koordination übernehmen, eine bislang unbesetzte Leerstelle füllen. Ansätze für Gesundheitspolitik könnten so schrittweise in die jeweils erfolgversprechendsten Politik-Arenen integriert werden. Das heutige Gesundheitssystem könnte von seiner überfordernden Rolle der alleinigen Zuständigkeit für Gesundheitsheitsprobleme entlastet werden.

b) An möglichen Ansatzpunkten für konkrete Kassenaktivitäten besteht kein Mangel. Am Beispiel einer möglichen präventiven Orientierung von Betriebskrankenkassen kann diese Vorstellung modellhaft als Themenkarriere skizziert werden:

Systematische Informationen über Gesundheitsprobleme (einschließlich subjektiver Befindlichkeitsäußerungen) und über Belastungskonstellationen gelangen von Versicherten, Vertrauensleuten, Betriebsräten, Versichertenvertretern, Betriebsärzten, betrieblichen Instanzen, aber auch von niedergelassenen Ärzten zur BKK. Auf der Ebene der Kasse führt dies zur Identifikation gesundheitsgefährdender Konstellationen und/oder gesundheitlich gefährdeter Gruppen im Betrieb. Je nach Verursachung und Eingriffsmöglichkeiten lassen sich die weiteren Schritte, die von der BKK angestoßen oder selbst durchgeführt werden können, in drei Gruppen unterscheiden:

- Liegen die Ursachen der Gesundheitsprobleme im Bereich des betrieblichen Arbeitsschutzes, so kann die BKK mit ihrem informellen "gesundheitspolitischen Mandat" an die betrieblichen Instanzen herantreten. Sie kann dadurch entweder direkt eine Änderung in Gang setzen oder ihre Stellungnahme in den Betrieb einbringen und damit die Thematisierung in der betrieblichen Arena unterstützen. Als institutioneller Impulsgeber bzw. -verstärker auf der Basis fundierter Informationen bietet sich die BKK hierfür förmlich an (Präventionsanwalt).

- Zum Abbau von Gesundheitsgefährdungen, die auf den ersten Blick verhaltensverursacht sind, ist an die Entwicklung und koordinierte Umsetzung gezielter Programme mit aufeinander abgestimmten Instrumenten zu denken: Wenn solche Programme akzeptiert werden sollen, dann müssen die dem (Fehl-)Verhalten meist zugrundeliegenden objektiven Belastungskonstellationen in die Bearbeitung einbezogen werden. Daneben und darüber hinaus ist an organisatorische Veränderungen im Betrieb in Kombination mit modernen Formen der Verhaltensbeeinflussung zu denken.

- Andere Verursachungskomplexe sind schwerer zu beeinflussen: Spezifische und unspezifische Streßkonstellationen, Zusammenwirken von Belastungen innerhalb und außerhalb der Arbeitswelt, Probleme, die vorwiegend in betrieblichen Lohnformen, Arbeitszeitregimes und der Arbeitsgestaltung liegen. Aber auch für diese Problembereiche gibt es einen breiten Erfahrungsschatz über denkbare bzw. auch schon erprobte Programme, bei denen betriebsstrukturelle, verhaltensbezogene und eventuell das Freizeitangebot einbeziehende Maßnahmekombinationen zum Einsatz kommen. Die Tatsache, daß sich derartige Modelle bislang überwiegend im Ausland (z.B. USA) finden und sich auch dort meist auf die höheren Ränge des Managements beziehen, spricht nicht gegen ihre prinzipielle Machbarkeit. Zur Fundierung mit den notwendigen Informationen sowie zu Konzipierung und Koordination solcher Programme bietet die BKK gegenüber den anderen, betrieblichen Akteuren strukturelle und institutionelle Vorteile.

c) Als geeigneter und auch im Kassengefüge konsensfähiger Einstieg für solche konkreten Kassenstrategien bieten sich die systematische Erhebung und Auswertung von arbeits- und sozialepidemiologischen Daten durch die Institutionen der GKV an. Für die Durchführung solcher Aktivitäten durch die Kassen spricht deren (zumindest potentielle) Kontrolle durch die Selbstverwaltung, ihre Kontextnähe und ihre fachliche Kompetenz. Wegen der Kontrollproblematik (vgl. oben 4) kann diese Aufgabe weder von rein staatlichen Stellen noch von privaten Unternehmen erfüllt werden.

Daher kommt es nicht so sehr darauf an, ob die Umsetzung der aus den (anonymisierten) Daten zu entwickelnden Strategien der Prävention von der Kasse oder von anderen politischen Akteuren in anderen Arenen ausgetragen bzw. umgesetzt werden. Wichtig ist vielmehr die epidemiologische und teilgruppenspezifische Fundierung präventiver Gesundheitspolitiken überhaupt.

10. Angesichts der allgemeinen Mittelknappheit und dem Zwang zum sparen in der Sozial- und Gesundheitspolitik können die Kassen keine zusätzlichen Mittel für präventive Maßnahmen aufbringen.

Abgesehen davon, daß der "Zwang zum Sparen in der Sozialpolitik" auch als politisches Konstrukt und weniger als ökonomischer Zwang interpretiert werden kann, trifft das Argument der knappen Mittel nicht die Dimensionen des Problems: Die Ausgaben für Gesundheitspflege und Prävention bewegen sich derzeit eher im Promille-Bereich der Kassenausgaben und müßten bei Ingangsetzung präventiver Strategien diesen Rahmen auch nicht wesentlich überschreiten. Gegenwärtig liegen z.B. die Kosten für den Vertrauensärztlichen Dienst oder die Aufwendungen für Öffentlichkeitsarbeit häufig höher als die Ausgaben für Prävention. Selbst unter Ansehung der engen staatlichen Reglementierung der Kassenausgaben könnten die Mittel für die derzeit konkretisierbaren Maßnahmen präventiver Gesundheitspolitik durch die Kassen mobilisiert werden.

11. Das GKV-System kann aus sich selbst heraus weder gesundheitspolitische Ziele finden noch notwendige Prioritäten setzen. Dies ist eine politische Aufgabe, die dem Staat zukommt.

Da die GKV-Kassen in den vergangenen Jahren als Initiatoren oder Träger gesundheitspolitischer Strategien tatsächlich kaum in Erscheinung getreten sind, spricht für dieses Argument zunächst ein gutes Stück empirischer Evidenz. Auch wäre es sicher verfehlt, die staatlichen Instanzen zu Lasten der Kassen aus der gesundheitspolitischen Programm-Verantwortung zu entlassen. Staatliche Gesundheitsprogramme (von Bund, Ländern und Gemeinden) z.B. in bezug auf den Abbau schichten- und lebenslagenspezifischer Ungleichheiten der Gesundheits- und Lebenschancen und/oder zur Konzentration auf die wichtigsten Volkskrankheiten könnten für die Thematisierung und Erreichung gesundheitlicher Ziele sicher sehr hilfreich sein.

Doch werden die gegenüber staatlichen Instanzen sowie anderen Institutionen des Gesundheitswesens gegebenen komparativen Vorteile der GKV-Kassen für Aufgaben der Prävention unterschätzt, wenn ihre Aufgabe z.B. auf individuelle Gesundheitsvorsorge oder gar die finanztechnische Abwicklung der Krankenversorgung reduziert wird. Der optimale Aufgabenzuschnitt der Kassen und die institutionelle Arbeitsteilung in der Gesundheitspolitik sind - oberhalb dieses Minimal-Niveaus - daher derzeit offene Fragen.

12. Prävention in Lebens- und Arbeitswelt kann nur von den jeweils Betroffenen selbst in Gang gebracht und durchgesetzt werden. Die Beteiligung oder gar Initiative von staatlichen oder parastaatlichen Institutionen würde die Authentizität und die politische Stoßkraft solcher Basis-Aktivitäten verfälschen bzw. abschwächen.

Dieses Argument hat auf den ersten Blick eine hohe Plausibilität: Die direkte Einflußnahme von direkt Betroffenen auf gesundheitsbeeinträchtigende Faktoren aus der ökologischen, ökonomischen und sozialen Umwelt ist wichtig und unverzichtbar. Strategien, die auf ein Handeln von Institutionen oder Experten anstelle der Betroffenen laufen oder diese auf eine Position der "abhängigen Partizipation" verweisen, sind meist zum Scheitern verurteilt. Sie lassen nämlich die Kompetenz der Betroffenen für die Identifikation der Gefährdungen, ihre Kenntnis der bedingenden Faktoren, ihre Kapazität für den Entwurf von Handlungsstrategien, ihr Durchsetzungs- und Konfliktpotential sowie ihre Fähigkeit zur (zeitstabilen) Kontrolle eingeleiteter Änderungen weitgehend ungenutzt brachliegen.

Andererseits entfaltet sich diese Potenz in der Regel auch nicht von selbst. Das gilt besonders für soziale Gruppen und Schichten, deren gesundheitliche und politische Artikulationskraft durch Sozialisation und Lebenserfahrung nicht eben gefördert worden ist. Gerade bei solchen Gruppen finden sich aber häufig besonders gravierende Probleme der Gesundheitsbelastung und des Zugangs zu Versorgungseinrichtungen.

Darüber hinaus gilt fast generell, daß spontane gesundheitsbezogene Aktivitäten und Gruppen einen hohen Bedarf an technischer Hilfestellung, verwendbaren Daten, fachlicher Beratung (nicht Bevormundung!) und kommunikativer Vermittlung mit (gesundheits-)politischen Instanzen haben.

Vor allem ein Teil der eher von Angehörigen der Mittelschicht initiierten Selbsthilfeaktivitäten tendiert außerdem dazu, sich in marktorientierte Dienstleistungsbetriebe zu transformieren, wenn ihnen keine organisatorische und gesundheitspolitische Alternative angeboten wird.

Diese Defizite und Fehlsteuerungen heben sich nicht von selber auf. Für die Anregung, Orientierung und Wirkungsoptimierung gesundheitsbezogener Aktivitäten sowohl von unmittelbar Betroffenen als auch von sensibilisierten Professionals müssen deshalb Instrumente der Initiierung, der Steuerung und Rückkopplung entwickelt werden, die sowohl die Illusionen einer "Fetischisierung der Basis" als auch die Gefahren einer Lähmung solcher Aktivitäten durch Übersteuerung und Bevormundung vermeiden.

Wegen ihrer dezentralen Struktur, der Repräsentanz wichtiger gesellschaftlicher Gruppen in der Selbstverwaltung und ihres nicht unmittelbar staatlichen Charakters weisen die Institutionen der GKV auch hierbei komparative Vorteile gegenüber anderen möglichen Trägern auf.

13. **Präventionspolitik scheitert vor allem an den Menschen. Anspruchsmentalität und Versorgungsdenken haben einen "sozialpervertierten" Verhaltenstyp gefördert, der nur durch wirksame ökonomische Hebel, vor allem durch spürbare finanzielle Sanktionen, zu einer gesundheitsgerechten Lebensweise und zu einer maßvollen Inanspruchnahme des Gesundheitswesens zurückgeführt werden kann.**

Diesem derzeit dominanten gesundheitspolitischen Argument kann eine wissenschaftliche Fundierung nicht zugesprochen werden.

a) Das Schwergewicht der Verursachung der **Kostenentwicklung** im Gesundheitswesen liegt erwiesenermaßen auf der Angebots- und nicht auf der Nachfrageseite. Vorschläge zur Kostensteuerung über direkte Zuzahlungen der Versicherten ("Selbstbeteiligung") müssen sich deshalb die Vermutung gefallen lassen, daß sie in Wahrheit primär auf eine ökonomische Umverteilung zu Lasten sozial Schwächerer abzielen.

b) Über die Wirksamkeit ökonomischer Hebel auf **Gesundheits-/Krankheitsverhalten** liegen kaum gesicherte Ergebnisse vor. Die Wirkungsannahmen können sich bei gegebenem Stand des Wissens weithin nur auf Plausibilitätsniveau bewegen. Der häufig gezogene Rückschluß von beobachtbar ungesunden Lebensweisen auf die Sozialschädlichkeit eines Vollversicherungsschutzes auf Sachleistungsbasis im Krankheitsfall beruht weder auf empirischer Evidenz noch auf theoretischer Plausibilität. Sein Realitätsgehalt verflüchtigt sich weiter, wenn Erkenntnisse über die Zusammenhänge zwischen sozialer Schicht und Lebenslage einerseits sowie Lebensstil und Gesundheitsverhalten andererseits berücksichtigt werden. Die Wirksamkeit ökonomischer Hebel vor allem in Form der Aufhebung des Solidarprinzips durch individuelle Zuzahlungen besteht auch in diesem Zusammenhang wahrscheinlich vor allem in einer Umverteilung von unten nach oben.

Die Vertreter derartiger "Gesundheitspolitik" tragen dem teilweise durch den Einbau von "Härteklauseln" auf Basis von "Bedürftigkeitskriterien" Rechnung. Dabei bleibt die z.B. aus der Sozialhilfe bekannte Tatsache unberücksichtigt, daß gerade die Bedürftigsten unter den davon Betroffenen den Zugang zu solchen "sozialen Öffnungsklauseln" oftmals nicht finden. Damit wird der inverse schichtenspezifische Effekt gesundheits-politischer Steuerung durch individuelle Zuzahlung verdoppelt.

Diese Aussage kann derzeit nur qualitativ getroffen werden; eine Quantifizierung ist angesichts des Fehlens einer nach sozialen Gesichts-punkten geführten staatlichen Gesundheitsstatistik in der Bundesrepublik Deutschland nicht möglich. Die Lückenhaftigkeit der theoretischen und methodischen Voraussetzungen für eine solche Statistik ist auch Resultat einer staatlichen Forschungspolitik, die die Tatsache der sozialen Schich-tung und der ungleichen Verteilung von Lebenschancen in der Gesell-schaft nur widerwillig zur Kenntnis nimmt.

In der Kenntnis solcher Zusammenhänge sind Marketing-, Werbungs- und Verkaufsstrategien der privaten Wirtschaft (z.B. auch der Pharma-Indu-strie) der staatlichen und kassengetragenen Gesundheitspolitik um Jahre voraus. Eine verstärkte "Marketing-Orientierung" der GKV-Kassen im Sinne der Erforschung und Berücksichtigung schichten- und lebenslagen-spezifischer Gesundheitsprobleme und Bewältigungsmöglichkeiten könnte infolgedessen wichtige Lücken füllen. Dies gilt für die Zusammenhänge zwischen sozialer Lage und Gesundheit/Krankheit ebenso wie für die Unter- bzw. Fehlinanspruchnahme von Versorgungsleistungen durch verschiedene soziale Gruppen und Schichten.

c) Zudem übersieht die Fixierung auf die Steuerung von Gesundheitspoli-tik mit Hilfe finanzieller Sanktionen gegen die Versicherten den wahr-scheinlich schichtenunspezifisch zutreffenden Leitsatz auch der WHO, nach dem die besten Erfolge auch einer lediglich auf Verhalten bezo-genen Gesundheitsstrategie dann zu erwarten sind, wenn sie dem Prinzip "make the healthy way the easy choice" folgen.

d) Die weiten Bereiche objektiv faßbarer Gesundheitsbelastungen aus der beruflichen Sphäre und aus der sozialen und ökologischen Umwelt werden von der derzeit gesundheitspolitisch dominanten Strömung der Re-Individ-ualisierung von Gesundheitsproblemen im Sinne eines "blaming the victim" zunehmend ausgeblendet. Die Tatsache, daß dies trotz zahlrei-cher, auch wissenschaftlich erhärteter Evidenzen der gesundheitlichen Relevanz dieser Zusammenhänge politisch möglich ist, führt zahlreichen Gesundheitsforschern die beschränkte Wirksamkeit ihrer Wissensproduktion und das geringe Gewicht des besseren Arguments in der Politik vor Augen.

Dies lenkt die Aufmerksamkeit auf Fragen nach dem Wirken jener gesellschaftlichen Mechanismen, als deren abgeleitetes Ergebnis die politische und wissenschaftliche Handhabung des Themas "Gesundheit" erscheint und die der Nutzung der vorhandenen Möglichkeiten wirksamer Präventionspolitik entgegenstehen.

Anmerkungen

1) Unter Prävention werden dabei alle Bemühungen verstanden, die die Verhütung der Entstehung von Krankheiten durch Einwirkung auf gesundheitsbelastende Faktoren zum Gegenstand haben (Primärprävention). Dabei ist die Frage, ob solche Bemühungen auf die Veränderung gesundheitsrelevanter Lebens- und Arbeitsbedingungen oder auf gesundheitsrelevantes Verhalten der Betroffenen zielen, zuvörderst eine der Zweckmäßigkeit, bei deren Beantwortung ethische und juristisch fixierte Grenzen beachtet werden müssen.
Maßnahmen und Strategien, die lediglich den Diagnosezeitpunkt bereits eingetretener Gesundheitsstörungen vorverlegen (Früherkennung), zählen nach dieser Definition nur dann zur Prävention, wenn sie die Umkehrung eines ohne Früherkennung nicht reversiblen Erkrankungsprozesses, also eine Heilung ermöglichen.

2) Unberücksichtigt bleiben dabei offenkundig ideologische Konzepte ohne spezifizierbaren Realitätsgehalt wie etwa die Thesen von "Krankheit als Schicksal" oder die Behauptung, nur durch Rückbindung der Menschen an mystische oder esoterische Hoffnungs- oder Energieträger könne Gesundheit hergestellt werden. Auch wird hier daran festgehalten, daß das Ziel von Gesundheitspolitik tatsächlich Gesundheit ist.

Gudrun Eberle

Prävention und AOK*
Diskussionsgrundlage für eine strategische Orientierung

1. Wachsende Bedeutung der Prävention

Gesundheit ist unbestritten einer der höchsten Werte in unserer Gesellschaft. Hieraus legitimieren sich Maßnahmen zur Erhaltung und Förderung der Gesundheit ebenso wie zur Behandlung von Krankheiten.

In der gesundheitspolitischen Diskussion wird dem Bereich Prävention in den letzten Jahren zunehmende Aufmerksamkeit gewidmet. Mit dazu beigetragen hat sicherlich die Erkenntnis, daß trotz des teilweise spektakulären Fortschritts in der kurativen Medizin und trotz der kontinuierlich steigenden Ausgaben unter anderem der gesetzlichen Krankenversicherung für Gesundheit nach Meinung von Experten das Gesundheitswesen in der Bundesrepublik Deutschland keine adäquate Verbesserung erfahren hat.[1] Epidemiologischen Untersuchungen zur Folge charakterisiert eine begrenzte Anzahl nachhaltiger Gesundheitsstörungen den schlechten Gesundheitszustand der bundesdeutschen Bevölkerung im internationalen Vergleich (vgl. Tabelle 1, Schaubild 1).

Die Entwicklung des Krankheitsspektrums und die häufigsten Todesursachen machen deutlich, daß eine Verlagerung von den Akut- und Infektionskrankheiten zu den sogenannten Volkskrankheiten stattgefunden hat. Diese heute dominierenden Krankheiten können in der Regel nicht geheilt, sondern allenfalls hinsichtlich ihrer Symptome gemildert werden. Grund dafür ist nicht etwa ein wissenschaftliches Versagen der Medizin oder der kurativen Unzulänglichkeit einzelner Ärzte. Vielmehr sind die Möglichkeiten des kurativen medizinischen Systems grundsätzlich begrenzt und die Therapie ist generell kaum zu verbessern, weil die kurative Medizin symptomatisch bleibt und nicht in die Ursachenfächer der chronischen (Volks-)Krankheiten eingreifen kann.

Nach weitverbreiteter Meinung von Experten sind diese Krankheiten weitgehend sozial- und verhaltensbedingt und lassen sich nur durch

*Nachdruck mit freundlicher Genehmigung aus: Die Ortskrankenkassen Nr. 15/16, 1985 (67. Jahrg.) S. 581-596
278

Veränderungen der Lebens-, Arbeits- und Umweltbedingungen sowie durch eine Änderung der Verhaltensweisen der Menschen wirksam bekämpfen.

Schaubild 1
Kranke im April 1982[1] nach Art der Krankheit

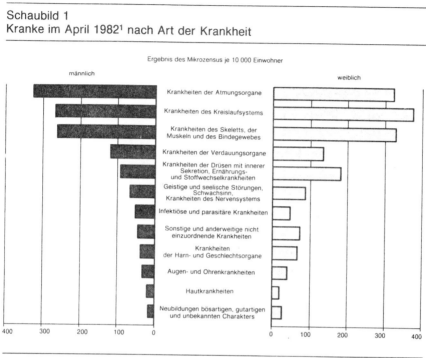

Ergebnis des Mikrozensus je 10 000 Einwohner

männlich   weiblich

Krankheiten der Atmungsorgane

Krankheiten des Kreislaufsystems

Krankheiten des Skeletts, der Muskeln und des Bindegewebes

Krankheiten der Verdauungsorgane

Krankheiten der Drüsen mit innerer Sekretion, Ernährungs- und Stoffwechselkrankheiten

Geistige und seelische Störungen, Schwachsinn, Krankheiten des Nervensystems

Infektiöse und parasitäre Krankheiten

Sonstige und anderweitige nicht einzuordnende Krankheiten

Krankheiten der Harn- und Geschlechtsorgane

Augen- und Ohrenkrankheiten

Hautkrankheiten

Neubildungen bösartigen, gutartigen und unbekannten Charakters

400 300 200 100 0   0 100 200 300 400

1 Vier Wochen vom Befragungstag aus zurückgerechnet.
Quelle: Statistisches Bundesamt, WiSta 4/1984.

Die heute dominierenden Risiken, die die Gesundheit der Bevölkerung bedrohen, machen die Notwendigkeit einer stärker präventiv ausgerichteten Medizin deutlich. Prävention ist bei vielen Krankheiten gegenwärtig die einzige wirksame Art, sie zu bekämpfen.

Daher sind von verschiedenen Institutionen Präventionskonzepte und -strategien entwickelt worden bzw. werden Präventivmaßnahmen und -programme mit verschiedenen Inhalten und in unterschiedlicher Art und Weise angeboten.[2]
Wer sich einen Überblick über das gegenwärtige Präventionsspektrum verschaffen will, stellt schnell fest, daß sehr unterschiedliche, zum Teil kontroverse Auffassungen darüber, wer in welcher Weise präventiv tätig werden kann oder soll, vorhanden sind. Die eigene Meinungsbildung wird dadurch erschwert, daß viele Konzepte nicht miteinander vergleichbar sind: Zum einen wird unter Prävention nicht immer dasselbe verstanden;

Tabelle 1
Häufigste Todesursachen und häufigste Berentungsbegründungen

Sterblichkeitsursachen in der Bundesrepublik Deutschland 1978,
Basis: 723 218 Sterbefälle

1. Herz-Kreislauf-Krankheiten	48,0 %
2. Bösartige Neubildungen	21,5 %
3. Schlaganfall (Hirngefäß)	14,0 %
4. Unfälle und Vergiftungen	4,1 %
5. Leberzirrhose	2,4 %
6. Diabetes mellitus	2,3 %
7. Grippe und Pneumonie	2,2 %
8. Chronische Bronchitis	2,1 %
9. Selbstmord	1,9 %

Zugänge zur EU/BU-Rente der Rentenversicherungsträger
nach ausgewählten Diagnosegruppen

Ausgewählte Diagnosegruppen	Anteil der Diagnosegruppen an je 1000 Neuzugängen für männliche	
	Arbeiter	Angestellte
Erkrankungen der Bewegungsorgane	17,17	14,79
Herz-Kreislauf-Erkrankungen	27,68	10,84
Erkrankungen der Atmungsorgane	7,15	1,67
Psychische Erkrankungen	5,95	6,33
Tuberkulose	0,63	0,38

Quelle: VDR-Statistik, Rentenzugang. 1982.

Anteil der chronisch Kranken in v. H. kranker Personen (nach Altersgruppen)

Altersgruppe	1974	1976	1978	1980	1982
	v. H. der kranken Personen				
unter 15	9,3	10,2	13,6	14,3	14,1
15–40	27,0	27,3	33,1	34,2	34,7
40–65	65,3	64,6	68,4	71,4	72,4
65 und mehr	83,5	81,8	85,0	88,0	86,7
insgesamt	56,1	57,3	61,6	66,8	65,7

Quelle: Statistisches Bundesamt (Mikrozensus), WI Sta (verschiedene Ausgaben; eigene Zusammenstellung).

zum anderen werden mit bestimmten Präventionsmaßnahmen unterschiedliche (teils nur unterschwellig vorhandene) Ziele verfolgt; schließlich bestehen auch divergierende Vorstellungen über Erfolgskriterien von Präventionsmaßnahmen. Hinzu kommt, daß in die verwirrende Fülle von Ansätzen und Meinungen unterschiedliche Interessen und damit Kompetenzstreitigkeiten einfließen.

Dies hat zur Folge, daß Bewertungen von einzelnen Aktivitäten auf ganz unterschiedlichen Argumentationsebenen erfolgen. In die Bewertungen fließen häufig nicht nur Aspekte ein, die den Erfolg bestimmter Maßnahmen und Konzepte umfassen, sondern auch in hohem Maße Partialinteressen.

Prävention ist verknüpft mit einem Spektrum von Interessen, in dem die erfolgreiche Verhütung von Krankheiten nur einen Aspekt darstellt. Die zunehmende volkswirtschaftliche Bedeutung des Gesundheitswesens (gemessen an den Produktionsanteilen des Bruttosozialproduktes, an indirekten volkswirtschaftlichen Kosten durch Krankheiten, zum Beispiel Lohnfortzahlung, an Einkommens- und Arbeitsmarktaspekten) spielt hierbei eine wesentliche Rolle.

Vor allem die ständig steigende Zahl Arbeitssuchender, die in den bislang immer aufnahmebereiten Gesundheitssektor drängt, führt unweigerlich zu Verteilungskämpfen. Diese werden im Bereich Prävention besonders intensiv geführt, da Prävention in unserem Gesundheitswesen noch nicht etabliert ist und entsprechende Zuständigkeiten noch nicht definitiv geregelt sind. Vor der Frage nach dem "Was und Wie" stellt sich die Frage nach dem "Wer".

Forciert wurde diese Diskussion sicherlich unter anderem durch die vielfältigen und zunehmenden Aktivitäten der AOK im Bereich Prävention. Mehr als drei Viertel aller Ortskrankenkassen bieten kontinuierlich Präventionsmaßnahmen an, die über die Verteilung von Informationsbroschüren weit hinausgehen.[3] Das breite Spektrum der Präventionsangebote hat es ermöglicht, vielfältige Erfahrungen zu sammeln. In diesem Sinne hat unter anderem die AOK im Bereich Prävention eine Vorreiterrolle übernommen.

Nunmehr wird mit Spannung erwartet, auf welche Präventionskonzepte und Leitlinien sich künftig die AOK konzentrieren wird. Diese Entscheidung setzt einen Vergleich der vorhandenen Angebote und einen wissenschaftlich anerkannten Kriterienkatalog zur Beurteilung der Effektivität und Effizienz von Präventionsmaßnahmen voraus. Die AOK stellt sich diesem Problem und wird sich um Lösungen bemühen.

Der vorliegende Beitrag will einen Vorschlag zur Diskussion stellen, unter welchen Bedingungen ein erfolgversprechendes Präventionskonzept entwickelt werden könnte. Hierzu wird der Bereich Prävention klar abgegrenzt; auf der Basis dieser Begriffsdefinition werden Präventionsziele hergeleitet. Damit zusammenhängend werden entsprechende Effektivitäts- und Effizienzkriterien vorgeschlagen, um beurteilen zu können, wann und von wem welche Präventionsmaßnahmen gleichermaßen erfolgversprechend und wirtschaftlich durchgeführt werden können.

2. Klarer Präventionsbegriff erforderlich

Der Begriff Prävention wird in der gegenwärtigen Diskussion nicht einheitlich definiert. Im Extremfall wird der gesamte Gesundheitsbereich subsumiert, und nur durch die zusätzliche Differenzierung in primäre (Krankheitsverhütung), sekundäre (Krankheitsfrüherkennung) und tertiäre (Kuration und Rehabilitation) Prävention wird deutlich, was gemeint ist. Sobald diese Differenzierung fehlt, sind Mißverständnisse vorprogrammiert.

Die Art und der Ort des Interventionsangebots, die dazu erforderlichen fachlichen Kompetenzen, die jeweilige Zielpopulation und deren Erreichbarkeit, vorhandene gesetzliche Regelungen etc. sind in den Bereichen Prävention, Früherkennung, Kuration und Rehabilitation völlig unterschiedlich. Da gerade diese Aspekte jedoch wichtig für die Entwicklung und spätere Beurteilung von Präventionskonzepten sind, wird die Notwendigkeit der klaren Unterscheidung augenfällig. Eine allgemein anerkannte **Definition** von Prävention in der Bundesrepublik Deutschland wäre für eine konstruktive Diskussion dieses Themas von großem Nutzen.

In diesem Zusammenhang erscheint es sinnvoll, Prävention als "Verhütung der Entstehung von Krankheit" zu definieren, wie es ja auch dem wörtlichen Sinn des Begriffs entspricht.

Präventionsmaßnahmen sind demnach solche, die sich an den "gesunden" Menschen richten, seine Gesundheit sichern und damit seine Lebensqualität verbessern.

Präventionsmaßnahmen erhöhen die Chance, gesund zu bleiben: durch Stärkung der körpereigenen Abwehrkräfte (z.B. durch Schutzimpfungen, Fluoridzufuhr zur Kariesprophylaxe, Vitamin-D-Zufuhr zur Rachitisprophylaxe), durch Verhütung des Auftretens sogenannter Risikofaktoren[4] und durch Bekämpfung vorhandener Risikofaktoren.

Innerhalb dieser Definition kann zwischen **primärer** und **sekundärer** Prävention unterschieden werden. Unter primärer Prävention werden alle Maßnahmen verstanden, die ansetzen, bevor sich Risikofaktoren herausbilden; entsprechend zählen zur sekundären Prävention solche Maßnahmen, die zur Bekämpfung bereits vorhandener Risikofaktoren eingesetzt werden.

Unter **Früherkennung** sind alle medizinischen Suchmethoden (Screening-Verfahren wie z.B. Tuberkulosereihenuntersuchungen, Labortests auf Zucker etc. für bestimmte ausgewählte Personengruppen, eine ganze Bevölkerung oder große Untergruppen) zu verstehen, mit deren Hilfe Krankheiten (pathologische Abweichungen) im Frühstadium - insbesondere bei Abwesenheit subjektiv wahrgenommener Symptome - erkannt werden, so daß die Heilungsaussichten dieser Krankheiten verbessert werden. Da sich bei der Früherkennung sowohl diese Ziele als auch die Maßnahmen von denen der Prävention deutlich unterscheiden, sollte auch in der Diskussion immer klar differenziert werden, ob von Prävention oder Früherkennung die Rede ist. Früherkennung sollte als eigenständiger Bereich neben der Prävention gesehen werden[5]) (vgl. Tabelle 2).

Tabelle 2
Die unterschiedlichen Bereiche des Gesundheitswesens
mit ihren spezifischen Gesundheitszielen und Aktionsmöglichkeiten

Zustand	Gesundheit	Frühzeichen von Krankheit (vorklinische Phase)	Krankheit (klinische Phase)	Krankheitsfolgen (Behinderungen)
Gesundheitsbereich	Prävention	Krankheitsfrüherkennung	Kuration	Rehabilitation
Ziel	Verhütung der Entstehung von Krankheit durch - Verstärkung der körpereigenen Abwehrkräfte - Verhütung von Risikofaktoren - Bekämpfung von Risikofaktoren, die keinen krankhaften Zustand beschreiben	Erkennung von pathologischen Abweichungen im Frühstadium einschließlich Aufdecken von Risikofaktoren, die bereits krankhaften Zustand beschreiben	Heilung/Linderung erkannter Krankheiten - im ambulanten Bereich - im stationären Bereich - Versorgung mit Arzneimitteln, Heil- und Hilfsmitteln	- Verhinderung von Rückfällen bei bereits geheilten und Verschlimmerung bei gelinderten Krankheiten - Vermeidung von Folgeerkrankungen - Schaffung eines Optimums an Funktionsfähigkeit und „Lebensqualität" trotz bestehender und irreversibler Schäden
Maßnahmen (Beispiele)	Spezifische Maßnahmen: - Schutzimpfungen - Fluoridprophylaxe - Vitamin-D-Prophylaxe Unspezifische Maßnahmen: - Etablierung von gesundheitsfördernden Einstellungen und Normen im gesellschaftlichen Bereich - Verhaltensbeeinflussung zu ausgewogener Lebensführung (Gesundheitserziehung) - Verbesserung der Wohn- und Arbeitssituation - Umweltschutzmaßnahmen	Screening-Verfahren* - Massenscreening (z. B. TBC-Untersuchung) - selektives Screening (z. B. Früherkennung bei Kindern) - Selbstuntersuchungen (z. B. Zuckertests mit Teststreifen) * medizinische Suchverfahren (z. B. Labortests, Radiologie, physikalische Messungen etc.)	- Methoden der naturwissenschaftlichen Medizin - Psychotherapie - Verhaltensbeeinflussung	- Kompensation verlorener Funktionen - Ständige Kontrollen - Dauermedikation - Arbeitsplatz/ Berufswechsel - Verhaltensbeeinflussung

Auch die Bereiche **Kuration** und **Rehabilitation** sollten neben Prävention als **eigenständige** Bereiche betrachtet werden. Unter Kuration versteht man alle Maßnahmen der klinischen Phase, das heißt die gesamte ambulante und stationäre Behandlung sowie die Versorgung mit Arzneien, Heil- und Hilfsmitteln. Sie dienen der Heilung bzw. der Linderung erkannter Krankheiten.

Rehabilitation befaßt sich mit den Krankheitsfolgen (Behinderungen). Ziele der Rehabilitation sind soziale und berufliche Wiedereingliederung, Verhinderung von Rückfällen bei bereits geheilten und von Verschlimmerung bei gelinderten Krankheiten, Vermeidung von Folgeerkrankungen, außerdem die Schaffung eines Optimums an Funktionsfähigkeit und Lebensqualität bei bestehenden und irreversiblen Schäden, unter anderem die Kompensation verlorengegangener Funktionen und die Schaffung behindertengerechter Arbeitsplätze.

Die Tabelle 2 zeigt, daß es sinnvoll ist, die Bereiche Prävention, Früherkennung, Kuration und Rehabilitation definitorisch abzugrenzen, weil sie völlig unterschiedliche Zustände der jeweiligen Zielpopulation beschreiben. Auch wenn in der Prävention, Kuration und Rehabilitation das Ziel "mehr Lebensqualität" teilweise mit der gleichen Methode angegangen werden kann (nämlich mit Maßnahmen zur Verhaltensänderung), sollte die definitorische Abgrenzung aufrechterhalten werden. Denn bestimmte Verhaltensweisen, die für den Gesunden anerkanntermaßen förderlich sind, das heißt für alle Gesunden unbedenklich angeboten werden können, können bei Kranken, Rekonvaleszenten oder Behinderten unter Umständen nicht bzw. eingeschränkt oder nur unter bestimmten Bedingungen durchgeführt werden.

Für einen Gesunden sind beispielsweise regelmäßige Lauftreffs, wie sie unter anderem AOK und Sportverbände zur Vorbeugung von Herz-Kreislauf-Erkrankungen anbieten, grundsätzlich förderlich.

Ist dagegen ein Teilnehmer bereits krankhaft übergewichtig, könnte diese Art von Bewegung nachteilig für die Kniegelenke sein. Eine andere Bewegungsart, bei der die gewichtsbedingten physischen Belastungen nicht oder nicht so stark zum Tragen kommen (wie beispielsweise Schwimmen), wäre in diesem Fall angezeigter.

Ein ehemaliger Herzinfarktpatient in der Rehabilitationsphase könnte etwa an Lauftreffs teilnehmen, jedoch nur unter bestimmten Bedingungen, zum Beispiel nach Feststellung der individuellen Belastbarkeit, in einer leistungshomogenen Gruppe, unter ständiger ärztlicher Aufsicht usw.

Hier kristallisiert sich ein wesentlicher Unterschied heraus: Präventionsmaßnahmen lassen sich zielgruppenspezifisch entwickeln, Maßnahmen der Kuration und Rehabilitation lassen sich nur nach individueller Indikation für den einzelnen Patienten bestimmen.

3. Verhütung und Beeinflussung von Risikofaktoren

Prävention soll die Gesundheit und damit die Lebensqualität der Bevölkerung verbessern. Angesichts der Erkenntnis, daß bei der Entstehung einer Krankheit in der Regel viele Faktoren zusammenwirken, spricht man heute nicht mehr von einer Krankheitsursache, sondern von zahlreichen Risikofaktoren, die Entstehung von Krankheit bedingen.

Risikofaktoren sind definierbare Noxen (den Organismus schädigende Stoffe oder Umstände), durch deren Wirksamkeit Krankheit entsteht, indem sie allein oder (wie fast immer) gemeinsam mit anderen wirken. Die Wahrscheinlichkeit zu erkranken wächst dabei mit dem Meßwert des Risikofaktors. Treten mehr Risikofaktoren als einer auf, so addieren sich die Gefahren der einzelnen Risikofaktoren nicht, sondern potenzieren sich. Alle Risikofaktoren üben dabei eine vielseitige Wirkung aus.

Eine Reihe von Risikofaktoren ist bekannt (vgl. Tabelle 3). Nicht alle Personen mit solchen Risikofaktoren erkranken jedoch. Umgekehrt erkranken Personen, bei denen keiner dieser Risikofaktoren beobachtet wurde. Dies deutet darauf hin, daß noch andere Risikofaktoren als die heute bekannten mitwirken.

Bestimmte Risikofaktoren lassen sich dem individuellen Verhalten zuordnen. Gesundheit hängt jedoch nicht allein vom persönlichen Lebensstil der Menschen ab. Vielmehr sind Erbanlagen, das jeweilige Gesellschaftssystem und die natürliche Umwelt entscheidende Bereiche (vgl. Schaubild 2). Entsprechend lassen sich diesen Bereichen jeweils unterschiedliche Risikofaktoren zuordnen. Neben Risikofaktoren im Bereich des persönlichen Lebensstils (z.B. Rauchen, Übergewicht, Bewegungsmangel) unterscheiden wir solche im Bereich der Arbeitswelt (wie z.B. Schichtdienst, Lärm, Streß), im Bereich der sozialen Umwelt (wie z.B. Wohnverhältnisse, Familienverhältnisse, Sitten) und der ökologischen Umwelt (wie z.B. Schadstoffbelastung in Luft, Wasser, Boden und Nahrungsmitteln).

Tabelle 3
Bekannte Risikofaktoren und Zusammenhänge
zwischen ihnen und medizinisch definierten Krankheiten – Beispiele –

Risikofaktoren	Krankheiten
Übergewicht	Diabetes mellitus, Herz-Kreislauf-Erkrankungen
Häufiger Zuckerkonsum	Zahnkaries
Ballaststoffmangel	Magen-Darm-Krankheiten Stoffwechselkrankheiten
Rauchen	Chronische Bronchitis Lungenkrebs Herz-Kreislauf-Erkrankungen
Bewegungsmangel	Erkrankungen des Stütz- und Halteapparates Herz-Kreislauf-Erkrankungen Stoffwechselkrankheiten Magen-Darm-Krankheiten
Alkoholmißbrauch	Leberzirrhose
Bluthochdruck	Schlaganfall Herzinsuffizienz Herzinfarkt
Streß → Bluthochdruck	Nierengefäßerkrankungen
Fehlhaltungen/ einseitige Belastungen	Erkrankung des Stütz- und Halteapparates
Schadstoffe am Arbeitsplatz bzw. in der Umwelt (z. B. Strahlen, Asbest, Teer etc.)	allergische Reaktionen Krebs

Dabei treten die Risikofaktoren in den verschiedenen Bereichen nicht unabhängig voneinander auf. Insbesondere läßt sich zeigen, daß es außer Naturkatastrophen, reinen Erbkrankheiten und im gewissen Ausmaß Infekten einschließlich parasitärer Erkrankungen keine Krankheit gibt, die nicht letztlich auch eine gesellschaftliche Ätiologie (Krankheitsentstehung) besitzt.

Zwischen gesellschaftlicher Einwirkung und dem letztlichen Ausbruch der der Krankheit liegt dabei eine komplizierte Risikofaktorenkette, bei der unter anderem nicht meßbare Risikofaktoren weitere, erfaßbare Risikofaktoren auslösen. So können gesellschaftliche Entwicklungen, zum Beispiel die zunehmende Berufstätigkeit der Frau, soziale Prozesse auslösen, wie die Doppelbelastung von berufstätigen Hausfrauen, die den Risikofaktor Streß bedingen. Dieser nicht meßbare Risikofaktor löst seinerseits weitere Risikofaktoren aus, etwa erhöhte Sympathikustätigkeit (Teil des autonomen Nervensystems), die ihrerseits wiederum den physiko-chemisch erfaßbaren Risikofaktor Bluthochdruck verursacht.[6]

Schaubild 2
Entscheidende Bereiche, von denen Gesundheit abhängt

Gesellschafts-system Macht- und Herrschaftsverhältnisse, Sozialstruktur, wissenschaftlich-technologisches Niveau, Infrastruktur, Angebot an Waren und Dienstleistungen, Bevölkerungsdichte, Wert- und Normenstruktur, Sanktionsmechanismen, Eigentums- und Verteilungsverhältnisse	**Natürliche Umwelt** Kosmos, Strahlen, Klima, Vegetation, Luft, Wasser, Landschaft, Ruhe/Lärm **Gesundheit** (körperliches, psychisches und soziales Wohlbefinden) **Erbanlage** genetisch bedingte Vorgaben und Veränderungen, perinatale und frühkindliche Schädigungen	**Gesundheits-verhalten** Ernährung, Prophylaxe, Sport (optimale körperliche Belastung, Training der Motorik, Bewegung an frischer Luft), Wohnkultur, Genußmittel-, Nikotin- und Medikamentenverbrauch, Schlaf, Sexualität, Lebensstil, Freizeit, Ausgeglichenheit, Hygiene, aktive Gesundheitspflege (Licht, Luft, Wasser, Massage ...), Selbstkontrolle, Streßverhalten

Quelle: nach Voigt, Dieter: Gesundheitsverhalten 1978, S. 16.

Ziel der Prävention sollte es daher sein, in allen Lebensbereichen gesundheitsgerechte Bedingungen zu schaffen und damit für viele Bürger die Chance zu erhöhen, gesund zu bleiben.

Je nachdem, welchen Bereichen Risikofaktoren zuzuordnen sind, unterscheiden sich die spezifischen Präventionsziele und damit auch die Präventionsmaßnahmen (vgl. Tabelle 4). Sollen gesundheitsschädigende Auswirkungen des persönlichen Lebensstils vermieden werden, so ist das Ziel ein gesundheitsgerechter Verhaltensaufbau (solange typische Risikofaktoren aus dem persönlichen Lebensstil noch nicht aufgetreten sind, z.B. bei Kindern) bzw. eine Verhaltensänderung (sofern Risikofaktoren bereits vorhanden sind). Dieses Ziel wird mit Methoden der Verhaltensinformation, des Verhaltensvorbilds bzw. des Verhaltenstrainings angestrebt.[7] Die Maßnahmen sind dabei auf den jeweiligen Risikofaktor abgestimmt, wobei generell die Gesundheitssicherung und -förderung im Vordergrund stehen, nicht das Vermeiden einer bestimmten Krankheit.

Zur Prävention von Berufskrankheiten und arbeitsbedingten Erkrankungen[8] wird entweder eine Umgestaltung der Arbeitsumwelt versucht oder eine Anpassung des Individuums an die jeweilige Arbeitssituation angestrebt. Maßnahmen sind beispielsweise Arbeitstauglichkeitsuntersuchungen bzw. Arbeitsschutzvorschriften, Änderungen am Arbeitsplatz bzw. im Arbeitsablauf oder gezielte Bewegungsangebote zur Kompensation ungesunder Körperhaltungen und ähnliches.

Bei der Prävention umweltbedingter Erkrankungen (Tabelle 4, Spalten 3 und 4) wird das gleiche Ziel verfolgt wie bei arbeitsbedingten Erkrankungen und Berufskrankheiten, nur müssen entsprechend andere Maßnahmen eingesetzt werden (vgl. Tabelle 4, Spalte 4).

Tabelle 4
Risikofaktoren, Präventionsmaßnahmen und Präventionsziele in Abhängigkeit vom Entstehungsbereich der Risikofaktoren

Entstehungs-bereich der Risikofaktoren	Prävention von					
	verhaltensbedingten Erkrankungen	arbeitsbedingten Erkrankungen	umweltbedingten Erkrankungen		Schwangerschafts-risiko	Infektionskrankheiten/ Mangelerscheinungen
	Persönlicher Lebensstil	Arbeitswelt	Soziale Umwelt	Ökologische Umwelt	Teilbereich der Schwangerschafts-vorsorge[1]	
	1	2	3	4	5	6
Risiko-faktoren	Fehl-/Überernährung Bewegungsmangel übermäßiger Alkoholkonsum Drogen-/Arznei-mittelmißbrauch Streß	Nacht-/Schichtarbeit Schwerarbeit Lärm, Hitze, Feuchtigkeit Unfallträchtigkeit ungesunde Körperhaltung Streß	Wohnverhältnisse Familienverhältnisse soziale Isolation Doppelbelastung berufstätiger Hausfrauen ungesundes Konsum-güterangebot	Luftverschmutzung Schadstoffe in Wasser und Boden Straßenverkehr Lärm Schadstoffe in Lebensmitteln und sonstigen Konsumgütern	siehe (1) (2) und (3)	Keine Risikofaktoren, sondern bestimmte Krankheitsursachen Krankheitserreger Vitamin-D-Mangel
Präven-tionsmaß-nahmen (Beispiele)	Ernährungsberatung Bewegungsangebote etc. Methoden: – Verhaltens-information – Verhaltenstraining	Arbeitsschutz Tauglichkeitsunter-suchung Maßnahmen zur Prävention arbeits-bedingter Erkran-kungen z. B. gezielte Gymna-stik bei ungesunder Körperhaltung	Vermittlung von Kommunikations-techniken Aktivierung von Nachbarschaftshilfe Verbraucher-beratung Sozialgesetz-gebung	Straßenverkehrs-ordnung Gesetze zur Reinhal-tung von Luft, Wasser und Boden Lebensmittelgesetz Emissionsschutz-vorschriften Hygienebestim-mungen	siehe (1) (2) und (3)	Schutzimpfungen Tablettengaben
Präventions-ziele	Verhaltensaufbau Verhaltensänderung	– Umgestaltung der Arbeits-/sozialen und ökologischen Umwelt – Anpassung an die Arbeits-/Umweltsituation			siehe (1) (2) und (3)	Immunisierung Stärkung körpereigener Abwehrkräfte

1 Soweit Schwangerschaftsvorsorge nicht in die Bereiche Früherkennung (z.B. die gesetzlich geregelten Schwangerschaftsvorsorgeuntersuchungen) oder Kuration (z.B. Behebung von Mangelerscheinungen während der Schwangerschaft) fällt.

4. Prävention - eine gemeinsame Aufgabe für viele gesellschaftliche Bereiche

Entsprechend den unterschiedlichen Lebensbereichen, denen gesundheits-schädigende Einflüsse zuzuordnen sind, unterscheiden sich sowohl Art und Einsatzort der erforderlichen Maßnahmen zu ihrer Verhütung bzw. Bekämpfung als auch die jeweilige Zielpopulation, die von der Maßnahme erreicht werden soll. Von daher müssen Institutionen aus vielen verschiedenen gesellschaftlichen Bereichen aktiv werden, um das Gesamtfeld Prävention ausreichend abzudecken.

Tabelle 5
Interventionsmöglichkeiten von Institutionen aus unterschiedlichen gesellschaftlichen Bereichen in der Prävention
- Beispiele -

Gesellschaftliche Bereiche \ Ziele	Teilbereich der Schwangerenvorsorge (Siehe Spalte (2) (3) u. (4))	Persönlicher Lebensstil		Arbeitswelt		Soziale und ökologische Umwelt			
		Verhaltensinformation	Verhaltenstraining	Änderung der Arbeitsumwelt	Anpassung an Arbeitsumwelt	Anpassung an soziale Umwelt	Veränd. der soz. Umwelt	Öffentliche Hygiene	Umweltschutz
	1	2		3		4		5	
Gesundheitswesen									
Niedergelassene Ärzte in Praxen	x	x							
Öffentlicher Gesundheitsdienst	x	x			□			□	
Krankenhäuser		x							
Kureinrichtungen		x	x						
Apotheker		x							
Hebammen/ Krankengymnasten	□	x	x						
Krankenkassen	x	x	x	•		x			
Bildung/Erziehung									
Kindergärten		x	x			x			
Schulen		x	x			x			
Volkshochschulen		x	x			x			
Arbeit									
Unternehmensleitung				□	x				□
Betriebsrat	x			□	x				
Betriebsärztlicher Dienst	x			□	x				
Berufsgenossenschaften				□	□				
Gewerkschaften				□	x		x		x
Freizeit									
Sportvereine			x			x			
VHS			x			x			
Freie und kirchliche Wohlfahrtsverbände		x		•		x	•		
Medien/Öffentlichkeitsarbeit TV/Rundfunk Presse	x	x		•	•	•			•
Verbraucherberatung		x					•		
Bund/Länder Kommunen									
- durch Gesetze/ Verordnungen		x	x	□	x		□	□	□
- bes. Einrichtungen z. B. BZgA	x	□		•	•	•	•		
- Gewerbeaufsichtsamt				□					
Wissenschaft/ Forschung	Erarbeitung und Evaluierung von Konzepten für alle Bereiche								

□ = bereits geregelte Zuständigkeit (durch Gesetz, Verordnung etc.).
x = Maßnahmen können inhaltlich und organisatorisch erfolgversprechend durchgeführt werden.
• = indirekt durch Aktualisierung des Themas in der öffentlichen Diskussion.

In Tabelle 5 wurde der Versuch gemacht, beispielhaft Institutionen aus verschiedenen gesellschaftlichen Bereichen zusammenzustellen, die insoweit einen Beitrag zur Prävention leisten können, als sie bestimmte Zielgruppen von Präventionsmaßnahmen erreichen und das fachliche Know-how haben bzw. sich dieses durch spezifische Weiterbildung (z.B. bei niedergelassenen Ärzten) aneignen oder durch Anstellung entsprechender Fachleute (z.B. Ernährungsberater bei Krankenkassen) schaffen können. Die entsprechende Markierung soll weder besagen, daß bestimmte Institutionen in bestimmten Bereichen bereits (ausreichend) tätig sind, noch daß diese Institutionen alleine zuständig wären.

Die Tabelle 5 macht deutlich, daß bislang nur in wenigen präventiven Tätigkeitsfeldern Zuständigkeiten geregelt sind (z.B. Arbeitsschutz). Dies bedeutet jedoch keineswegs, daß diese Zuständigkeiten bereits umfassend geregelt wären. In diesem Zusammenhang fällt auf, daß für Präventionsmaßnahmen im Bereich des persönlichen Lebensstils keinerlei Zuständigkeiten geregelt sind, ebensowenig für Maßnahmen im Bereich der sozialen Umwelt, - sieht man von Gesetzen zur Straßenverkehrsordnung, Gurtpflicht etc. ab.

Ein weiteres wird aus Tabelle 5 deutlich: Der Schwerpunkt der Aktionsmöglichkeiten liegt für das Gesundheitswesen, wie es heute organisiert ist, im Bereich des persönlichen Lebensstils, das heißt in der Möglichkeit, individuelles Verhalten durch entsprechende Information, Motivation und Verhaltenstraining im gewünschten (gesundheitsgerechten) Sinn zu beeinflussen.

Der Bereich der Arbeitsumwelt und der sozialen Umwelt wird von Institutionen des Gesundheitswesens nur sehr begrenzt erreicht (beispielsweise vom öffentlichen Gesundheitsdienst im Rahmen von Tauglichkeitsuntersuchungen bzw. von den Krankenkassen im Rahmen zielgruppenspezifischer Angebote zur Kompensation bestimmter arbeitsbedingter Belastungen). Kureinrichtungen und Krankenkassen haben die Möglichkeit, durch Angebote zu Kommunikationstechniken und ähnlichem dem einzelnen Hilfestellung zur Bewältigung der sozialen Umwelt zu leisten. Krankenkassen können darüber hinaus durch Anregung von bzw. Vermittlung in Selbsthilfegruppen oder andere private Gruppenzusammenschlüsse dem einzelnen helfen, aus seiner Isolation herauszukommen.

Die ökologische Umwelt kann der Gesundheitssektor heute kaum unmittelbar beeinflussen, sieht man von der Aufgabe des öffentlichen Gesundheitsdienstes ab, bestimmte Hygienevorschriften (z.B. die Reinhaltung des

Trinkwassers oder die Einhaltung bestimmter Schadstoffgrenzen) zu überwachen. Allerdings kann das in den letzten Jahren deutlich gewachsene Umweltbewußtsein hier zu neuen Aufgabenverteilungen führen.

Was Anregungen und Angebote zu einem gesundheitsgerechten Lebensstil anbelangt, so sind - insbesondere hinsichtlich der Möglichkeit, Verhalten zu trainieren - die Sektoren Bildung/Erziehung und Freizeit den meisten Gesundheitsinstitutionen überlegen. Beide gesellschaftlichen Bereiche bieten dem Individuum darüber hinaus Kommunikationsmöglichkeiten, die gezielt auf eine Verbesserung der Kommunikationsfähigkeit ausgerichtet werden können und damit dem einzelnen die Anpassung an seine soziale Umwelt erleichtern.

Deutlich wird aus Tabelle 5, daß in einem Bereich, der wesentliche Gesundheitsrisiken birgt, nämlich in der Arbeitsumwelt, vornehmlich Institutionen aus dem Sektor Arbeit diese Risiken abbauen können. Maßnahmen zur Änderung der Arbeitsumwelt (insbesondere im Rahmen des Arbeitsschutzes und der Ergonomie) können - abgesehen von einer entsprechenden Gesetzgebung - ausschließlich Unternehmensleitungen, Berufsgenossenschaften, Gewerkschaften, Betriebsärzte und Betriebsräte durchführen.

Allerdings könnten diese Aktivitäten durch eine entsprechende Informationspolitik nachhaltig unterstützt und forciert werden.

Ebenso können Gesetze und Verordnungen Präventionsmaßnahmen im Bereich des persönlichen Lebensstils sowie im Bereich der sozialen und ökologischen Umwelt manifestieren (z.B. die Einbindung der Gesundheitserziehung in den Lehrplan allgemeinbildender Schulen, die Schaffung sozialer Einrichtungen, Gesetze zum Umweltschutz etc.). Durch Aktualisierung und öffentliche Diskussion der Thematik "gesundes Leben" mit Hilfe der Medien ließe sich der politische Stellenwert von Prävention deutlich anheben und die Motivation von Bund, Ländern und Kommunen, Prävention auch zu ihrem Ziel zu machen, erhöhen.

Betrachtet man den Präventionsbereich, der individuelle Verhaltensänderungen zum Ziel hat (Tabelle 5, Spalte 2), so wird deutlich, daß die meisten Institutionen Verhaltensinformationen liefern können, mit denen sie ganz unterschiedliche Zielgruppen erreichen (z.B. Patienten in der Arztpraxis, Patienten im Krankenhaus, Kurpatienten, Schwangere etc.). Vergleichsweise wenige Institutionen haben die Möglichkeit, ein Verhaltenstraining anzubieten, das für einen Verhaltensaufbau bzw. für eine Verhaltensänderung erforderlich ist (vgl. hierzu auch Tabelle 6). Auch diese Institutionen erreichen zumeist verschiedene Zielgruppen. So kann ein frühzeitiger Verhaltensaufbau im Sinne eines gesundheitsgerechten Lebensstils in der Regel nur im Kindergarten und in der Schule bzw. - auf das Bewegungsverhalten begrenzt - auch in Sportvereinen realisiert werden. Krankenkassen, Volkshochschulen und Kureinrichtungen erreichen dagegen vornehmlich Erwachsene.

Hieraus wird deutlich, daß vergleichsweise selten unterschiedliche Institutionen um die gleiche Zielgruppe konkurrieren (z.B. Krankenkassen und Volkshochschulen); sehr viel häufiger könnte das Spektrum der Zielgruppen durch das gemeinsame Aktivwerden unterschiedlicher Institutionen sinnvoll erweitert werden.

Aus der Interpretation von Tabelle 5 läßt sich der Schluß ziehen, daß der Gesundheitssektor im wesentlichen nur einen von insgesamt vier Lebensbereichen hinsichtlich präventiver Interventionen abdecken kann. Auf die Arbeitswelt sowie auf die soziale und ökologische Umwelt hat er unmittelbar keinen nennenswerten Einfluß. Gerade diese letztgenannten Bereiche bergen jedoch Gesundheitsrisiken, die zu einem erheblichen Teil Auswirkungen auch auf den persönlichen Lebensstil haben. Von daher ist der Gesundheitssektor allein nicht in der Lage, erfolgversprechende Prävention zu realisieren. Verantwortung für die Gesundheit der Bevölkerung tragen alle gesellschaftlichen Bereiche. Ohne kompetente Partner kann keine Institution auf breiter Ebene Gesundheitsgefährdungen bekämpfen, die nicht nur im individuellen Verhaltensbereich, sondern auch in der gesellschaftlichen Umgebung des Individuums angesiedelt sind. Nur in sinnvoller Kooperation kann ein ausreichend breites Spektrum an Information, praktischer Hilfe und strukturellen Veränderungen angeboten werden.

5. Zur Rolle der AOK in der Prävention

5.1 Möglichkeiten der AOK zur Gesundheitsförderung

Wie aus Tabelle 5 hervorgeht, kann die AOK nur im Bereich des persönlichen Lebensstils unmittelbar Maßnahmen zur Gesundheitsförderung anbieten. Hierunter ist auch ein Teilbereich der Schwangerenvorsorge zu subsumieren.

Einfluß auf gesundheitsschädigende Faktoren in der Arbeitswelt kann die AOK nur insoweit nehmen, als sie auf der Basis ihrer Routinedaten (z.B. Arbeitsunfähigkeitsdaten, Mitgliederstrukturdaten, Beschäftigungsdaten)

292

wissenschaftliche Untersuchungen anregt, die sich mit dem Problem der Zusammenhänge zwischen bestimmten Arbeitsbelastungen und Krankheitsanfälligkeiten auseinandersetzen. Ergebnisse solcher Studien können hilfreiche Hinweise dafür ergeben, wo bzw. in welcher Art und Weise Änderungen am Arbeitsplatz, in der Arbeitsorganisation oder ähnlichem angezeigt sind bzw. wo bestimmte Belastungen, die nicht auszuschalten sind, durch geeignete Maßnahmen kompensiert werden können (z.B. einseitige physikalische Belastungen durch gezielte Gymnastiken).

Das Ob und Wie der praktischen Durchführung entsprechender Präventionsmaßnahmen ist im ersten Fall dem jeweiligen Unternehmen vorbehalten; auch im zweiten Fall kann die AOK gezielte Kompensationsangebote nur in enger Kooperation mit dem betroffenen Unternehmen anstreben.

Auch zur Bekämpfung von umweltbedingten Erkrankungen kann die AOK Anstöße geben: beispielsweise könnte eine regional aufbereitete Krankheitsartenstatistik zumindest grobe Anhaltspunkte für gezielte Forschungsarbeiten im Bereich der Umweltbelastungen und des Umweltschutzes liefern.

Begrenzte Möglichkeiten eröffnen sich der AOK auf dem Gebiet der Prävention sozial bedingter Erkrankungen. Soweit vorhanden, können die Sozialen Dienste der AOK, die mit besonders gefährdeten Versicherten persönlichen Kontakt aufnehmen könnten, soziale Probleme registrieren und den Betroffenen an zuständige soziale Einrichtungen vermitteln. Daneben kann die AOK Präventionsmaßnahmen im Verhaltensbereich anbieten, die beim einzelnen kommunikative Defizite abbauen helfen, seine Selbstsicherheit trainieren und anderes mehr, um individuelle Probleme im sozialen Bereich in einem mehr oder weniger bescheidenen Ausmaß zu kompensieren.

Aus diesen aufgezeigten Möglichkeiten der AOK zur Gesundheitsförderung folgt, daß das Hauptaktionsfeld der AOK im Bereich Prävention auf Maßnahmen zur Beeinflussung des persönlichen Lebensstils liegt. Hier ist die AOK mit Methoden der Verhaltensinformation tätig (z.B. Medieneinsatz, Informationsveranstaltungen etc.) und bietet in zunehmendem Maß unterschiedliche Möglichkeiten für Verhaltenstrainings an (z.B. regelmäßige Trimm-Trab-Treffen, Lehrküchen, Raucherentwöhnungskurse und ähnliches), eine wichtige Voraussetzung für dauerhafte Verhaltensbeeinflussung.

5.2 Ist Prävention im Verhaltensbereich sinnvoll?

Gesundheitsgefährdende Faktoren sind nicht nur im Bereich des individuellen Verhaltens zu finden; vielmehr bergen das gesamte Arbeitsumfeld sowie die soziale und ökologische Umwelt eines Menschen ebenfalls bedeutende Risikofaktoren (vgl. Tabelle 2). Bedenkt man, daß das individuelle Verhalten in hohem Maß von der jeweiligen gesellschaftlichen Umgebung beeinflußt wird, so läßt sich die begrenzte Bedeutung der Prävention verhaltensbedingter Erkrankungen im Rahmen der gesamten Krankheitsverhütung ermessen.

Wenn nun ausgerechnet der Schwerpunkt der direkten Präventionsmöglichkeiten der AOK gerade in diesem Teilbereich der Prävention liegt, so stellt sich naturgemäß die Frage nach der Sinnhaftigkeit von Angeboten zu gesundheitsgerechtem Verhalten.

Zur Beantwortung dieser Frage müssen zwei unterschiedliche Argumentationsebenen auseinandergehalten werden: erstens die gesellschaftspolitische und zweitens die soziale, das heißt auf das Individuum bezogene Ebene.

1. bei der gesellschaftspolitischen Ebene wäre der Nutzen der Prävention als Senkung der Morbiditätsrate und als durchschnittliche Lebensverlängerung - insbesondere im Sinne einer Senkung frühzeitig durch Krankheit verlorener Lebensjahre - bezogen auf die bundesdeutsche Bevölkerung zu definieren. Hiermit eng verknüpft sind makroökonomische Überlegungen, zum Beispiel die Verringerung krankheitsbedingter (oder durch frühzeitigen Tod bedingter) Produktions- und Dienstleistungsausfälle.

Für die Krankenkasse wäre in diesem Sinne als Nutzen der Prävention ein Abbremsen des Kostenanstiegs zu erwarten. Die Kosten, die Präventionsmaßnahmen verursachen, müßten niedriger sein als der damit erzielte Nutzen, um entsprechende Interventionen als sinnvoll zu bewerten.

Ein so definierter Nutzen wird mit vereinzelten Präventionsprogrammen, wie sie heute angeboten werden, nicht erkennbar. Solange vergleichsweise wenige Menschen für eine gesundheitsgerechte Lebensführung angesprochen und gewonnen werden können und insbesondere die besonders gefährdeten Bevölkerungsgruppen (gewerbliche Arbeitnehmer, Arbeitslose etc.) durch die Art der bislang entwickelten Konzepte so gut wie nicht erreicht werden[9], sind im Bereich der Verhaltensprävention allein keine gesellschaftlich relevanten Erfolge zu erzielen. Auch die AOK wird sich ohne eine Erweiterung ihrer diesbezüglichen Anstrengungen nicht in einer adäquaten Ausgabensenkung belohnt finden.

Aber selbst wenn es zu einer Massenbewegung in der Bundesrepublik Deutschland in Richtung gesundheitsgerechter Lebensführung kommen würde, wäre der Erfolg im Sinne einer ökonomisch spürbaren Krankheitsverhütung deutlich begrenzt, solange Präventionsbemühungen ausschließlich auf individuelle Verhaltensänderungen abzielen.

Krankmachende Belastungen aus dem Arbeitsleben und aus der sozialen und ökologischen Umwelt würden solche Erfolge deutlich schmälern, zumal die Ursachen für individuelles Fehlverhalten oft im gesellschaftlichen Umfeld liegen.

2. Die Bewertung der Bemühungen zur Prävention im Verhaltensbereich allein aus dieser makroökonomischen und gesellschaftspolitischen Sicht des einzelnen, der solche Angebote in Anspruch nimmt, läßt sich sehr wohl ein Nutzen nachweisen.

Immerhin kann belegt werden, daß unter bestimmten Voraussetzungen Präventionsmaßnahmen tatsächlich die gewünschten Verhaltensänderungen bewirken. Dabei sind diese Ereignisse nicht allein als statistische Erfolge zu werten (im Sinne einer Gewichtsreduktion, einer regelmäßigen Teilnahme an Sportveranstaltungen, eines Absenkens des Bluthochdrucks etc.), sondern bringen für den Betroffenen durchaus eine subjektiv empfundene Verbesserung seiner Lebensqualität und eine Steigerung seines persönlichen Wohlbefindens.[8]

Wird der Nutzen von Prävention im Verhaltensbereich auf dieser individuellen Ebene diskutiert, kommt man zu nachweislich positiven Ergebnissen.

Will die AOK ihrer Funktion als soziale Einrichtung gerecht werden, darf sie die positiven Auswirkungen nicht übersehen, die ihre Präventionsangebote für diejenigen, die daran teilhaben, nachweislich haben (können).

Von daher läßt sich die Frage nach der Sinnhaftigkeit präventiver Maßnahmen der AOK im Verhaltensbereich grundsätzlich bejahen, ohne sich damit der Kritik an den generell begrenzten Erfolgschancen von Prävention, die ausschließlich auf den persönlichen Lebensstil abzielt, zu verschleißen. Die AOK sollte den Kreis derer, die Anregungen für gesundheitsgerechtes Verhalten in Anspruch nehmen, kontinuierlich erweitern und sich verstärkt um eine Aktivierung besonders gefährdeter Bevölkerungsgruppen bemühen. Dabei sollte sie sich auf Angebote konzentrieren, die sich hinsichtlich ihrer Akzeptanz und Erfolgschancen bewährt haben.

5.3 Voraussetzungen für erfolgreiche Angebote zu gesundheitsgerechtem Verhalten

Obschon es gute Argumente dafür gibt, der Prävention im Verhaltensbereich eine grundsätzliche Berechtigung zuzusprechen, gilt dies sicherlich nicht uneingeschränkt für jede Form von Aktivitäten.

Bisherige Erfahrungen und ihre Evaluierung machen deutlich, daß eine bestimmte Vorgehensweise und eine Reihe von Voraussetzungen gegeben sein müssen, um überhaupt Menschen erfolgreich an einem gesunden Lebensstil zu interessieren.

Erfolgreich heißt in diesem Zusammenhang, stabile gesundheitsgerechte Verhaltensformen aufzubauen, sofern sich noch keine gesundheitsschädigenden Verhaltensformen etabliert haben (z.B. bei Kindern), bzw. Verhalten dauerhaft zu ändern, wenn Risikofaktoren bereits ausgeprägt sind (z.B. Veränderung des Eßverhaltens bei Übergewicht etc.).

Unspezifische Motivation

Die Realisierung dieses Ziels setzt differenzierte strategische Schritte voraus, die jeweils bestimmte Bedingungen erfüllen müssen. In Tabelle 6 ist diese Überlegung schematisch dargestellt: erfolgversprechende Prävention im Verhaltensbereich erfordert zunächst, daß bei der Zielpopulation - zum Beispiel den Versicherten einer AOK - erst einmal Interesse an Gesundheit und gesundheitsgerechten Verhaltensweisen geweckt wird. Andernfalls laufen Informationen über konkrete Präventionsmaßnahmen Gefahr, überhaupt nicht aufgenommen zu werden.

Für diese erste, noch unspezifische Motivation eignet sich alles, was attraktiv genug ist, Aufmerksamkeit zu wecken und mit dem Gesundheitsziel nicht in Widerspruch steht (beispielsweise eine Veranstaltung mit einer populären Persönlichkeit, die eine gewisse Vorbildfunktion erfüllt, wie z.B. bekannte Sportler, Medienexperten im Gesundheitsbereich etc.).

Tabelle 6
Vorgehensweise und Voraussetzungen für stabilen Verhaltensaufbau
bzw. dauerhafte Verhaltensänderung

I Unspezifische Motivation	Interesse am Thema Gesundheit und Lebensqualität wecken Zielgruppen durch unspezifische Maßnahmen motivieren
II Information	Glaubwürdige Informationssender Sachlich richtige und verständliche Information Persönliche Kontakte (Kommunikationsprozesse) zwischen Informationssender und -empfänger Realistische individuell relevante Ziele der angebotenen Maßnahmen vermitteln
III Gezielte Motivation	Attraktives Angebot an spezifischen Maßnahmen schaffen Konkrete Maßnahmen auf individuelle Bedürfnisse und subjektive Interessen abstimmen
IV Verhaltenstraining	Pädagogische und fachliche Kompetenz der Multiplikatoren Suche nach individuellen Verhaltensalternativen und praktische Erprobung Selbsterfahrung (learning by doing) Durchführung der Maßnahmen in Kleingruppen (Nutzung positiver Gruppenprozesse) Ansprechen der rationalen *und* gefühlsmäßigen Ebene Erfolgserlebnisse verschaffen
V Laienaktivierung (Fortsetzung des Gelernten in eigener Regie)	Aktivierung zur selbständigen Weiterführung erlernter Verhaltensalternativen Hilfe bei der Organisation von Freizeitgruppen, Selbsthilfegruppen u. ä. Stärkung des individuellen Selbstbewußtseins und der Selbstbestimmung
Sonstige Voraussetzungen	Frühzeitigkeit der Maßnahmen Motivation derer, die Maßnahmen anbieten/durchführen Erfolgskontrollen Kontinuität des Angebots

Information

Hat man erst einmal Aufmerksamkeit geweckt, müssen in einem nächsten
Schritt Informationen über Zusammenhänge zwischen bestimmten Verhaltensweisen und Krankheiten, über Möglichkeiten und Vorteile gesundheitsgerechter Lebensweisen vermittelt werden. Solche Informationen müssen
bestimmte Voraussetzungen erfüllen, wenn sie akzeptiert werden sollen
(Tabelle 6, II). Sie müssen sachlich richtig und verständlich formuliert
sein, in Inhalt und Darstellungsform auf konkrete Zielgruppen (z.B. auf
Kinder, Rentner, Angehörige unterer sozialer Schichten etc.) abgestellt
sein. Außerdem erreichen Informationen ihren Empfänger sehr viel
nachhaltiger, wenn sie in persönlichem Kontakt vermittelt werden, als
wenn sie anonym (z.B. in Broschürenform) gestreut werden.

Bereits in der Phase der Information sollte darauf geachtet werden, erreichbare und individuell relevante Ziele zu vermitteln, mit denen der Informationsempfänger etwas anfangen kann (z.B. "mehr Kondition bekommen", "weniger nervös sein", "Freude an der Bewegung empfinden" anstelle von abstrakten Zielen wie "Senkung der Morbiditätsrate", "Verhütung von Herz-Kreislauf-Erkrankungen" u.ä.).

Gezielte Motivation

Damit solche Informationen nicht nutzlos verpuffen, sondern die Angesprochenen den Wunsch entwickeln, bestimmte Verhaltensweisen zu ändern, ist eine spezifische Motivation zu ganz bestimmten Aktivitäten erforderlich. Ohne diese Motivation wird sich niemand einem Verhaltenstraining unterziehen. Erfahrungsgemäß ist mit Information allein keine Verhaltensänderung zu erreichen. (So gut wie alle Raucher sind beispielsweise über die Gefahren des Rauchens informiert.)

Zur praktischen Umsetzung des Wissensstandes muß also durch attraktive Angebote (Vorbeugen macht Spaß) und durch Eingehen auf individuelle Bedürfnisse (was Ort, Zeitpunkt, Zusammensetzung der Gruppe etc. anbelangt) der einzelne animiert werden, sich beim Bemühen um ein gesundheitsgerechtes Verhalten helfen zu lassen.[10]

Verhaltenstraining

Hierfür ist ein Verhaltenstraining unerläßlich, das individuell gesundheitsgerechte Verhaltensalternativen über die Selbsterfahrung vermittelt, und zwar in kleinen Gruppen, in denen sich Menschen mit gleichen Problemen gegenseitig bei der Bewältigung dieser Probleme helfen. Wichtig ist, daß solche Gruppenarbeit von pädagogisch und fachlich gleichermaßen kompetenten Multiplikatoren geleitet wird. Hierzu gehört auch die Fähigkeit, allen Teilnehmern individuelle Erfolgserlebnisse zu verschaffen.

Hilfe zur Selbsthilfe

Mit dem praktischen Einüben und der positiven Selbsterfahrung mit gesundheitsgerechten Verhaltensweisen kann eine Verhaltensänderung erreicht werden. Erfolgreich ist Prävention jedoch nur, wenn diese neugelernte Verhaltensweise beibehalten wird. Da es weder möglich noch wünschenswert ist, die Menschen lebenslang mit Gesundheitsprogrammen zu begleiten, müssen schon im Verlauf von Präventionskursen und -programmen Wege aufgezeigt werden, wie die gelernten Verhaltensalternativen in eigener Regie fortgesetzt werden können.

Das bedeutet, daß Teilnehmer an Vorbeugungsprogrammen angeregt und ermutigt werden müssen, sich Mitmenschen mit gleichen gesundheitsgerechten Interessen zu suchen und im Rahmen privater Sporttreffs, als Hobbykochclubs und ähnlichem die neugelernten Verhaltensalternativen zu stabilisieren. Die Orientierung auf Selbsthilfe erlaubt dem einzelnen, seine Lebensweise in Freiheit und Selbstverantwortung zu verändern, ohne in neue Abhängigkeiten von Experten bzw. Expertenwissen zu geraten.

Bei der Organisation solcher Gruppen und bei der Vermittlung von Interessenten könnte die AOK eine gute Hilfestellung leisten. Solche Gruppen tragen dazu bei, die Motivation aufrechtzuerhalten und vor Rückfällen in alte Verhaltensmuster zu bewahren; sie schaffen außerdem ein soziales Beziehungsfeld, in dem das gesundheitsgerechte Verhalten anerkannt ist und nicht auf zusätzliche Barrieren stößt.

Dauerhafte Verhaltensänderungen setzen die in Tabelle 6 dargestellte Vorgehensweise voraus. In allen Phasen, die in der Realität natürlich ineinander greifen, müssen bestimmte Voraussetzungen erfüllt sein, damit die einzelnen Schritte erfolgreich ablaufen können. Je mehr Voraussetzungen erfüllt sind, desto größer ist die Chance einer erfolgreichen Verhaltensbeeinflussung.

Frühzeitige Intervention

Unabhängig davon gilt, daß Bemühungen um Verhaltensbeeinflussung um so sinnvoller sind, je frühzeitiger sie im Leben eines Menschen einsetzen: Einmal etablierte Verhaltensweisen sind sehr viel schwieriger zu eliminieren und durch neue zu ersetzen, als beispielsweise Kinder von vornherein an gesundheitsgerechte Verhaltensweisen zu gewöhnen. Von daher hat Gesundheitserziehung, die bereits im Kindergarten oder in der Schule ansetzt, besonders gute Erfolgsaussichten.

Laufende Erfolgskontrollen

Wichtig ist, daß zu allen Präventionsangeboten Erfolgskontrollen[10] durchgeführt werden, ob der eingeschlagene Weg richtig ist, weiterverfolgt werden soll oder welche Veränderungen notwendig sind. Als Erfolgskriterien dienen dabei Verhaltensänderungen bei den Teilnehmern, die als Indikatoren für längerfristige positive gesundheitliche Auswirkungen betrachtet werden. Dabei kommt es nicht nur auf die Ergebnisse direkt nach Beendigung eines Kurses an, sondern auch auf mittelfristige und Langzeiteffekte.

Exakte Kosten-Nutzen-Rechnungen sind - wie bereits erwähnt - im Bereich der Prävention aufgrund der Vielfalt einflußnehmender Faktoren nicht möglich. Anders ist dies bei erfolgreich veranlaßten Verhaltensänderungen bei kranken Menschen: Gelingt es etwa bei einem Diabetiker, die bislang erforderlichen Arzneimittel durch eine entsprechende Diät ganz oder teilweise zu substituieren, läßt sich sehr wohl eine Kosten-Nutzen-Analyse aufstellen: Die eingesparten Kosten für Arzneimittel sind größer als die Kosten für eine Diätberatung. Der Nutzen für den Patienten ist bei der Diät größer als bei der Medikation, die langfristig nicht ohne schädigende Nebenwirkungen bleibt. Aus diesem Grund ist es so wichtig, daß Methoden der Verhaltensänderung nicht auf den präventiven Bereich begrenzt werden, sondern stärker Eingang in die kurative Medizin finden (vgl. auch Punkt 8.3).

Kontinuität

Unabdingbare Voraussetzung für nennenswerte Erfolge im Bereich der Prävention verhaltensbedingter Erkrankungen ist die Kontinuität der einzelnen Präventionsangebote. Dies sollte von der AOK bei der Planung präventiver Angebote berücksichtigt werden.

6. Stellenwert der Gesundheitsberatung in der Arztpraxis

Im Zusammenhang mit den eingangs angesprochenen Kompetenzdiskussionen und Verunsicherungen bezüglich "richtiger" Präventionsstrategien steht die Gesundheitsberatung durch niedergelassene Ärzte im Mittelpunkt: Einerseits wird die (alleinige) Kompetenz der Ärzte für präventive Interventionen ins Feld geführt, andererseits wird die Breitenwirksamkeit der ärztlichen Gesundheitsberatung stark in Zweifel gezogen und statt dessen nach effektiveren und kostengünstigeren Präventionsmaßnahmen gerufen.

Um diese Diskussion zu versachlichen, wird im folgenden geprüft, inwieweit die in Tabelle 6 beispielhaft aufgeführten Voraussetzungen für eine dauerhafte Verhaltensänderung bei der ärztlichen Gesundheitsberatung überhaupt gegeben sind.

Danach sind niedergelassene Ärzte mit einer entsprechenden Weiterbildung unbestreitbar fachlich kompetente Gesundheitsberater. Zudem lassen sich bestimmte Gesprächstechniken erlernen, so daß sprachliche Barrieren zwischen Arzt und Patient kein unüberwindbares Hindernis darstellen. Auch die anderen Voraussetzungen für eine effektive Information, wie die Glaubwürdigkeit des Informanden, der persönliche Kontakt mit dem Ratsuchenden, die auf die Person des Empfängers abgestimmte Information und die Vermittlung individuell relevanter Präventionsziele sind bei entsprechend geschulten und motivierten Ärzten gegeben.

Allerdings hat der niedergelassene Arzt in der Regel schon aus organisatorischen Gründen kaum die Möglichkeit, weite Bevölkerungskreise zur Gesundheitsberatung zu motivieren oder ihnen ein praktisches Verhaltenstraining anzubieten, das zur Verhaltensänderung in aller Regel unerläßlich ist.

Ärztliche Gesundheitsberatung kann ein wichtiger Schritt zur individuellen Verhaltensänderung sein, muß aber in jedem Fall ergänzt werden durch Präventionsangebote, die dem einzelnen die Möglichkeit geben, gesundheitsgerechtes Verhalten in kleinen Gruppen Gleichbetroffener zu erproben. Denn ohne Anleitung und praktische Hilfen zur Verhaltensänderung ist dieses Präventionsziel vom einzelnen nicht zu erreichen. Solche Interventionen können Ärzte in ihren Praxen aber nicht durchführen.

Vor allem anderen müßte jedoch erst einmal in der Bevölkerung ein ausreichendes Interesse an ärztlicher Gesundheitsberatung geweckt werden. Dies dürfte gar nicht so einfach sein, da der Arzt nach dem bisherigen Rollenverständnis, das die Bevölkerung von ihm hat, in erster Linie bei Beschwerden, das heißt von kranken Patienten und nicht von gesunden aufgesucht wird. Der Arzt als Gesundheitsberater für Gesunde ist heute noch kein geläufiges Bild.

Dementsprechend gehen die Erwartungen an den Arzt - wie es bei der gegenwärtigen Dominanz der naturwissenschaftlichen Medizin nicht anders zu erwarten ist - zumeist in eine ganz andere Richtung: erfahrungsgemäß erwartet der Patient vom Arzt vor allem technische Untersuchungen, nicht nur ein "einfaches" Gespräch. Der Patient weiß nicht, was er sich von einer ärztlichen Gesundheitsberatung versprechen soll und erachtet häufig den für ihn erforderlichen Aufwand eines Arztbesuches allein zum Zwecke der Gesundheitsberatung als zu hoch.

Wenn also eine nennenswerte Beteiligung von gesunden Menschen an einer ärztlichen Gesundheitsberatung zustande kommen soll, müßte eine Reihe von Hemmschwellen beseitigt werden. Allem voran müßte erst einmal Interesse an einer gesundheitsgerechten Lebensweise und an Gesundheitsberatung geweckt werden. Hierzu gibt es sicherlich manchen Weg, der attraktiver ist als der Bevölkerung einen Arztbesuch zu empfehlen.

Selbst wenn künftig ein eingehendes Beratungsgespräch kassenarztrechtlich vorgesehen würde, könnte nicht auf zusätzliche präventive Angebote verzichtet werden. Vielmehr müßte die ärztliche Gesundheitsberatung ergänzt werden durch attraktive Maßnahmen im Bereich der unspezifischen Motivation (vgl. Tabelle 6, I) sowie durch ein breites Spektrum von Möglichkeiten zum Verhaltenstraining (Tabelle 6, IV) und zur Laienaktivierung (Tabelle 6, V). Von einem erfolgversprechenden Präventionskonzept könnte nur gesprochen werden, wenn die Ärzte Patienten, die zu ihnen zur Gesundheitsberatung in die Praxis kommen, jene Einrichtungen empfehlen, die die Voraussetzungen für ein effektives Verhaltenstraining gewährleisten (z.B. Gesundheitszentren oder spezielle Kursangebote der AOK, vgl. Tabelle 5).

Von großem Vorteil wäre es, wenn ärztliche Gesundheitsberatung, statt isoliert in der Praxis, im Rahmen eines konzentrierten Präventionsangebots auf regionaler Ebene in solchen Einrichtungen, wie zum Beispiel Gesundheitszentren, Arbeitsgemeinschaften oder Gesundheitsparks angeboten würde (vgl. Punkt 8.3), die alle Phasen einer effektiven Präventionsstrategie (vgl. Tabelle 6) realisieren können. Erfahrungsgemäß erleichtert und verbessert eine Zusammenarbeit mit Laiengruppen den Kontakt des Arztes zum einzelnen, der sich in der Gemeinschaft weniger gehemmt fühlt.

Auch wird dem beratenden Arzt der wichtige soziale Kontext seiner Klientel in der Gruppe und im ständigen Erfahrungsaustausch mit anderen in der Einrichtung tätigen Präventionsfachleuten (wie Sportlehrern, Therapeuten, Ernährungsfachleuten etc.) deutlicher, als wenn er den Patienten nur aus seiner Praxis her kennt. Außerdem hätte der Arzt, bedingt durch die Gruppenarbeit, sehr gute Möglichkeiten, das vorhandene Laienpotential zu selbständiger gesundheitsgerechter Lebensweise zu mobilisieren und zu unterstützen.

Nebenbei wäre der Einsatz des Arztes in der Gruppenarbeit sehr viel wirtschaftlicher als in der Einzelberatung in der Praxis.

Erfolgreiche Prävention im Verhaltensbereich kann nur in partnerschaftlichem Zusammenwirken und in Arbeitsteilung der verschiedenen Fachleute durchgeführt werden.

7. Effizienzüberlegungen erfordern Kooperation

Prävention kostet Geld. Im Bereich der Verhaltensänderung, in dem die AOK Präventionsmaßnahmen anbieten kann und auch anbietet, müssen ebenfalls erhebliche Mittel aufgewendet werden, um erfolgversprechende Programme aufzubauen und kontinuierlich durchzuführen. Prävention bedeutet immer Leistungserweiterung, die eine wie auch immer geartete Prioritätenverschiebung erforderlich macht: Entweder geht Prävention zu Lasten des privaten Konsums und der Investitionen, wenn nämlich die zusätzlichen Präventionsleistungen über eine Beitragserhöhung zur Krankenversicherung finanziert werden sollen. Oder aber es werden die Ausgaben der öffentlichen Hand für den Gesundheitssektor aufgestockt zu Lasten eines anderen gesellschaftlichen Bereichs, wenn etwa Präventionsprogramme weitgehend mit öffentlichen Mitteln finanziert werden sollen. Oder die erforderlichen Mittel für Prävention werden durch Rationalisierung in den Bereichen Kuration bzw. Rehabilitation freigemacht, wenn die Krankenkassen die Kosten der Prävention bei gleichzeitiger Beitragssatzstabilität tragen sollen.

Insofern wird die Etablierung von Präventionsmaßnahmen zwangsläufig mit anderen Interessen kollidieren und sich schon von daher dem Zwang zur Begründung und zur Rechtfertigung ausgesetzt sehen.

Wenngleich diese Rechtfertigung nicht in Form einer Kosten-Nutzen-Analyse erfolgen kann (vgl. Punkt 5.2), ist dennoch über Risiken, die die Gesundheit der Bürger in den entwickelten Industrieländern bedrohen, und über Aktivitäten, mit denen solchen Risiken begegnet werden kann, genügend bekannt, so daß gesundheitspolitisch eine Pflicht zum Handeln besteht. Weitere Gewißheit über erfolgversprechende Maßnahmen wird man durch Erfahrungen aus der Praxis erwarten können. Für Präventionsmaßnahmen im Verhaltensbereich wurden bereits Kriterien aufgestellt, deren Berücksichtigung für den Erfolg individueller Prävention unentbehrlich ist (vgl. auch Tabelle 6). Zu einer Reihe von Angeboten liegen Ergebnisse wissenschaftlicher Evaluierungsuntersuchungen vor (beispielsweise zu den Angeboten der Gesundheitszentren der AOK für den Kreis Mettmann).

Solche Untersuchungen haben unter anderem zu der Erkenntnis geführt, daß Gesundheitsvorsorge, die sich fast ausschließlich auf Informationsvermittlung beschränkt und mit Appellen an individuelles gesundheitliches Wohlverhalten arbeitet, den Anforderungen an eine effiziente Prävention nicht gerecht wird. Nur Maßnahmen, die Einstellungs- und Verhaltensmodifikationen bewirken können, deren Inhalt und Methodik auf die Gruppen abgestimmt sind, die angesprochen werden sollen, das heißt auf deren soziale Stellung, Lebenssituation, Wertvorstellungen und soziokulturellen Bezüge Rücksicht nehmen, haben Erfolgsaussichten.

Knappe Ressourcen erfordern jedoch nicht nur wirksame, sondern auch wirtschaftliche Maßnahmen. Zu Effektivitätskriterien müssen Effizienzüberlegungen hinzukommen. Daß die chronischen Zivilisationskrankheiten, denen durch Prävention vorgebeugt werden soll, sowohl die Gesellschaft als auch den einzelnen nennenswert beeinträchtigen, ist unbestritten. Bestimmte Risikofaktoren dieser Krankheit sind sicher diagnostizierbar und durch entsprechende Maßnahmen veränderbar.

Damit sind wesentliche Effizienzkriterien erfüllt. Im konkreten Fall steht daher die wirtschaftliche Organisation und Durchführung von Präventionsangeboten, die sich als effektiv erwiesen haben, im Vordergrund. Hier ist zunächst das Subsidiaritätsprinzip zu beachten: Danach sollen spezifische Angebote dort gemacht werden, wo nicht schon andere Institutionen vergleichbare Aktionen durchführen. Dies gilt auch für inhaltliche und organisatorische Teilbereiche. Beispielsweise können in einer Region ausreichende Bewegungsangebote durch Sportvereine vorhanden sein, aber keinerlei Angebote im Ernährungsbereich; oder bestimmte Institutionen, wie zum Beispiel Stadtwerke, verfügen über Lehrküchen, ohne das entsprechende Fachpersonal für ein regional ausreichendes Ernährungsprogramm zu beschäftigen. In beiden Fällen ist es für die AOK sehr viel effizienter, mit den Sportvereinen und den Stadtwerken zu kooperieren, als zusätzlich eigene Bewegungszentren und Lehrküchen einzurichten.

Dieses Beispiel macht deutlich, daß effiziente Prävention in aller Regel auf eine Kooperation verschiedener Institutionen auf regionaler Ebene hinausläuft.

Bedenkt man, daß die Akzeptanz von Präventionsmaßnahmen durch breite Bevölkerungskreise ganz wesentlich von einem entsprechend breitgefächerten Angebotsspektrum abhängt (nach dem Motto: "für jeden etwas"),

304

wird der Kooperationsbedarf für ein wirtschaftliches Präventionsangebot noch deutlicher.

Wirtschaftlichkeitsaspekte sind auch bei der personellen Ausstattung von Präventionsangeboten zu berücksichtigen. Qualifiziertes Personal ist unverzichtbar, jedoch sollte Überqualifizierung vermieden werden. Diese Überlegung gilt für das gesamte Fachpersonal, besonders aber für den Einsatz von Ärzten, da dieser am teuersten ist.

Die Fachkompetenz des Arztes sollte immer zum Zuge kommen, wo sie nicht substituierbar ist bzw. wo die berufliche Autorität des Arztes wesentlich zum Erfolg beiträgt. Der Arzt sollte jedoch nicht Aufgaben von ernährungsmedizinischen Beraterinnen, Sportlehrern, Krankengymnasten, Sozialpädagogen oder Psychotherapeuten übernehmen, da er dann nicht effizient eingesetzt wäre.

Da Gesundheitserziehung im wesentlichen eine pädagogisch-psychologische Aufgabe ist, müssen die in der Prävention Aktiven neben ihrer Fachkompetenz durch eine entsprechende Weiterbildung auf ihre Tätigkeit vorbereitet werden. Für manche Aufgaben sind geschulte Laien geeignet, so daß auch AOK-Mitarbeiter für präventive Aufgaben eingesetzt werden können. Der effiziente Einsatz von speziellen Fachleuten bzw. geschulten Laien muß dabei jeweils angebotsspezifisch entschieden werden.

8.   Konsequenzen für die Präventionspraxis der AOK

8.1 Dezentrale Programmgestaltung

Gemessen an ihren unmittelbaren Möglichkeiten liegt der Präventionsschwerpunkt für die AOK im Verhaltensbereich (vgl. Tabelle 5). In diesem Bereich lassen sich individuelle Erfolge erzielen, sofern eine bestimmte Vorgehensweise und eine Reihe von Voraussetzungen realisiert werden (vgl. Tabelle 6). Primär wichtig ist, daß Präventionsangebote zeitlich unbegrenzt erfolgen und auf spezifische Belastungen, Lebenslagen, Morbiditäten und Zugangsbarrieren zu Gesundheitseinrichtungen abgestimmt werden. Ist dies nicht der Fall, fehlt bereits die hinreichende Akzeptanz solcher Angebote durch die Zielgruppen.

Diese Grundbedingungen für eine erfolgversprechende Prävention im Verhaltensbereich legen es organisatorisch nahe, spezifische Präventionsmaßnahmen und -strategien sinnvollerweise vor Ort und dezentral unter Einbeziehung der regionalen Gegebenheiten zu entwickeln. Inhaltlich erfordert Prävention, die alle anvisierten Zielgruppen motivieren soll, ein breitgefächertes, differenziertes Angebotsspektrum auf der Basis konkreter Problemanalysen.

8.2 Breitgefächerte Angebotspalette

Konzentrierte Präventionsangebote auf regionaler Ebene, in denen eine ganze Palette von Bewegungsangeboten, Kursen zur gesunden Ernährung, Entspannung, psychischen Stabilisierung etc. für den Bürger überschaubar und mit der erforderlichen Orientierungshilfe bereitgehalten werden, in denen Fachleute unterschiedlicher Disziplinen mit geschulten Laien zusammenarbeiten und ihren Erfahrungen austauschen, haben im Vergleich zu einzelnen Angeboten den Vorteil der größeren Attraktivität und Breitenwirkung.

8.3 Kooperation gemäß örtlicher Gegebenheiten

Dank der Pioniertätigkeit mancher AOK liegen wertvolle Erfahrungen zu ganz unterschiedlichen präventiven Organisationsformen vor: Das Gesundheitszentrum der AOK für den Kreis Mettmann wird von der AOK in eigener Regie und mit eigenem Personal (Fachkräfte z.B. Diplompsychologen, Sozialarbeiter, Sozialpädagogen, ernährungsmedizinische Berater und geschulte Verwaltungsfachkräfte) betrieben. Der Gesundheitspark in München stellt ein regionales Präventionsangebot dar, an dem die AOK München gemeinsam mit der Stadt München, dem Land Bayern, der Volkshochschule, der bayerischen Landesärztekammer und der Landesversicherungsanstalt zusammenwirkt. Die AOK Unna ist an einer Gesundheitsvorsoge-Arbeitsgemeinschaft beteiligt, zu der sich die Innungskrankenkasse, die DAK, das Kreisgesundheitsamt, die Volkshochschule, die Kreisapothekerschaft sowie niedergelassene Ärzte und Krankenhausärzte zusammengeschlossen haben.

Erfahrungen zeigen, daß regionale Kooperations- und Organisationsformen, die ein differenziertes Programm zum Erlernen gesundheitsgerechter Einstellungen und Verhaltensweisen anbieten, keineswegs auf präventive Maßnahmen begrenzt sein müssen. Verhaltensmodifikationen sind zum Beispiel für Kuration und Rehabilitation gleichermaßen wichtig.

Insofern liegt es nahe, im Rahmen regionaler Präventionsangebote neben Programmen für Gesunde (einschließlich gesundheitsgerechter Freizeitangebote) auch Möglichkeiten zur Verhaltenstherapie, Psychotherapie, Bewegungstherapie und ähnliches für Kranke anzubieten (z.B. Diätberatung für Stoffwechselkranke, Infarktsportgruppen, Therapie für psychisch Kranke etc.). Hierfür ist eine enge Zusammenarbeit mit den niedergelassenen Ärzten vor Ort unerläßlich (vgl. auch Punkt 6). Denn kranke Menschen kommen in aller Regel zum Arzt, der dann die Indikation für entsprechende therapeutische Behandlung stellen und geeignete Maßnahmen empfehlen kann.

Darüber hinaus erfordert Verhaltenstraining mit kranken bzw. behinderten Menschen - anders als bei Gesunden - die Supervision und oft auch die persönliche Präsenz eines Arztes. Von daher wäre die Mitwirkung von niedergelassenen Ärzten in regionalen Kooperations- und Organisationsformen und ihre Zusammenarbeit mit anderen Gesundheitsberufen ebenso notwendige Voraussetzung für eine Reform der kurativen Medizin: für eine Medizin, die Krankheit nicht aus ihrem sozialen und psychischen Entstehungszusammenhang herauslöst, die den Patienten aktiv in die Bekämpfung von Krankheit einbezieht und die sich nicht allein auf nachträgliche Interventionen in Krankheitsmechanismen beschränkt, sondern auch eine Veränderung der Bedingungen anstrebt, die zu Krankheit führen.

Inwieweit sich die AOK allein zur Trägerschaft solcher konzentrierter Präventionsangebote auf regionaler Ebene entschließen und das erforderliche Fachpersonal selbst anstellen sollte, ist eine Frage, die sich nicht generell und vor allem nicht unabhängig von den jeweiligen regionalen Gegebenheiten beantworten läßt. Unter Wirtschaftlichkeitsaspekten ist grundsätzlich eine Kooperation mit allen Einrichtungen vor Ort anzustreben, die im Bereich der Prävention verhaltensbedingter Erkrankungen aktiv sind, bzw. Fachleute und Infrastruktur für solche Präventionsangebote zur Verfügung stellen können.

Art und Ausmaß einer solchen Kooperation werden dabei immer von den örtlichen Besonderheiten, aber auch von personellen und finanziellen Möglichkeiten der einzelnen AOK abhängen: Beispielsweise kann die Zusammenarbeit mit einer Volkshochschule (VHS) so gestaltet sein, daß die AOK über Kursangebote der Volkshochschule informiert und ihre Versicherten zur Teilnahme motiviert. Ebensogut kann geschultes Personal der AOK (z.B. ernährungsmedizinische Beraterinnen) selbst Kurse in der VHS abhalten. Gegebenenfalls kann die AOK der VHS auch ihre Räumlichkeiten für Kurse zur Gesundheitsvorbeugung anbieten.

Es ist daher nicht sinnvoll, eine zentrale Präventionsstrategie zu entwickeln, die der einzelnen AOK konkrete inhaltlich und organisatorisch "optimale" Maßnahmen empfiehlt. Vielmehr sollte die AOK anstreben, in ihrer Region ein attraktives, breitgefächertes Angebot an Präventionsmaßnahmen zu initiieren, das den elementaren Erfordernissen für Einstellungs- und Verhaltensmodifikationen gerecht wird und eine möglichst effiziente Kooperation der regional zuständigen und interessierten Institutionen berücksichtigt.

8.4 Identifikation von Problemgruppen

Ein bislang ungelöstes Problem bei allen Angeboten zur Gesundheitsvorsorge zeigt sich darin, daß gerade die am meisten gesundheitsgefährdeten Bevölkerungsgruppen (z.B. gewerbliche Arbeitnehmer und Arbeitslose) durch die vorhandenen Angebote kaum erreicht werden. Die schichtenspezifisch ungleiche Inanspruchnahme droht den Gedanken der Solidargemeinschaft zu verwässern.

Von daher wäre die Identifikation von Problemgruppen, zumal sie den direkten Kontakt mit den Versicherten erfordert, eine wichtige Aufgabe für die AOK. Bislang ist verhaltensänderndes Lernen mit konkretem Bezug auf den sozialen Kontext der Gruppen, die ihr Verhalten ändern sollen und wollen, noch die Ausnahme. Andererseits ist es jedoch notwendig, die sozialen Lebensbedingungen dieser Menschen zu erkennen und in zweierlei Hinsicht zu berücksichtigen: zum einen als Datenbasis für die professionelle Erstellung von neuen Lernprogrammen. Nachweislich sprechen die heute angebotenen Konzepte zur Verhaltensänderung vorwiegend jene Teilpopulationen an, die ihre Gesundheitsvorsorge entweder als Behandlungsbedürftigkeit, als Bildungsbedürftigkeit, als Sport oder als Gruppenaktivität erfahren bzw. erleben können oder wollen (d.h. vorwiegend Angehörige der Mittelschicht). Zum anderen müssen die Zielgruppen selbst sensibilisiert werden, die krankmachenden Faktoren in ihren Lebenszusammenhängen als änderungsbedürftig zu sehen.

8.5 Anstoß zur gesamtgesellschaftlichen Präventionsstrategie

Mit dem Identifizieren von Problemgruppen wäre nicht nur ein entsprechend selektiertes Angebot verhaltenspräventiver Maßnahmen möglich. Die systematische Erweiterung und Fundierung von Erkenntnissen und Zusammenhängen von Arbeit bzw. gesellschaftlichen Bedingungen und Krankheit wäre gleichzeitig ein wichtiger Beitrag der AOK zu Initiierung und Entwicklung von Präventionskonzepten für arbeits- und gesellschaftlich bedingte Erkrankungen.

Wie bereits ausgeführt, darf Prävention, die auf den Verhaltensbereich begrenzt bleibt, nicht mit Erwartungen überfrachtet werden. Für eine Verbesserung der Erfolgsaussichten wäre es notwendig, auf der gesundheitspolitischen Ebene von einer individuell orientierten Betrachtungsweise zu einer problemorientierten zu gelangen. Gesundheitsprobleme liegen jedoch zu erheblichen Teilen in Arbeitsbelastungen, Rekreationsbedingungen und Umweltfaktoren.

Für die AOK ergeben sich von daher zwei Konsequenzen: Zum einen sollte sie, schon um ihrem sozialen Auftrag gerecht zu werden, die Handlungsräume, die ihr das Gesetz läßt, verstärkt innovativ nutzen und ihre Bemühungen um gesundheitsgerechte Lebensweisen bei möglichst vielen Bürgern ausbauen. Zum anderen sollte sie ihren Anstrengungen dadurch mehr Gewicht verleihen, daß sie ihre Kooperationspartner nicht allein auf Kindergärten, Schulen, Volkshochschulen, Sportvereine, niedergelassene Ärzte etc. (vgl. Tabelle 5) begrenzt, die ausschließlich im Verhaltensbereich präventiv tätig werden können. Vielmehr sollte eine Koordination und Verzahnung mit anderen gesundheits- und gesellschaftspolitischen Institutionen angestrebt werden, um zusätzliche Handlungsmöglichkeiten in Arbeits- und Lebensbereichen zu eröffnen, die der AOK allein verschlossen bleiben: mit Einrichtungen zum Arbeitsschutz, mit Gewerkschaften und Unternehmen, mit Verbrauchervereinen etc.

Denn gesundheitspolitisch relevante Prävention setzt die Förderung gesundheitsgerechter Bedingungen im gesamten gesellschaftlichen Umfeld voraus.

9. Ausblick

Vor dem skizzierten Hintergrund der komplexen Zusammenhänge von Gesundheit und gesellschaftlichen wie ökologischen Lebensbedingungen wird deutlich, daß das Gesundheitssystem mit seiner alleinigen Zuständigkeit für Gesundheitsprobleme überfordert ist. Prävention mit dem Ziel einer nennenswerten Verbesserung der Gesundheit der Bevölkerung ist ein Problem, das einer gesamtgesellschaftlichen Lösung bedarf. Noch viel weniger kann Prävention auf eine vorwiegend ärztliche Aufgabe reduziert werden. Kompetenzstreitigkeiten innerhalb des Gesundheitssektors, wie sie immer wieder aufkommen, gehen am eigentlichen Problem, das Gesundheitswesen effizienter zu gestalten, vorbei.

Zu diskutieren wäre vielmehr, ob nicht effiziente Prävention außer der sachlich gebotenen Kooperation verschiedener gesellschaftlicher Sektoren wie Gesundheit, Arbeit, Bildung und Freizeit mit sozialen Einrichtungen, Medien und der öffentlichen Hand eine Finanzierung erfordert, an der sich die Sozialversicherungsträger gemeinsam beteiligen sollten. Diesem Vorschlag liegt der Gedanke zugrunde, daß der Erfolg der Prävention auf die Versicherungsleistungen verschiedener Träger wirkt: Beispielsweise beeinflußt der Arbeitsschutz die Behandlungskosten der Krankenversicherung; die Qualität der medizinischen Versorgung chronisch Kranker wirkt sich auf die Rate der Frühinvalidität aus; effektive Prävention verschiebt Behandlungskosten von der zweiten Hälfte des Erwerbslebens ins Rentenalter bzw. erhöht möglicherweise durch die allgemeine Lebensverlängerung die Pflegebedürftigkeit aufgrund von Altersgebrechlichkeit, was wiederum die Sozialhilfe belasten würde.

Unter dem Aspekt der Angemessenheit der eigenen Leistungen im Bereich der Prävention ist der Gedanke an eine trägerübergreifende Finanzierung durchaus plausibel. Damit würde Prävention zu einer gemeinsamen Aufgabe der Sozialversicherung. Dies würde sowohl den Anforderungen als auch dem Stellenwert des gesundheits- und gesellschaftspolitischen Problems "Prävention" gerecht.

Anmerkungen

1) Vgl. hierzu u.a. die Ergebnisse einer Expertenumfrage des WIdO aus dem Jahr 1980 sowie die Vorschläge zur Verbesserung der Leistungsfähigkeit des Gesundheitswesens aus einer zweiten Expertenumfrage des WIdO aus dem Jahr 1981 (vgl. Wissenschaftliches Institut der Ortskrankenkassen, 1980 und 1982).

2) Beispiele:
a) Die AOK möchte ihren Versicherten Wege aufzeigen, gesundheitsbewußte Verhaltensweisen in ihre alltägliche Lebensweise zu integrieren. Dabei finden sich folgende unterschiedliche Vorsorgekonzepte:
Die AOK führt eigenverantwortlich - durch geschulte Fachkräfte oder geschulte Mitarbeiter - Vorsorgemaßnahmen durch (Kursprogramme gegen Rauchen, Übergewicht, Bewegungsmangel und Streß; Ernährungsberatung in der AOK u.ä.).
Die AOK betreibt eine Form der institutionalisierten Gesundheitsvorsorge durch den Aufbau von Gesundheitszentren (Kursprogramme gegen gesundheitliche Risikofaktoren, psychologische Beratung, Multiplikatorentraining, Kursnachbetreuung, Initiierung von Selbsthilfegruppen u.ä.).
Die AOK führt Vorsorgemaßnahmen mit Kooperationspartnern durch (z.B. Gesundheitsberatung durch Ärzte, Bewegungsangebote mit Sportvereinen, therapeutische Programme mit Volkshochschulen u.ä.).

b) Die Ärzteschaft betont die Einheit von Prävention (im Verhaltensbereich), kurativer und rehabilitativer Medizin. Präventives Tätigwerden von Nicht-Ärzten wird als "Entprofessionalisierung der Medizin" mit großer Skepsis betrachtet (vgl. Deutsches Ärzteblatt, 1984).

c) Im WHO-Programm "Gesundheit 2000" stellen gesundheitsfördernde Lebensweisen einen Bestandteil umfassender Strategien dar, die allgemeinen Voraussetzungen für eine gute Gesundheitslage (Frieden, soziale Gleichheit, Ernährung, Wasser, Wohnung, Arbeit etc.), gesundheitlichen Umweltschutz, bedarfsgerechte Versorgung, Forschung und politische, technische und finanzielle Unterstützungsmaßnahmen umfassen (vgl. Labisch, 1984).

3) Nach einer Umfrage des WIdO bei allen Ortskrankenkassen aus dem Jahr 1984 hatten damals bereits 76 v.H. aller Kassen ein oder mehrere Kursprogramme zur Bekämpfung von Risikofaktoren aus dem individuellen Verhaltensbereich regelmäßig angeboten.

4) Ein Risikofaktor ist ein Charakteristikum einer Person oder einer Bevölkerungsgruppe, das die Wahrscheinlichkeit, in einem definierten Zeitraum von einer bestimmten Krankheit befallen zu werden, gegenüber einer Person oder Bevölkerungsgruppe ohne dieses Charakteristikum signifikant erhöht (vgl. Pflanz, 1973).

5) Im Bereich der chronischen Erkrankungen haben sich bisher nur wenige Vorsorgeprogramme als wertvoll erwiesen. Die breiteste internationale Zustimmung finden derzeit die Schwangerenvorsorge, Säuglings-, Kleinkinder- und Schulkinderuntersuchungen. Im Vergleich mit anderen Ländern und gemessen an dem, was heute als medizinisch notwendig gelten kann, bietet das medizinische Versorgungssystem der Bundesrepublik Deutschland ein außerordentlich breites Angebot an Früherkennungsuntersuchungen für alle Schichten der Bevölkerung und alle Altersgruppen. Im Zusammenhang mit Früherkennung von Krebs und Herz-Kreislauf-Erkrankungen kann sogar eher von einem medizinischen Überangebot ausgegangen werden. Allerdings ist die Beteiligung der Bevölkerung im allgemeinen noch unbefriedigend. Vor einer Erweiterung des Vorsorgeangebots sollten die Ursachen dafür analysiert und ggf. die Aufklärung der Bevölkerung und die organisatorischen Strukturen auf der Angebotsseite verbessert werden (vgl. Schwartz, 1974).

6) Schaefer spricht in diesem Zusammenhang von einer Hierarchie der Risikofaktoren. Danach ist eine Interaktion mit Risikofaktoren grundsätzlich auf jeder Stufe ihrer hierarchischen Entwicklung möglich; jede Stufe steht in gewissem Umfang einer präventiven Strategie offen (vgl. Schaefer/Blohmke, 1978).

7) Dabei darf nicht übersehen werden, wie wichtig die sozialen Rahmenbedingungen für eine Verhaltensänderung sind. Der einzelne muß neben der Information, Motivation, dem eigenen Erleben durch praktische Verhaltensübung in seinem Lebensraum auch die Möglichkeit haben, sich in der gewünschten Weise zu verhalten.

8) Berufskrankheiten sind in der Bundesrepublik Deutschland nur solche Krankheiten, die die Bundesregierung in der Berufskrankheiten-Verord-

nung (BKVO, Fassung vom 8.12.1976) bezeichnet und für die ein ursächlicher (innerer, zeitlicher und örtlicher) Zusammenhang mit der Versichertentätigkeit besteht; d.h. die Krankheit muß durch diese Tätigkeit verursacht oder wesentlich verschlimmert worden sein. Die derzeit gesetzlich anerkannten 55 Berufskrankheiten beziehen sich durchweg auf Krankheiten, die durch chemische und physikalische Einwirkungen, durch Infektionserreger oder durch Parasiten oder Stäube verursacht sind (vgl. Fuchs, 1982).

Demgegenüber ist der Begriff der "arbeitsbedingten Erkrankungen" weiter als der der Berufskrankheiten. Mit dem Arbeitssicherheitsgesetz von 1974 hat er zum erstenmal Aufnahme in das Arbeitsrecht der Bundesrepublik Deutschland gefunden. Allerdings ist der Begriff "Arbeitsbedingte Erkrankungen" im Gesetz nicht definiert. Dies könnte nur nach Verfahren und Methoden der Epidemiologie geschehen. Eine Definition von arbeitsbedingter Erkrankung würde dann lauten: "Arbeitsbedingte Erkrankungen sind Krankheiten, die unter Angehörigen einer bestimmten Berufs- bzw. Tätigkeitsgruppe oder bestimmten Arbeitsbereichen regelmäßiger oder häufiger auftreten als unter der übrigen Bevölkerung. Dabei ist zu beachten, daß Beruf und Krankheit dynamische Größen sind" (vgl. Müller, 1981).

9) Diese Kritik wird u.a. immer wieder von Ferber geäußert, der darauf aufmerksam macht, daß Präventionsangebote nicht alle Zielpopulationen erreichen und außerdem einen beachtlichen Mitnahmeeffekt bezüglich Personengruppen haben, die nicht zu den Zielpopulationen im engeren Sinn gehören (vgl. v. Ferber, 1985).

10) Beispielsweise hat die Bundeszentrale für gesundheitliche Aufklärung (BZgA) Wirksamkeitskontrollen zu Raucherentwöhnungskursen durchführen und eine Erfolgsbilanz im Zeitraum von vier Jahren aufstellen lassen (vgl. BZgA, 1981, 1982).

Das Institut für Therapieforschung (IFT) hat im Rahmen der Aktion Gesundheit der AOK für den Kreis Mettmann Untersuchungen über die Akzeptanz der angebotenen Kurse und Evaluierung von Angeboten zur Raucherentwöhnung und Übergewichtsreduktion durchgeführt (vgl. u.a. Wengle, 1980 und 1981).

Literatur

Bericht über den 87. Deutschen Ärztetag in: Bundesärztekammer und Kassenärztliche Bundesvereinigung (Hrsg.): Deutsches Ärzteblatt, 81. Jg., Heft 23, Köln 1984.

Bundeszentrale für gesundheitliche Aufklärung (Hrsg.): Wirksamkeitskontrollen von Raucherentwöhnungskursen in Volkshochschulen und anderen Einrichtungen der Erwachsenenbildung. Befragung von Kursteilnehmern des Jahres 1978 in 1978, 1979, 1980, 1981. Köln 1981.

Bundeszentrale für gesundheitliche Aufklärung (Hrsg.): Wirksamkeitskontrolle des BZgA-Kurses "Runter vom Rauchen" im Medium Hörfunk. Köln 1981.

Bundeszentrale für gesundheitliche Aufklärung (Hrsg.): Wirksamkeitskontrolle des BZgA-Kurses "Nichtraucher in 10 Wochen" in Volkshochschulen und anderen Einrichtungen der Erwachsenenbildung, Köln 1982.

Eichner, Harald: Aktion Gesundheit - Theoretische Einordnung und Begründung, in: Grundlagenbericht zur Aktion Gesundheit. Schriften der AOK für den Kreis Mettmann, Band 11, Velbert 1981.

v. Ferber, Christian: Kassen und Prävention: Handlungsbereitschaft, Handlungsmöglichkeiten und Chancen. Manuskript eines Vortrags anläßlich der Konferenz des Wissenschaftszentrums Berlin (WZB) "GKV und Prävention" in Berlin vom 20.-22.2.1985.

Fuchs, Karl-Detlef: Der Zusammenhang von Krankheit und Arbeit aus rechtlicher Sicht, in: Schmidt, M. et al (Hrsg.): Arbeit und Gesundheitsgefährdung, WSI-Studienhefte 2, Frankfurt/Main 1982.

Hamsch, et al: Vorläufige Ergebnisse eines Projektes zur Prävention von Herz- und Kreislauferkrankungen, Teilbereich Raucherentwöhnung, Ergebnisse 1978-1980. IFT-Berichte, Band 19, München 1981.

Kessler/Wengle: Vorläufige Ergebnisse eines Projektes zur Prävention von Herz- und Kreislauferkrankungen, Teilbereich Reduktion von Übergewicht, Ergebnisse 1978-1980, IFT-Berichte, Band 18, München 1981.

Labisch, Alfons: Die Wiederaneignung der Gesundheit, in: Argument-Sonderband AS 113, Wie teuer ist uns Gesundheit? Berlin 1984.

McKeown, Th.: Die Bedeutung der Medizin, Frankfurt/Main 1982.

Müller, Rainer: Die Möglichkeit des Nachweises arbeitsbedingter Erkrankungen durch die Analyse der Arbeitsunfähigkeitsdaten einer Ortskrankenkasse, in: Wirtschafts- und Sozialwissenschaftliches Institut des DGB (Hrsg.): Sozialpolitik und Produktionsprozeß, Köln 1981.

Pflanz, Martin: Allgemeine Epidemiologie, Stuttgart 1973.

Rosenbrock, Rolf: Primärprävention durch GKV - Dreizehn Thesen und Gegenthesen, in: Soziale Sicherheit, 34. Jg., Heft 1, Köln 1985.

Schaefer, H.; Blohmke, M.: Sozialmedizin. Einführung in die Ergebnisse und Probleme der Medizin-Soziologie und Sozialmedizin (Kapitel 4.5 Theorie der Risiken), 2. Auflage, Stuttgart 1978.

Schmid-Neuhaus, Mark: "Der Gesundheitspark" in München, in: v. Troschke, J., Stößel, U. (Hrsg.): Möglichkeiten und Grenzen ärztlicher Gesundheitsberatung, Freiburg, 1981.

Schmidt, Alfred: Betriebliche Krankenversicherung und Prävention, in: Betriebliche Krankenversicherung, Köln 1984.

Schwartz, F.W.: Vorsorgeuntersuchungen, in: Reimann, H., und Reimann, H. (Hrsg.), Medizinische Versorgung, München 1974

Wengle, Eva: Besucherzahlen und durchgeführte Kurse an den Gesundheitszentren der AOK für den Kreis Mettmann in der Zeit vom Juli 1978-Juni 1980. Veröffentlichung des IFT. München 1980.

Wengle, Eva: Frequentierungszahlen 1980 der AOK-Gesundheitszentren Hilden, Mettmann, Ratingen und Velbert, Veröffentlichung des IFT, München 1981.

Wissenschaftliches Institut der Ortskrankenkassen (WIdO): Leistung und Finanzierung des Gesundheitswesens in den 80er Jahren. WIdO-Materialien, Band 8, Bonn 1980.

Wissenschaftliches Institut der Ortskrankenkassen (WIdO): Leistungssteigerung im Gesundheitswesen bei Nullwachstum. WIdO-Materialien, Band 14, Bonn 1981.

Wolfgang Kammerer

Betriebskrankenkassen und Prävention –
Weder Königsweg noch Sackgasse*

Vorbemerkung

Das Wissenschaftszentrum Berlin (WZB) hatte im Jahre 1982 den Bundesverband der Betriebskrankenkassen (BdB) um Unterstützung und Mitarbeit bei dem geplanten Forschungsprojekt "Betriebskrankenkassen und Prävention" gebeten. Dieses Projekt wurde vom Bundesminister für Arbeit und Sozialordnung im Rahmen des Forschungsschwerpunktes "Schichtenspezifische Versorgungsprobleme im Gesundheitswesen" teilfinanziert und sollte sich mit den Möglichkeiten und Grenzen arbeitsweltbezogener Prävention durch Betriebskrankenkassen beschäftigen.

Auf der Basis der nun vorliegenden Ergebnisse des Projektes wurde von den Gremien der Selbstverwaltung und der Verwaltung des BdB darüber beraten, welche Konsequenzen die betriebliche Krankenversicherung aus dem Bericht des WZB ziehen sollte und vor allem welche Anregungen der Wissenschaftler sich unmittelbar auf die tägliche Praxis der Betriebskrankenkassen auswirken können.

Wenn im folgenden versucht wird, die aus der Sicht der Betriebskrankenkassen, also des Forschungs-"Gegenstandes", bedeutsamen Ergebnisse zusammenzufassen und zu bewerten, so ist fairerweise darauf hinzuweisen, daß eine Komprimierung des etwa 500seitigen Forschungsberichtes auf wenige Zeilen notwendigerweise Gefahr läuft, auch unzulässig zu verkürzen.

1. Zusammenfassung der Ergebnisse des Forschungsprojektes

Zwei Grundannahmen umschreiben den Projektzusammenhang wie folgt:

1. Die Krankheitshäufigkeit und Sterblichkeit in der Bundesrepublik Deutschland hat sich in den letzten Jahren bedenklich in Richtung der sog. chronischen Volkskrankheiten verschoben. Diese Krankheits-

----

* Nachdruck mit freundlicher Genehmigung aus: Betriebskrankenkassen und Prävention, Sonderteil in: Die Betriebskrankenkasse, Nr. 8, 1985 (73. Jahrg.), S. II-IX

formen sind offenbar vom traditionellen Medizinbetrieb kaum mehr kurierbar, im besten Falle noch zu lindern. Auch die bisherigen Früherkennungskonzepte greifen nicht nur chronologisch zu spät, sondern tragen durch ihre Methodik den vielschichtigen Entstehungszusammenhängen dieser Krankheiten nicht ausreichend Rechnung. Nach derzeitiger Kenntnis lassen sich weder spezifische Ursachenkonstellationen verläßlich vorhersagen noch können etwa rückblickend hinreichend zuverlässig ursächliche Risikokonstellationen erschlossen werden. Mit einiger Sicherheit läßt sich nur sagen, daß die wesentlichen Ursachen sehr wahrscheinlich direkt oder mindestens mittelbar im sozialen Bereich, d.h. u.a. auch in der Arbeitswelt zu liegen scheinen.

2. Aus der obigen Analyse ergeben sich notwendigerweise sehr differenzierte Anforderungen an eine moderne, zukunftsweisende Gesundheitspolitik: sie muß sowohl primär-präventiv, wie teilgruppenspezifisch, interdisziplinär, integrativ und epidemiologisch ausgerichtet sein. Es ist deshalb zu fragen, welche Institutionen und Einrichtungen in der Lage wären, solchen Anforderungen an eine qualifizierte Gesundheitspolitik gerecht zu werden?

Aus Gründen der Handhabung der Forschungsfragestellung einerseits, andererseits aber auch wegen der hohen Wahrscheinlichkeit einer solchen Annahme, wird von den Wissenschaftlern des WZB unterstellt, daß gerade die Arbeitswelt nicht nur einer der zentralen Verursachungsbereiche der chronischen Volkskrankheiten ist, sondern auch hinsichtlich der Einführung und Anwendung präventiver Strategien vergleichsweise gute Erfolgsaussichten bietet.

Wenn dann aus etlichen anderen Untersuchungen bekannt ist, daß die direkt mit der Gesundheitssicherung am Arbeitsplatz befaßten Systeme (Gewerbeaufsicht, Berufsgenossenschaften, betrieblicher Arbeitsschutz) diese Aufgaben aus vielerlei Gründen nur unzureichend erfüllen, so liegt nahe, über die Einbeziehung bzw. die Mobilisierung von anderen arbeitsweltnahen Institutionen, die bislang noch nicht systematisch in diesem Bereich tätig geworden sind, nachzudenken.

Dabei finden gerade die Betriebskrankenkassen aus folgenden Gründen besondere Beachtung:

- Der gewichtigste Vorteil der Betriebskrankenkassen besteht grundsätzlich in ihrer unmittelbaren Betriebsnähe,

- dies erlaubt einerseits eine umfassende Sicht auf alle Faktoren, die im Betrieb auf die Gesundheit der abhängig Beschäftigten einwirken,

- andererseits liegt darin der Vorteil einer leichteren, gebündelteren und problembezogeneren Erreichbarkeit von Zielgruppen

- sowie die Möglichkeit eines unmittelbaren und interdisziplinären Zusammenwirkens mit anderen betrieblichen Instanzen.

Dem Forschungsprojekt lagen drei Fragen zugrunde:

- In welcher Form und in welchem Ausmaß führen Betriebskrankenkassen Maßnahmen der Prävention durch, die über den normalen, durchschnittlichen Leistungskatalog hinausgehen?

- Welche fördernden und hemmenden Faktoren außerhalb und innerhalb der Kassen bestehen dabei, und zwar besonders im Hinblick auf solche Maßnahmen, die sich auf Gesundheitsrisiken der Arbeitswelt beziehen?

- Welche Schlüsse lassen sich aus den Ergebnissen ziehen, um die Praxis präventiver Maßnahmen von Betriebskrankenkassen effizienter gestalten zu können?

Als Instrumente der Erhebung dienten den Wissenschaftlern aus Berlin nach vorangegangenen Literaturstudien zum einen über 50 Interviews mit Experten aus Betriebskrankenkassen sowie Vertretern der Gewerkschaften, der Arbeitgeber und des Staates und zum anderen, als Kern des Projektes, ein Fragebogen mit 42 Fragen und ca. 200 Variablen, der an alle Betriebskrankenkassen verschickt wurde. Der Rücklauf zu diesem Fragebogen betrug ohne Mahnaktion ca. 60 v.H. und ist somit im Rahmen empirischer Sozialforschung als außerordentlich gut zu bewerten. Auf der Grundlage einer solchen Rücklaufquote sind im sozialwissenschaftlichen Bereich regelmäßig sehr qualifizierte Aussagen zu treffen.

Betriebskrankenkassen als Teil des sozialen Sicherungssystems

Im ersten Kapitel des Forschungsberichtes verdeutlicht eine historische Analyse Grundpositionen der Betriebskrankenkassen als gesetzliche Krankenversicherung im Betrieb. Der Forschungsbericht stellt bereits eingangs fest, daß der Vorwurf, Betriebskrankenkassen seien "Arbeitgeberkassen" ungerechtfertigt ist. Das Leistungs- und Verfahrensrecht ist soweit gesetzlich festgeschrieben, die Leistungsfinanzierung und -erbringung soweit abgetrennt, daß sich der Verdacht des willkürlichen Gebrauchs sozialer Macht kaum noch an die Adresse des Arbeitgebers als Träger der BKK heften kann. Die Balance der Interessen zwischen Arbeitgebern und Arbeitnehmern scheint bei Betriebskrankenkassen keineswegs stärker gefährdet als bei anderen Kassenarten. Historisch bedingte Unterschiede zwischen Betriebskrankenkassen und anderen GKV-Kassen sind also weitgehend verwischt worden; allerdings bleibt die zentrale Strukturbedingung für Betriebskrankenkassen ihre Nähe zum Betrieb.

Unter den heute festzustellenden rechtlichen und tatsächlichen Arbeitsbedingungen der gesamten gesetzlichen Krankenversicherung scheint aber eine präventive Gesundheitspolitik in den Kassen immer nur angelagert und freiwillige Aufgabe bleiben zu müssen. Danach wären auch Betriebskrankenkassen nicht von vornherein als "geborener Präventionsanwalt" im Betrieb anzusehen.

Danach faßt der Forschungsbericht des WZB Ergebnisse zur Verteilung und Streuung von Risiken sowie der Mittelverwendung in Abhängigkeit von Größe, Branchenzugehörigkeit usw. der Kassen zusammen. Hier zeigen gerade Betriebskrankenkassen auffällige Extreme in ihren Leistungsstrukturen, weil sich die Vielfalt der Arbeitswelt für sie viel weniger auf einem Durchschnitt nivelliert als z.B. bei Ortskrankenkassen. Es liegt also sozusagen im Charakter der Betriebsbezogenheit der Betriebskrankenkassen, daß bestimmte Merkmale des Betriebes, der Region und der Belegschaft besonders deutlich hervortreten.

Trotz dieser zum Teil sehr günstigen, zum Teil aber eben auch extrem ungünstigen Ausgangsvoraussetzungen ist dennoch für keine Kassengröße feststellbar, daß kontinuierlich und angemessen auf die gesundheitspolitische Bedarfssituation reagiert wird. Die Höhe gesundheitspflegerischer Ausgaben bewegt sich unabhängig davon, ob gesundheitliche Risiken bestehen oder nicht, und unabhängig davon, ob große Finanzierungsspielräume bestehen oder nicht.

Einengung präventiver Handlungsräume der Betriebskrankenkassen

Nach den bisherigen Feststellungen, daß sowohl die historische Entwicklung der Kassen wie auch die aktuell mehr auf Krankheitskostenverwaltung abgestellten Strukturen und Sichtweisen und eine finanziell geringe Gewichtung von Gesundheitspflege keineswegs förderlich für präventive

Aktivitäten in der Arbeitswelt sind, werden nunmehr systematisch die gegebenen bzw. zu entwickelnden Handlungsmöglichkeiten der Betriebskrankenkassen bestimmt. Diese Systemanalyse versucht herauszuarbeiten, ob und wo unter der Annahme hoher gesundheitspolitischer Motivation und Kompetenz Handlungs- und Gestaltungsräume bestehen. Die Verfasser des Forschungsberichtes sehen dabei einen sich mit jedem Analyseschritt verengenden Trichter:

- Die erste Einengung stellen die durch Gesetzgebung und staatliche Aufsicht gesetzten Grenzen des Kassenhandelns dar. Strukturen und Aufgaben der gesetzlichen Krankenkassen richten sich im wesentlichen nach der RVO; diese bildet demnach den Handlungsrahmen, den jedenfalls derzeit keine GKV-Kasse verlassen kann. Als Handlungsräume bleiben jedoch die offensivere Nutzung bestehender staatlicher Regelungen, Handlungen innerhalb bislang nicht verregelter Lücken sowie Maßnahmen, die unterhalb der Schwelle staatlicher Normierung bzw. unterhalb der "Reizschwelle" von Aufsichtsmaßnahmen liegen.

- In der Analyse der politischen Binnenstruktur eines Betriebes stellt sich die Betriebskrankenkasse als Schnittstelle der drei Akteurgruppen Arbeitgeber, Arbeitnehmer und Kassenmanagement dar. Da arbeitsplatzbezogene Primärprävention meist angestammte Interessen- und Machtpositionen dieser Akteure berührt, kommt es zu ihrer Umsetzung in der Regel nur dann, wenn mindestens einer der drei Akteure einen starken Impuls gibt und zusätzlich, wenn solche Maßnahmen gefunden werden können, die für alle drei Akteurgruppen tragbar sind, d.h. unterhalb der Schwelle ernsthafter Konflikte liegen.

- Auch die innere Verfassung der Betriebskrankenkasse ist kaum geeignet, Handlungsräume für betriebliche Primärprävention zu schaffen bzw. zu erweitern. Die derzeitige Binnenorganisation der Kassen ermöglicht kaum einen, auch organisatorisch abgesicherten, d.h. hinreichend beständigen Austausch von Informationen über betriebliche Belastungsschwerpunkte. Die tatsächlich zu beobachtende Übermittlung von Informationen geschieht rein zufällig und bezieht sich so gut wie gar nicht auf primärpräventive Aktivitäten im Betrieb. Auch die Zusammensetzung und besondere Struktur der Selbstverwaltung in den Betriebskrankenkassen kann sich durch die theoretisch denkbare Überparität der Arbeitgeberseite hemmend auf einigermaßen konfliktbeladene gesundheitspolitische Aktivitäten der Kassen auswirken.

- Weiterhin stellt die BKK trotz ihrer relativen rechtlichen Autonomie kein isoliertes Sozialsystem im Betrieb dar. Einengungen des primärpräventiven Handlungsraumes können sich demnach aus solchen Faktoren ergeben, die von der Kasse nicht zu beeinflussen sind: z.B. die Auswirkungen der gesamtwirtschaftlichen Krise und/oder einer schlechten ökonomischen Situation des Trägerunternehmens; die "innenpolitische" Situation des Unternehmens, d.h. die Art und Weise wie Interessengegensätze im Betrieb ausgetragen werden; die Kassengröße als entscheidender Faktor für arbeitsteilige Organisationsformen sowohl innerhalb der Kasse als auch im Verhältnis der Kasse zum Betrieb.

- Im nunmehr festgestellten, sehr engen, institutionellen Rahmen hängt die Möglichkeit primär-präventiver Aktivitäten der Betriebskrankenkasse entscheidend von der Interessenkonstellation zwischen den drei Akteurgruppen in der Kasse ab. Im Normalfall, ohne politischen Konsens, sind kaum Ansätze arbeitsweltbezogener Maßnahmen zu erwarten. Bei Kassen im Einflußbereich sozialer Konflikte ist Prävention überhaupt kein Thema mehr, sie ziehen sich in der Regel auf die Abwicklung gesetzlich vorgeschriebener Aufgaben zurück. Lediglich in den Fällen eines gesundheitspolitischen Konsenses zwischen den Akteuren besteht explizit die Möglichkeit der Ausschöpfung des gegebenen Handlungsspielraumes.

- Eine ebenfalls nicht zu unterschätzende Reduzierung der Handlungsmöglichkeiten von Betriebskrankenkassen ergibt sich durch die Tatsache, daß gerade Maßnahmen der arbeitsweltbezogenen Prävention fast immer sowohl die unternehmerische Gestaltungsautonomie berühren als auch die vorherrschenden (traditionell kurativen) gesundheitspolitischen Sichtweisen überschreiten.

- Trotz der Einengung der Handlungsspielräume bis hin zu einem tatsächlichen Konsenszwang innerhalb der Kasse kann für eine Zukunftsprognose als positiver Umstand angeführt werden, daß vor allem in den letzten Jahren bei den drei angesprochenen Akteurgruppen eine Weiterentwicklung ihrer Interessenposition in bezug auf die Prävention in ihrer Arbeitswelt in Gang gekommen ist. Durch die zunehmende Professionalisierung der Kassengeschäftsführungen wächst dort die Unzufriedenheit mit nur finanztechnischer und bürokratischer Routine im Kassengeschehen, bei den Versichertenvertretern ist eine zunehmende Tendenz zur Beschäftigung mit dem Wandel des Krankheitspanoramas und damit zusammenhängend ein verstärktes Engagement für Kassenstrategien jenseits der traditionellen Krankenversorgung zu beobachten und insbesondere auch in größeren und/oder kapitalintensiven Unternehmen deutet sich ein Wandel in der Wertschätzung der menschlichen Arbeitskraft an. Im Ergebnis könnte diese relativ junge Entwicklung zu einer Dynamisierung präventiver Ansätze bei Betriebskrankenkassen führen.

Insgesamt wird anhand der skizzierten Trichterentwicklung, also der system- und strukturbedingten Einengungen der Handlungsspielräume der Kassen deutlich, daß Projekte arbeitsweltbezogener Primärprävention mit großem Geschick und einem hohen Maß an Sensibilität für die aufgezeigten Rahmenbedingungen behandelt werden müssen, um am Ende des Trichters trotz aller Einschränkungen zur Umsetzung und Durchführung zu gelangen.

Die "Themenkarriere" von "Arbeit und Gesundheit" - Ergebnisse der Kassenbefragung

Gegenstand des vierten Kapitels des Forschungsprojektes ist die Darstellung und Interpretation von solchen Befunden zum Kassenhandeln, die mit Maßnahmen der arbeitsweltbezogenen Prävention im Zusammenhang stehen. Zur einfacheren Handhabung der Fragebogenergebnisse wurde von den Wissenschaftlern eine Themenkarriere von "Arbeit und Gesundheit" entwickelt. Idealtypisch läßt sich eine funktionierende Themenkarriere wie folgt beschreiben:

Systematische Informationen über Gesundheitsprobleme gelangen von internen und externen Stellen oder Personen zur Betriebskrankenkasse. Auf der Ebene der Kasse können somit gesundheitsgefährdende Konstellationen und/oder gesundheitlich gefährdete Gruppen im Betrieb identifiziert werden. Je nach Verursachung und Einwirkungsmöglichkeiten wird die Betriebskrankenkasse tätig, indem sie entweder durch eigene Initiativen eine Änderung bewirkt oder die Problemkreise im betrieblichen Rahmen anspricht.

Die Untersuchungen des Projektteams über den tatsächlichen Stand sowie typische Verläufe der Themenkarriere ergaben folgendes Bild:

85 v.H. der befragten Kassen führen allgemeine "Maßnahmen des vorbeugenden Gesundheitsschutzes" durch. 60 v.H. erhalten Informationen über gesundheitsrelevante Aspekte aus dem betrieblichen Alltag . 46 v.h. kennen Arbeitsbereiche im Betrieb mit besonderen Gesundheitsbelastungen 23 v.H. können betrieblich-gesundheitliche Problemgruppen definieren. Nur 7 v.H. der Kassen führen Maßnahmen zu arbeitsbedingten Risikofaktoren

durch. Bei schließlich 5 v.H. der Kassen haben solche Aktivitäten auf Dauerhaftigkeit zielende Form von Programmen angenommen.

Die erhebliche Differenz zwischen vorhandenem Problembewußtsein und den eher spärlichen Ansätzen konkreter Maßnahmen gibt Anlaß, nach den Ursachen für diese Kluft zu fragen.

Die Verfasser des Projektberichtes stellen fest, daß der Kenntnisstand von Betriebskrankenkassen über arbeitsbezogene Gesundheitsprobleme (als Voraussetzung für gezielte Präventionsmaßnahmen) vor allem vom Ausbau der 5 Informationswege (Berichte von Versicherten und Kontakte zum Betrieb, Informationen durch Versichertenvertreter in der Selbstverwaltung, institutionalisierte Kontakte zum Betriebsarzt, regelmäßiger Informationsaustausch mit niedergelassenen Ärzten aus der Umgebung, nach arbeitsepidemiologischen Kriterien angelegte Statistik) abhängt:

- 8 v.H. der Kassen betrachten sich explizit als unzuständig für Fragen der Gesundheitsbelastung in der Arbeitswelt.
- Die Informiertheit über gesundheitliche Aspekte der Arbeitswelt steigt im Bereich der mittleren Trägerunternehmen (2000 bis 10000 Beschäftigte) etwas an, in den Kassen von Großunternehmen sinkt sie dagegen wieder ab.
- Der direkte Kontakt zwischen Versicherten und Kassen stellt die derzeit bei weitem wichtigste Quelle für den Informationsstand und das Problembewußtsein bei den Kassen dar. Mit der Nutzung direkter Informationen aus dem Betrieb steigt z.B. die Kenntnis besonders belasteter Arbeitsbereiche von 38 auf 85 v.H.
- Die Zusammensetzung der Selbstverwaltung übt einen statistisch nur geringen Einfluß auf den Informationsstand der Kassen aus.
- Der Ausbau des Informationsweges vom Betriebsarzt zur Kasse weist keinen statistisch-meßbaren Zusammenhang mit der Kenntnis besonders belasteter Arbeitsbereiche auf.
- Die Ausdifferenzierung der Krankenstands-Statistiken ergibt offenbar lediglich kleinere Fortschritte in Richtung auf höheres Problembewußtsein; bei den wenigen Kassen, die eine Krankheitsarten-Statistik nach Betriebsbereichen führen, ist ein sehr viel höherer Kenntnisstand zu verzeichnen.

Für die Anlage von systematischen und gezielten Präventionsstrategien ist jedoch die Aktivierung aller dieser Quellen erforderlich, jede enthält nämlich Aspekte, die von den jeweils anderen nicht ersetzt werden können.

Eine Aktivierung der Betriebskrankenkassen für arbeitsweltbezogene Primärprävention ist nach den Ergebnissen des WZB derzeit also nur in ersten Ansätzen zu erkennen, sie ist aber unter Berücksichtigung der oben aufgezeigten Voraussetzungen prinzipiell möglich und machbar.

Irrwege und Umwege

Eine Zwischenbilanz der bisherigen Ergebnisse des Forschungsprojektes ergibt, daß Art und Ausmaß der bei Betriebskrankenkassen durchgeführten Maßnahmen kaum durch eine erkennbare Systematik bestimmt werden. Es wird gezeigt, daß die Faktoren, die die Entwicklung und Durchführung von Maßnahmen erschweren, auf folgenden Ebenen liegen:

- Rechtlich ist den Betriebskrankenkassen die Entwicklung, Anregung oder Durchführung von präventiven Maßnahmen nicht untersagt, wenn diese prinzipiell allen Mitgliedern zugute kommen. Hieraus erwächst jedoch keine formelle Zuständigkeit der Kassen für primär-präventive Maßnahmen. Die Betriebskrankenkasse ist also regelmäßig auf die Zustimmung der anderen betrieblichen Akteure angewiesen. Dies macht sicherlich z.B. erklärlich, weshalb in der Regel von den Betriebskrankenkassen von vornherein andere Maßnahmearten bzw. Ersatzhandlungen angezielt werden.
- Auf den politischen Ebenen innerhalb und außerhalb der Kassen existieren zahlreiche Einflüsse, die die Kasse hauptsächlich auf eine am Verhalten des Versicherten orientierte Art der Prävention hinlenken. Dazu zählen sowohl unterschiedliche Auffassungen über die Wünschbarkeit, Machbarkeit bzw. gesundheitliche Relevanz primär-präventiver Maßnahmen in der Arbeitswelt als auch die vorherrschende gesundheitspolitische Orientierung, die in ihrer maßgeblichen Variante immer noch auf das einzelne, erkrankte Individuum abstellt.
- Als besonders erschwerend hat sich weiterhin herausgestellt, daß die Betriebskrankenkasse weder für die Kassengeschäftsführung noch für die Selbstverwaltung eine politische Arena darstellt, die für die Austragung solcher Interessengegensätze sonderlich geeignet ist. So ist es auch kaum verwunderlich, daß die Kassen, von Ausnahmen abgesehen, bislang kaum als betriebliche Bündnispartner für Maßnahmen der Primärprävention angesehen werden.

Dennoch wäre es verfehlt, Betriebskrankenkassen ganz oder auch nur zu erheblichen Teilen für primär-präventive Aktivitäten abzuschreiben. Immerhin verweist jede der zahlreichen, über den "normalen" Kassenalltag hinausgehenden Maßnahmen auf ein Aktivitätspotential, das auch präventionsorientiert genutzt werden könnte.

Es zeigt sich aber auch, daß die angesprochenen strukturellen Faktoren nur einen schwachen Erklärungswert für die relativ klare Unterscheidung in wenige sehr aktive und viele kaum bis nicht aktive Betriebskrankenkassen haben: weder die Größe des Trägerbetriebes noch die sozio-demographische Zusammensetzung der versicherten Mitglieder noch die wirtschaftliche Lage des Trägerunternehmens üben einen bestimmenden Einfluß auf das Aktivitätsniveau der Betriebskrankenkasse aus. Ebensowenig systematisch verteilen sich die aktiven und nichtaktiven Betriebskrankenkassen nach Wirtschaftsbereichen mit bekannt hohen Gesundheitsbelastungen der Beschäftigten oder nach dem Kenntnisstand der Kassen über betriebliche Gesundheitsprobleme oder nach Höhe des Krankenstandes. Dieser Befund läßt wahrscheinlich die Schlußfolgerung zu, die Gründe für das Aktivitätsniveau von Betriebskrankenkassen mehr im Bereich der gesundheitspolitischen Problemsicht seitens der Kassen zu sehen als in strukturellen Faktoren. Drei heute vorherrschende Sichtweisen werden deshalb unterschieden:

- Wettbewerbsorientierte Sichtweisen unter weitgehender Vernachlässigung gesundheitspolitischer Effektivitätsmaßstäbe,
- kontrollorientierte Sichtweisen mit starkem Akzent auf individueller AU-Kontrolle,
- präventionsorientierte Sichtweisen, einschließlich der derzeit noch relativ seltenen Orientierung auf arbeitsweltbezogene Prävention.

Wettbewerbsmaßnahmen erfüllen jedoch in aller Regel nicht die Voraussetzungen einer gesundheitlichen Wirksamkeit. Ihnen fehlt sowohl eine eingehende Zielgruppenanalyse (nach gesundheitlichen Kriterien) als auch das erforderliche Minimum an Zeitstabilität. Präventiv verkleidete Wettbewerbsmaßnahmen sind infolgedessen ein gesundheitspolitisch unzweckmäßiger Ansatz.

Maßnahmen zur Kontrolle der Versicherten sind nicht zuletzt wegen der Rechtsvorschrift des § 369b RVO in praktisch allen Betriebskrankenkassen anzutreffen. Überwiegt jedoch die kontrollorientierte Sichtweise in der Kasse, so treten andere Maßnahmetypen häufig dahinter zurück. Als formelle Kontrollmaßnahme bemühen nichtaktive Kassen überproportional häufig den Vertrauensärztlichen Dienst. Auf der informellen Ebene reichen die Kontrollmaßnahmen von der "vertraulichen Kontaktaufnahme" der Kasse mit dem Versicherten bis hin zur Benachrichtigung bzw. Einschaltung des betrieblichen Vorgesetzten oder der Personalabteilung.

Solche Maßnahmen der Krankenstands- bzw. AU-Kontrolle können allerdings arbeitsweltbezogene Primärprävention unter keinen Umständen ersetzen.

Präventionsorientierte Maßnahmen der Betriebskrankenkassen lassen sich in den meisten Fällen den Bereichen der Gesundheitsaufklärung, der medizinischen Vorsorge und Früherkennung sowie der Verhaltensbeeinflussung zuordnen. Bei aller sonstigen Unterschiedlichkeit ist ihnen durchweg eine individualisierende Sichtweise von Gesundheits-/Krankheitsproblemen gemeinsam. Schichtenspezifische Zielgruppenanalysen liegen diesen Maßnahmen allermeist nicht zugrunde, moderne Techniken der Evaluation finden keine Anwendung.

Bei den Maßnahmen zur Aufklärung und Verhaltensbeeinflussung fällt außerdem die weitestgehende Aussparung der Arbeitswelt auf. Dies obwohl die Kassen z.B. in bezug auf personenbezogene Maßnahmen offenbar über ein beträchtliches Know-how und über ansehnliche Ressourcen verfügen. Es bleibt zu fragen, weshalb gerade Betriebskrankenkassen nicht mit gleicher Dringlichkeit auf Gesundheitsrisiken in der Arbeitswelt eingehen. Ohne größere Konflikte könnten nämlich die beschäftigten Mitglieder über die Risiken für ihre Gesundheit aufgeklärt werden und es könnten ihnen mit den Mitteln moderner Verhaltensbeeinflussung Möglichkeiten angeboten werden, sich gegenüber diesen Risiken gesünder zu verhalten.

Die hinter diesen Beobachtungen zu vermutende Abhängigkeit von Engagement einzelner Personen oder auch von schlichten Zufällen wird sich wahrscheinlich erst dann verringern, wenn sich bei den Kassen und Verbänden konkrete Vorstellungen, Strategien und Philosophien durchsetzen, die das Handeln ausdrücklich auf solche dringenden volksgesundheitlichen Probleme ausrichten.

Handlungsmöglichkeiten - Wege aus der Sackgasse?

Der sechste und letzte Abschnitt des Forschungsberichtes enthält als Quersumme der vorangegangenen Kapitel die Zusammenstellung von gesundheitspolitischen Ansatzpunkten, von denen aus eine Verbesserung der präventiven Praxis der Betriebskrankenkassen angegangen werden könnte.

- Als bestgeeignete und Grundvoraussetzung für Präventionsmaßnahmen bei Betriebskrankenkassen wird eine größere Offenheit und Unvoreingenommenheit der beteiligten Akteurgruppen in der Betriebskrankenkasse angesprochen. Auf der Basis einer grundsätzlichen, wenn möglicherweise auch nur minimalen, Übereinstimmung, könnte eine solche größere Offenheit für arbeitsweltbezogene Präventionsmaßnahmen erheblich zur qualifizierten Veränderung des Kassenhandelns beitragen. Es gilt deshalb zunächst eine solche kasseninterne Entwicklung in Gang zu setzen, wobei dies sinnvollerweise dadurch geschehen könnte, daß ein oder mehrere Akteure konkrete präventionspolitische Projekte in die Betriebskrankenkasse einbringen. Der schmale Pfad einer transparenten Interessenaushandlung innerhalb der Kasse zwischen den Extremen "blockierender Konflikt" und "lähmender Konsens" wird dabei um so gangbarer werden, je mehr sich die Interessenpositionen der Kassenakteure weiterentwickeln und damit zumindest kassenöffentlich diskutierbar werden.

- Ein solcher Diskussions- und Bewußtseinsprozeß in der Kassenart kann durch gezielte Maßnahmen der Aus- und Weiterbildung gefördert und in bestimmtem Umfang auch gesteuert werden. Insoweit sollten z.B. die Lehrgangsprogramme der Bundesschule der Betriebskrankenkassen in Rotenburg, aber auch die Bildungsveranstaltungen der Sozialparteien im Hinblick auf Probleme, Defizite und Entwicklungsmöglichkeiten der Gesundheitspolitik bei verändertem Krankheitspanorama über Grundbegriffe und Anwendungsmöglichkeiten von Epidemiologie und Sozialmedizin erheblich ausgeweitet und vertieft werden.

- Ein weiterer Vorschlag der Wissenschaftler geht dahin, die organisatorischen Strukturen der betrieblichen Krankenversicherung, d.h. insbesondere die Organisationsstufen der Kassen und Verbände, im Sinne arbeitsteiliger Vorgehensweise fruchtbarer und nutzbringender einzusetzen als bisher. Konkrete Maßnahmen und Strategien der Prävention können sinnvoll nur im betrieblichen Umfeld, d.h. vor Ort und dezentral auf der Basis konkreter Problemanalysen entwickelt werden. Die Aufgabe der übergeordneten Organisationseinheiten "Arbeitsgemeinschaften" bzw. "Verbände" sollte darin bestehen, diese dezentralen Strategien bzw. die mit ihnen gesammelten Erfahrungen zusammenzuführen, zu bündeln und rückzukoppeln. Damit würde ein wachsender Bestand von Informationen für die einzelnen Kassen abrufbar. Gleichzeitig bestünde auf solcher Grundlage für die zentralen Stellen ggf. leichter die Möglichkeit, sich als notwendig erweisende Veränderungen der rechtlichen und politischen Rahmenbedingungen in die Wege zu leiten.

- Ein nächster Ansatzpunkt für die Steigerung der Effizienz präventiver Aktivitäten von Betriebskrankenkassen bietet sich im Ausbau und in der Verstetigung der derzeit noch überwiegend unsystematischen Informationspolitik der Kassen an. Von zahlreichen Geschäftsführungen einzelner Betriebskrankenkassen werden bereits heute auf informeller Ebene wichtige Aufgaben der Koordination zwischen den Versicherten und den betrieblichen bzw. Kasseninstanzen übernommen. Angesichts der absoluten Personengebundenheit und damit auch Anfälligkeit solcher informeller und unsystematischer Maßnahmen sollte nach Möglichkeiten und Wegen gesucht werden, diese Aktivitäten soweit wie möglich auf die Ebene offiziellen Handelns zu heben und ihnen dadurch einen höheren Wert zu verleihen.

- Die heute vielfach und vielfältig zu beobachtenden Maßnahmen der Aufklärung, Gesundheitserziehung und versuchten Verhaltensbeeinflussung können, wenn sie in Form kontinuierlicher, didaktisch ausgereifter Programme durchgeführt, erheblich verbessert werden. Dabei sollten auch mehr denn je die Gesundheitsrisiken aus der Arbeitswelt verstärkt berücksichtigt werden. Bloße Gesundheitspropaganda, die insbesondere das persönliche Fehl- oder Risikoverhalten in den Mittelpunkt stellt, ohne die Mitverursachung solchen Fehlverhaltens durch objektive Belastungen mindestens anzusprechen, dürfte in Zukunft immer weiter an Glaubwürdigkeit und damit Wirksamkeit verlieren.

- Als eines der wichtigsten Felder für präventive Aktivitäten in Betriebskrankenkassen wird schließlich die Sammlung, Systematisierung und Auswertung arbeitsweltbezogener Gesundheitsdaten vorgeschlagen. Zur Methodik der Erhebung und Interpretation solcher Informationen sind in den vergangenen Jahren in zahlreichen Projekten die Grundlagen geschaffen worden. Unabhängig von sonstigen organisatorischen Fragen wird es bei einem solchen Vorhaben mindestens darauf ankommen, die unterschiedlichen betrieblichen Informationsquellen (subjektive Befindlichkeitsäußerungen der Versicherten, arbeitsepidemiologische Untersuchung des Betriebsarztes, Informationen von Gesundheitsinstitutionen aus der Region, systematische Krankheitsarten-Statistik nach Betriebs- und Belastungsbereichen durch die Betriebskrankenkassen) unter Nutzung ihrer jeweiligen Vorteile zusammenzuführen und auszuwerten. Eine Sammlung und Auswertung arbeitsepidemiologischer Daten und Erkenntnisse wird nun aber nicht bei jedem Versuch und unter allen Bedingungen zur Umsetzung präventiver Aktivitäten in der Arbeitswelt führen. Dennoch werden ohne Zweifel mit der systematischen Produktion arbeitsweltbezogener Gesundheitsdaten verbesserte Voraussetzungen zur betrieblichen Primärprävention geschaffen, weil nur auf der Basis solcher Informationen und Daten realistische und qualifizierte Konzepte erarbeitet werden können. Die hier angesprochenen Aktivitäten können - bei gegebener Rechts- und Interessenlage - nur von Betriebskrankenkassen unternommen werden, und von diesen auch nur dann, wenn ihre gesundheitspolitische und datentechnische Integrität unbestritten ist. Einwände gegen solche

Aktivitäten von Betriebskrankenkassen, z.B. hinsichtlich der Beachtung des Datenschutzes usw., sind in jedem Fall sehr ernst zu nehmen, können aber bei entsprechend qualifizierter Vorbereitung und Durchführung guten Gewissens entkräftet werden. Wenn dennoch z.B. relevante Teile der Versicherten die notwendigen Informationsbarrieren zwischen Kasse und Betrieb nicht als ausreichend ansehen, so sollten eine verständige Selbstverwaltung und Kassengeschäftsführung darauf hinwirken, daß die Sammlung und Auswertung arbeitsweltbezogener Gesundheitsdaten als Modellversuch zunächst unter der Kontrolle der Versichertenvertreter in der Selbstverwaltung etabliert wird.

Aus den Forschungsarbeiten des WZB wird offensichtlich, daß die Mehrzahl der Betriebskrankenkassen zur Zeit von Projekten arbeitsweltbezogener Präventionen noch relativ weit entfernt ist. Doch wächst die Zahl jener Kassen, in denen nach Ansicht der Projektmitarbeiter die objektiven und subjektiven Voraussetzungen für derartige Ansätze heranreifen.

Die oben vorgebrachten Anregungen sollen insoweit als Beitrag zur Nutzung und Ausweitung der arbeits- und gesundheitspolitischen Handlungsmöglichkeiten der Betriebskrankenkassen verstanden werden. Gerade auf dem Gebiet betriebsbezogener Gesundheitspolitik können und sollen die Betriebskrankenkassen eine Art Pilotfunktion auch für andere Kassenarten übernehmen.

II. Wissenschaft und Praxis - Auswertung der Ergebnisse des WZB-Projektes aus der Sicht des BdB

Wie bereits eingangs erwähnt, haben sich die Gremien der Selbstverwaltung und der Verwaltung des BdB mit den Ergebnissen des Forschungsprojektes auseinandergesetzt. Dabei kamen neben der allgemeinen Einschätzung einer solchen Zusammenarbeit von Wissenschaft und Praxis verständlicherweise vor allem die unmittelbar handlungs- und umsetzungsrelevanten Hinweise zur Sprache.

Ergänzend zur Kurzzusammenfassung der Ergebnisse sollen deshalb im folgenden die Überlegungen und möglichen Konsequenzen aus einem solchen Forschungsprojekt für die tägliche Praxis der Verantwortlichen in die Kasse angesprochen werden:

Vor allem anderen und als dominierender Gesamteindruck ist zu betonen, daß die vorliegende Untersuchung des Wissenschaftszentrums Berlin nicht nur einmalig für den Bereich der betrieblichen Krankenversicherung, sondern vermutlich auch einmalig für die gesamte gesetzliche Krankenversicherung ist. Noch nie zuvor ist eine Kassenart so flächendeckend und gleichzeitig systematisch erforscht worden. Obwohl vermutlich gerade diese Einmaligkeit auf beiden Seiten zunächst gewisse Unsicherheiten und Berührungsängste ausgelöst hat, ist im Ergebnis eine doch fruchtbare, konstruktive Zusammenarbeit zwischen "Forschern" und "Erforschten" zu konstatieren. Vor dem Hintergrund der nun vorliegenden Ergebnisse wird deutlich, daß die Schwierigkeiten und Reibungsverluste, die im Ergebnis alle geklärt werden konnten, Lernprozesse widerspiegeln, die im Hinblick auf eine notwendige, noch engere Zusammenarbeit von Krankenkassen und Sozialwissenschaften beiderseits bewältigt werden müssen und bewältigt werden können.

Wünschenswert wäre in diesem Zusammenhang, wenn das Beispiel der Betriebskrankenkassen auch für andere Institutionen im Gesundheitswesen Anlaß sein könnte, sich in ähnlicher Offenheit und Unvoreingenommenheit einer kritischen Analyse und Diskussion zu stellen.

Zur gesundheitspolitischen Bedeutung des WZB-Projektes

Über die Notwendigkeit einer stärkeren präventiven Orientierung der Gesundheitspolitik herrscht nicht nur in der wissenschaftlichen Diskussion seit langem Konsens. Offensichtlich ist aber auch, daß gerade auf diesem Gebiet vom Programm zur Umsetzung erhebliche Schwierigkeiten aus dem Weg zu räumen sind. Aus gesundheitspolitischer Sicht ist es deshalb verdienstvoll und wichtig, daß sich das WZB nicht nur grundsätzlichen Fragen und Problemen im Zusammenhang arbeitsweltbezogener Prävention angenommen hat, sondern im Rahmen des vorliegenden Forschungsprojektes darüber hinaus versucht, eine bewährte Einrichtung des Gesundheitswesens systematisch auf Handlungsspielräume, aber auch Restriktionen zu untersuchen. Der Ergebnisbericht des Forschungsprojektes zeigt, daß ein solcher Ansatz weitaus präziser und praktisch handlungsrelevanter ist.

Angesichts des Wandels im Krankheitsspektrum ist eigentlich kaum mehr bestreitbar, daß auch die Arbeitswelt mit den dort auftretenden differenzierten Belastungskonstellationen in Überlegungen zur Krankheitsverhütung und -früherkennung einbezogen werden muß. Sicherlich sollten andere Verursachungsfelder, wie etwa Familie, Erziehung, Umwelt, Freizeit usw. nicht unterschätzt werden, gleichwohl spielt die Arbeitswelt nicht nur als

Verursachungsfaktor eine zentrale Rolle. Gerade in diesem Bereich bieten sich nämlich aufgrund der vorhandenen organisatorischen Möglichkeiten die mit Abstand besten Voraussetzungen für präventives Eingreifen.

Einige betriebliche Einrichtungen und Personen sind im Hinblick auf primär-präventive Maßnahmen angesprochen, eine besondere Bedeutung kommt in diesem Zusammenhang jedoch den Betriebskrankenkassen zu. Durch ihre Verfassung als Körperschaft des öffentlichen Rechts einerseits und durch die paritätisch besetzte Selbstverwaltung andererseits ist die Betriebskrankenkasse ein Kristallisationspunkt sozialer und gesundheitlicher Interessen im Betrieb. Es erscheint daher naheliegend, gerade eine solche Einrichtung in aller Gründlichkeit auf Entwicklungsmöglichkeiten und auf Defizite zu untersuchen. Es sollte dabei keiner besonderen Erwähnung bedürfen, daß die Untersuchung selbst und demnach auch deren Ergebnisse ohne irgendeine Einflußnahme der "Erforschten" vollzogen wurde.

Hervorzuheben ist aus der Sicht der betrieblichen Krankenversicherung, daß die Wissenschaftler den Betriebskrankenkassen zwar eine besondere Bedeutung und hohe Verantwortung zumessen, gleichzeitig jedoch auf der Basis der Untersuchungsergebnisse vor einer (Selbst-)Überschätzung warnen. Die alleinige Verantwortlichkeit für den Bereich der Prävention in der Arbeitswelt bei Betriebskrankenkassen zu suchen, wäre eine glatte Überlastung der Institution, unter der die Aufgabe sicherlich nicht besser gelöst werden könnte. Im Ergebnisbericht werden dann auch alle hemmenden Faktoren klar und durchaus kritisch angesprochen, um so jene schmalen Wege aufzeigen zu können, die tatsächlich von den Kassen im Rahmen ihrer Möglichkeiten gangbar sind. Die Betriebskrankenkassen nehmen die konstruktiven und kritischen Hinweise zur Kenntnis und werden ihre Handlungsfelder darauf abstimmen. Im Hinblick auf die unerläßlich notwendige Kooperation und Koordination sowohl auf betrieblicher Ebene als auch im Gesundheitswesen insgesamt wäre es erfreulich, wenn auch andere Einrichtungen die notwendigen Erkenntnisse zur Umsetzung realistischer Formen der Arbeitsteilung sammeln würden.

Kritisch anzumerken ist aus der Sicht der Kassenpraxis, daß erstens eine solche Untersuchung nicht früher stattgefunden hat und zweitens die Lesbarkeit und Verständlichkeit des Ergebnisberichtes für Nichtwissenschaftler einige Wünsche offen lassen.

Sicherlich gibt es aus eher grundsätzlichen Überlegungen noch etliche weitere kritische Anmerkungen, z.B. im Zusammenhang mit Diskussionen um die generelle Tragfähigkeit primär-präventiver Konzepte oder auch im

Hinblick auf methodische Fragen der vorliegenden Untersuchung. Es soll hier allerdings nicht in den Fehler verfallen werden, von einem einzigen Forschungsprojekt, das notwendigerweise auf bestimmte Hypothesen zurückgreifen muß, die Klärung aller in diesem sehr komplexen Zusammenhang entstehenden Fragen zu erwarten.

So ist es auch nicht als Kritik am wissenschaftlichen Ansatz des WZB zu verstehen, wenn an dieser Stelle nochmals darauf hingewiesen wird, daß arbeitsweltbezogene Primärprävention ein - und für Betriebskrankenkassen sicherlich der vorrangige - Ansatz zur Verbesserung der gesundheitlichen Situation der Bevölkerung darstellt. Dennoch sollte nicht in Vergessenheit geraten, daß mindestens zwei Faktoren, nämlich erstens die große Anzahl der mitversicherten Familienangehörigen und zweitens der unabwendbare Trend einer Weiterentwicklung der Industriegesellschaft in Richtung stärkerer Automatisierung und Technisierung verbunden mit z.B. flexibleren Arbeitszeitregelungen bzw. größeren Freizeitanteilen anders geartete und anders zu beantwortende gesundheitliche Probleme aufwerfen. Auch in den nicht unmittelbar arbeitsplatzgebundenen Bereichen sind Betriebskrankenkassen neben etlichen weiteren Institutionen aufgerufen, gesundheitspflegerische Initiativen mitzutragen. Insoweit sollten trotz der zentralen Strukturbedingungen "Nähe zum Arbeitsplatz" auch darüber hinausgehende und ergänzende Maßnahmen, wie z.B. Gesundheitserziehung und verhaltensorientierte Primärprävention, nach wie vor den ihnen zukommenden Stellenwert im Rahmen der betrieblichen Krankenversicherung behalten bzw. zunächst erhalten.

Präventionspolitische Leitlinien der Betriebskrankenkassen

Trotz einiger sicherlich notwendiger Relativierungen der Forschungsergebnisse wurde in den Beratungen des BdB deutlich, daß angesichts der überwiegend realitätsbezogenen und pragmatischen Vorgehensvorschläge der Ergebnisbericht des WZB einen insgesamt positiven Eindruck hinterläßt. Im Rahmen der Zusammenarbeit von Krankenkassen und Sozialwissenschaften ist es mindestens in diesem Fall gelungen, sichernswerte Positionen durch neue Impulse zu ergänzen und Schwachstellen kritisch, aber konstruktiv anzusprechen. Der betrieblichen Krankenversicherung bieten sich somit eine Reihe von bedenkenswerten Ansatzpunkten und Anregungen.

Zunächst sei noch einmal klar und deutlich unterstrichen, daß das Vorurteil über Betriebskrankenkassen als "Arbeitgeberkassen" einer wissenschaftlichen Überprüfung nicht standhält oder noch allgemeiner:

jene Schwachstellen, die Betriebskrankenkassen von interessierter Seite häufig und gerne unterstellt werden, sind objektiv nicht nachweisbar. Diese Feststellung erfährt um so mehr Gewicht, als das WZB gewiß nicht im Verdacht steht, tendenziell arbeitgeberfreundliche Forschung zu betreiben.

Im Gegenteil, zu etlichen weiteren, nach wie vor kursierenden Meinungen über Betriebskrankenkassen sind es sogar vergleichsweise wenige Defizite, die die Wissenschaftler im Verantwortungsbereich der einzelnen Kassen oder der Kassenart feststellen konnten. Hemmende Faktoren für die Durchführung primär-präventiver Aktivitäten liegen vielmehr in institutionellen Bedingungen, die nur zum kleineren Teil Betriebskrankenkassen allein betreffen, zu einem erheblich größeren Teil jedoch in den Strukturen des gewachsenen und gesetzlich festgeschriebenen Systems der sozialen Sicherung in der Bundesrepublik Deutschland begründet sind. So wird beispielsweise im Rahmen des Forschungsergebnisses widerlegt, daß die zu beobachtenden augenfälligen Extreme bei Betriebskrankenkassen maßgeblichen Einfluß auf das präventionspolitische Kassenhandeln haben. Trotzdem ist der Hinweis wichtig, daß die optimale Kassengröße bei Aktivitäten der Primärprävention zwischen 2000 und 10000 Mitgliedern zu liegen scheint. Offensichtlich trifft diese Versichertenzahl ein Optimum von Versichertennähe einerseits und Rationalität bzw. Effektivität andererseits.

Für die Kassenpraxis bedeutsam ist schließlich, wenn die Wissenschaftler feststellen, daß trotz etlicher hemmender Faktoren (Trichterentwicklung) nach wie vor Wege offen sind, die den Betriebskrankenkassen Handlungsmöglichkeiten für Maßnahmen betrieblicher Primärprävention geben. Es erscheint deshalb vordringlich, die von den Verfassern des Berichtes aufgezeigten Schwachstellen in der praktischen Arbeit vor Ort zu erkennen und ggf. Abhilfe zu schaffen.

Sicherlich liegen nun nicht bereits hier und heute ausgereifte Konzepte vor, aber auch wenn gerade das Thema "Prävention" eine äußerst sensible Vorgehensweise im Sinne eines schrittweisen, abgestimmten Wachstumsprozesses verlangt, so sollten an dieser Stelle und vor dem Hintergrund der WZB-Ergebnisse doch einige denkbare Ansatzpunkte und Hinweise konkret benannt werden.

Grundlage aller Überlegungen muß sein, daß die Betriebskrankenkassen auf der Basis des bei ihnen konzentrierten Wissens um gesundheitliche Risiken am Arbeitsplatz eine "Initiativ- und Mittlerfunktion" für betriebliche Primärprävention einnehmen. Mit anderen Worten sollten die

Betriebskrankenkassen, wo nicht bereits geschehen, die präventionsbe-zogene Kooperation und Koordination sämtlicher beteiligten betrieblichen Einrichtungen, wie Arbeitnehmervertretung, Betriebsarzt, Arbeitssicher-heits-Fachkräfte, Personalabteilung usw. etwa in Form eines Arbeits-kreises "Gesundheit" o.ä. anregen. Der organisatorische Rahmen einer solchen interdisziplinär, arbeitsteiligen Einrichtung wird zwar von Fall zu Fall je nach den örtlichen Bedingungen unterschiedlich sein, kann aber problemlos z.B. bei der BKK angesiedelt werden.

Die eigentliche Hauptaufgabe der Betriebskrankenkassen ist dann, auf einer solchen Grundlage jene Daten und Informationen aufzubereiten und weiterzugeben, die Aufschluß über betriebliche Belastungsschwerpunkte geben und damit Ansatz und Basis für arbeitsteilig abzustimmende und umzusetzende Primärprävention im Betrieb sind.

Auch vor dem Hintergrund der aktuellen Diskussion um die Bestands-sicherung und Weiterentwicklung der betrieblichen Krankenversicherung und damit zusammenhängend im Hinblick auf die programmatischen Aussagen zum BKK-Tag '86 hält der BdB weiterhin die folgenden Hinweise für bedeutsam:

- Entscheidender Vorteil der Betriebskrankenkassen gegenüber anderen Einrichtungen des Gesundheitswesens, aber auch gegenüber anderen Kassenarten ist ihr unmittelbarer, betriebsbezogener Kontakt zu Versicherten und Arbeitnehmern und der hierauf begründete direkte Informationsfluß über betriebliche Belastungsschwerpunkte. Die von den Wissenschaftlern des WZB beobachteten und aufgezeigten informellen Kanäle zwischen Betriebskrankenkassen und den betrieblichen Stellen sind deshalb in jeweils beiderseitigem Interesse zu systematisieren und zu verstetigen. Die Kassen und Verbände der betrieblichen Krankenver-sicherung werden dem Auf- und Ausbau solcher betrieblicher Infor-mationsnetze besonderes Augenmerk widmen.

- Verstärkte Anstrengungen die bisher zahlreich und in vielfältiger Form anzutreffenden personenbezogenen primär-präventiven Maßnahmen inhaltlich zu qualifizieren und auf Dauer anzulegen, sind unternomen. Sowohl im Rahmen einiger besonders engagierter Kassen als auch in Form von verbandsseitig unterstützten Modellprojekten wird versucht, die bisher bekannten Programme deutlich zu verbessern und auf ihre Anwendung unter den spezifischen Bedingungen bei Betriebskrankenkas-sen zu überarbeiten. Solchermaßen verbesserte personenbezogene Verhaltenspräventionsmaßnahmen stellen dann in der Tat sinnvolle Ergänzungen auch für arbeitsplatzbezogene Maßnahmen dar.

Darüber hinaus wird gerade in solchen richtig verstandenen und richtig angewandten Projekten zur personenbezogenen Verhaltensprävention eine Wechselwirkung dergestalt sichtbar, daß aus diesen zunächst nur personenbezogenen Maßnahmen auch arbeitsweltrelevante Erkenntnisse zu ziehen bzw. entsprechende Aktivitäten abzuleiten sind.

- Die Arbeitsgemeinschaften und Verbände der Betriebskrankenkassen haben zukünftig mehr denn je wichtige Aufgaben zum einen im Bereich der Aus-und Weiterbildung und zum anderen in der Ausarbeitung strategischer Leitlinien und Konzepte zu übernehmen. In diesem Sinne hat beispielsweise die Bundesschule der Betriebskrankenkassen das Thema "Prävention" als eigenständigen Bestandteil in das Programm der Geschäftsführer-Seminare aufgenommen. Es wird darüber hinaus überlegt, bereits ab 1986 diesen Themenkreis auch in weitere Seminartypen mit einzubeziehen. Die Anregung der Wissenschaftler aus Berlin, auf Verbandsebene einen Erfahrungsaustausch über primär-präventive Aktivitäten der Betriebskrankenkassen zu organisieren, um auf dieser Basis einen wachsenden Bestand von möglicherweise umwegsparenden Informationen für die Kassen abrufbar zu halten, hat ebenfalls bereits Eingang in die Beratungen der damit befaßten Organisationseinheiten gefunden.

- Im Hinblick auf die Sammlung, Systematisierung und Auswertung arbeitsweltbezogener Gesundheitsdaten im Sinne eines "Berichtswesens Arbeit und Gesundheit" wird daran gedacht, die sich mehr und mehr durchsetzende dezentrale Datentechnologie (Bürocomputer) technisch und organisatorisch entsprechend vorzubereiten. Ebenfalls in diesem Zusammenhang hat der BdB Anfang Juli 1985 beschlossen, aufbauend auf den bisherigen Erkenntnissen ein Forschungsvorhaben zum Thema "Krankenkassen- und Betriebsmedizin-Daten - ihre Verwendung für den betrieblichen Gesundheitsschutz" durchzuführen. Dies geschieht u.a. in der Überzeugung, daß eine solche Informationsaufbereitung nicht nur betriebliche Belastungsschwerpunkte im primär-präventiven Sinne abbauen helfen könnte, sondern darüber hinaus womöglich gesamtgesellschaftliche Bedeutung hätte, wenn es gelänge, auf diesem Wege die Epidemiologie in der Bundesrepublik Deutschland auf den hohen Stand von vor 1933 zurückzubringen.

- Abschließend sollte nicht unerwähnt bleiben, daß sich die betriebliche Krankenversicherung durchaus auch die mit einer solchen Ausgestaltung ihrer Aufgaben verbundenen personellen, finanziellen und innerorganisatorischen Konsequenzen bewußt macht. Mit Sicherheit müssen zukünftig erheblich veränderte Anforderungen an die quantitative und qualitative Ausstattung der Kassen gestellt werden, dies sollte sich jedoch mit dem Zugewinn an Gesundheit für die Versicherten (und damit letztlich mit der relativen Entlastung der Kassenetats) nachvollziehbar begründen lassen.

Die zeitweilig überholt geglaubte Einrichtung der gesetzlichen Krankenversicherung, der in einigen Punkten sicherlich zu Recht eine gewisse Schwerfälligkeit und Bürokratisierung nachgesagt wird, kann nur durch den Dialog mit ihren Kritikern und die Bereitschaft, sich neuen Entwicklungen zu stellen, eine dringend notwendige sozialpolitische Dynamik entwickeln und somit den berechtigten Ansprüchen ihrer Versicherten gerecht werden. Zu einer solchen konstruktiven Auseinandersetzung mit Blick auf die Weiterentwicklung der betrieblichen Krankenversicherung trägt das Projekt "Betriebskrankenkassen und Prävention" des Wissenschaftszentrums Berlin in positiver Weise bei.

V. Verzeichnis der Referenten und Teilnehmer

Gesetzliche Krankenversicherung und Prävention

Konferenz des Schwerpunkts Arbeitspolitik
im Wissenschaftszentrum Berlin
vom 20. - 22. Februar 1985 in Berlin

Verzeichnis der Referenten und Teilnehmer

Abholz, Heinz-Harald, Dr.	Ceciliengärten 1, 1000 Berlin 41
Badura, Bernhard, Prof. Dr.	Universität Oldenburg 2900 Oldenburg Ammerländer Heerstr. 67-99
Braun, Bernard	Gesellschaft für Arbeitsschutz und Humanisierungsforschung, Alte Str. 65, 4600 Dortmund-Körne
Eberle, Gudrun, Dr.	Wissenschaftliches Institut der Ortskrankenkassen Kortrijker Str. 1 5300 Bonn 2
Egert, Jürgen, MdB	Ceciliengärten 1, 1000 Berlin 41
Eßer, Peter	Deutsche Forschungs- und Versuchsanstalt für Luft- und Raumfahrt, Postfach 90 60 58 4000 Düsseldorf 1
v. Ferber, Christian, Prof. Dr.	Universität Düsseldorf, Institut für medizinische Soziologie Universitätsstr. 1 4000 Düsseldorf 1
v. Ferber, Lieselotte, Dr.	Universität Düsseldorf Institut für medizinische Soziologie Universitätsstr. 1 4000 Düsseldorf 1
Fink, Ulf	Senator für Gesundheit, Soziales und Familie An der Urania 4-14 1000 Berlin 30

Friede, Kurt, Dr.

Bundesverband der Betriebskrankenkassen,
Kronprinzenstr. 6
4300 Essen

Gerhardt, Uta, Prof. Dr.

Universitätsklinik,
Abt. Medizinische Soziologie,
Friedrichstr. 24
6300 Gießen

Göckenjan, Gerd, Dr.

Schwerpunkt Arbeitspolitik am WZB
Steinplatz 2, 1000 Berlin 12

Grieger, Bernd

Landesverband der Betriebskrankenkassen Berlin,
Hallesches Ufer 74,
1000 Berlin 61

Hauss, Friedrich, Dr.

Schwerpunkt Arbeitspolitik am WZB,
Steinplatz 2, 1000 Berlin 12

Holler, Albert

Am Hähnchen 14, 5300 Bonn 3

Jahn, Erwin, Prof. Dr.

Forschungsstelle für medizinische Sozialforschung,
Alt-Moabit 82 b
1000 Berlin 21

Kammerer, Wolfgang

Bundesverband der Betriebskrankenkassen
Kronprinzenstr. 6
4300 Essen

Karmaus, Wilfried, Dr.

Universitätskrankenhaus Eppendorf
Martinistr. 52
2000 Hamburg 20

Kleinert, Ursula

Landesverband der Betriebskrankenkassen Berlin
Hallesches Ufer 74
1000 Berlin 61

Krause, Martina

AOK Mettmann, Postfach 10 01 10
5620 Velbert 1

Labisch, Alfons,
Prof. Dr. Dr.

Gesamthochschule Kassel
Fachbereich 4
Heinrich-Plett-Str. 40
3500 Kassel

Leibfried, Stefan Prof. Dr.	Universität Bremen Postfach 33 04 40 2800 Bremen 33
Lemke, Peter	Deutsches Institut zur Bekämpfung des hohen Blutdrucks, Bonhoefferstr. Haus 1 6900 Heidelberg 1
Lenk, Kurt	AOK Lindau Friedrichshafener Str. 43 8990 Lindau
Machtan, Lothar, Dr.	Universität Bremen, Postfach 33 04 40 2800 Bremen 33
Müller, Rainer, Prof. Dr.	Universität Bremen, Postfach 33 04 40 2800 Bremen 33
Naschold, Frieder Prof. Dr.	Schwerpunkt Arbeitspolitik am WZB Steinplatz 2 1000 Berlin 12
Neuhaus, Rolf	Institut für Gesundheits- und Sozial- forschung Berlin Hardenbergstr. 4-5 1000 Berlin 12
Osterholz, Uwe	Universitätskrankenhaus Eppendorf Martinistr. 52 2000 Hamburg 20
Paquet, Robert	Institut für Gesundheits- und Sozial- forschung Berlin Hardenbergstr. 4-5 1000 Berlin 12
Reiners, Hartmut	Wissenschaftliches Institut der Orts- krankenkassen Kortrijker Str. 1 5300 Bonn 2
Robra, Bernd-Peter, Dr.	Zentralinstitut für die kassenärztliche Versorgung in der Bundesrepublik Deutschland Haedenkampstr. 5 5000 Köln 41

Rosenbrock, Rolf, Dr.	Schwerpunkt Arbeitspolitik am WZB Steinplatz 2 1000 Berlin 12
Smigielski, Edwin, Dr.	Bundesverband der Ortskrankenkassen Kortrijker Str. 1 5300 Bonn 2
Standfest, Erich, Dr.	Deutscher Gewerkschaftsbund, Bundes- vorstand Hans-Böckler-Str. 39 4000 Düsseldorf 1
Stuppardt, Rolf	Bundesverband der Betriebskrankenkas- sen Kronprinzenstr. 6 4300 Essen
Tesic, Dusan	Landesverband der Betriebskrankenkas- sen Berlin, Hallesches Ufer 74 1000 Berlin 61
Zoike, Erika	Bundesverband der Betriebskrankenkas- sen Kronprinzenstr. 6 4300 Essen